Cannabidiol CBD

Cannabidiol
CBD

Ein cannabishaltiges
Compendium

DR. MED. FRANJO GROTENHERMEN
MARKUS BERGER
KATHRIN GEBHARDT

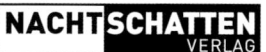
NACHTSCHATTEN VERLAG

IMPRESSUM

Dr. Franjo Grotenhermen
Markus Berger
Kathrin Gebhardt

Cannabidiol CBD

Ein cannabishaltiges Compendium

Verlegt durch
Nachtschatten Verlag AG
Kronengasse 11
CH – 4500 Solothurn
www.nachtschatten.ch
info@nachtschatten.ch

© 2015 für sämtliche Rechte
beim Nachtschatten Verlag

überarbeitete und ergänzte Neuauflage 2018

Lektorat: Jutta und Markus Berger
Fotos: Mike Rufner
Gesamtredaktion: Markus Berger
Korrektorat: Inga Streblow
Grafik, Layout und Umschlag: gebr.silvestri.nl
Druck: Druckerei & Verlag Steinmeier, Deiningen

Printed in Germany
ISBN: 978-3-03788-369-3

Alle Weblinks sind online verfügbar:
https://www.nachtschatten.ch/info/cbd

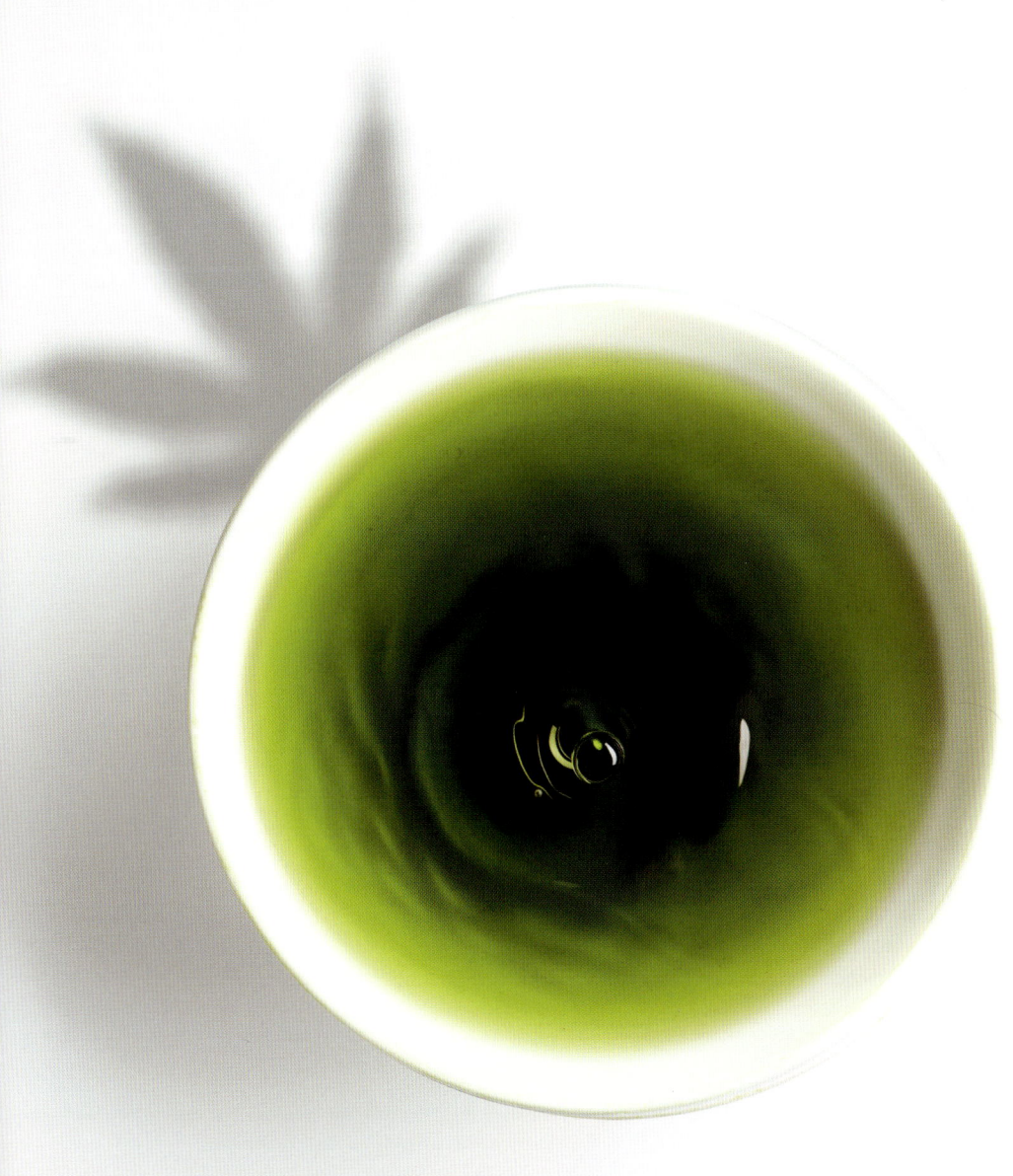

Cannabis-Tinktur
siehe S. 126

INHALT

Vorwort 9

Markus Berger
Einleitung 11

Dr. med. Franjo Grotenhermen

DER MEDIZINISCHE NUTZEN VON CBD

1. EINLEITUNG

Was ist CBD? 17
CBD-Präparate 18
Wirkungsmechanismus von CBD 19
Dosierung und Einnahme von CBD 21
Orale Einnahme 21
Lokale Applikation 22

2. DIE INHALTSSTOFFE VON CANNABIS

Die Zusammensetzung von Cannabis 23
Chemische Bestandteile von Cannabis 23
THC und andere Cannabinoide 24
Tetrahydrocannabinol (THC) 24
Die medizinische Verwendung von
    THC und Cannabis 24
Cannabidiol (CBD) 25
Die medizinische Verwendung von
    CBD bzw. CBD-Extrakten 25
Cannabichromen (CBC) 26
Cannabigerol (CBG) 26
Tetrahydrocannabivarin (THCV) 26
Terpene 27

Cannabissaft 28
THC ist nicht THCA 28
CBD ist nicht CBDA 28
Die Umwandlung der Säuren in die
    phenolischen Cannabinoide 29
Cannabis indica und Cannabis sativa:
    Worin besteht der Unterschied? 29
Sativa und Indica 29
Untersuchungen zur chemischen
    Zusammensetzung 30
Die Proben aus den Coffee-Shops 30
Unterschiede zwischen Proben aus
    Coffee-Shops und Apotheken 31
Schlussfolgerung 34

3. DER MEDIZINISCHE NUTZEN VON CBD

Epilepsie 35
Angststörungen und
    posttraumatische
    Belastungsstörung 38
Schizophrenie 39
Entzündungen und Autoimmun-
    erkrankungen 41
Transplantationen 41
Schmerzen 42
Krebs 42
Dystonie und Dyskinesie 44
Abhängigkeit und Entzug 45
Reduzierung von Appetit und
    Übergewicht 47
Schlaf 47
Durchblutungsstörungen und
    Sauerstoffmangel in Organen 48
Diabetes 49
Übelkeit und Erbrechen 49

Verschiedenes 50
Depressionen 50
Nervenschutz 50
Schutz vor einer Schädigung der Gene 51
Bovine spongiforme Enzephalopathie
    (Rinderwahnsinn) 51
Morbus Alzheimer 51
Morbus Parkinson 52
Hepatitis 52
Leber- und Hirnschädigung 52
Herzinfarkt 53
Blutvergiftung 53
Verbesserung der Knochenheilung 53
Akne und andere Hautkrankheiten 53
Allergien und Asthma 54
Reduzierung der Nebenwirkungen
    von Doxorubicin 54
Malaria 54

4.   WECHSELWIRKUNGEN
       UND NEBENWIRKUNGEN

Wechselwirkungen von THC und CBD 55
Wechselwirkungen mit anderen
    Medikamenten 56
Nebenwirkungen 57

5.   EXTRAKTION UND
       ISOLIERUNG VON CBD

Der Extraktionsprozess 58
Trockensieb 58
Wasser 59
CO2 (Kohlendioxid) 59
Isopropylalkohol 59
Ein Beispiel zur Herstellung
    eines CBD-Extraktes
    mit Alkohol 60
Ein Beispiel zur Herstellung
    eines CBD-Extraktes
    mit Olivenöl 61

6.   OPTIMALES ERHITZEN VON CBD

Decarboxylierung und
    „Aktivierung" von CBD 62
Oxidation und Abbau von CBD 63
Optimale orale Einnahme von CBD 64

Kathrin Gebhardt

REZEPTE MIT CBD UND CANNABIS

Rezeptverzeichnis 68
Einführung 70
Dosierung von THC-haltigen Produkten 74
Grundrezept Express-Butter /
    Slow-Butter / Hanfmargarine 77 78
Cannabis-Speiseöl 83
Rezepte mit veganer Hanfmargarine 84
Rezepte mit Cannabis-Speiseöl 94
Süßes ohne Zucker 100
Tierisches Gebäck 102
Pikantes mit Hanfmargarine 104
Mus und Konfitüre 112
Desserts 116
Dessertsoßen 119
Flüssiges mit Cannabis 120
Cannabis-Tinkturen und -Extrakte 126

Markus Berger

EXTRAKTION VON CANNABIS

Cannabis-Extraktion mit Glätteisen 135
Die Rosinextraktion mit Marihuana
    und Haschisch 136

Kathrin Gebhardt

Maschinelle Cannabis-Extraktion
am Beispiel eines DME-Extraktors 138
Berauschend gute Hautpflege 142
Weitere Anwendungsformen 146
Hinweise für Küche und Bäckerei 148

ANHANG

Preisbeispiele und Bezugsquellen
    für CBD 150
Faser- und Industriehanfsorten
    und ihr CBD-Gehalt 152
Über die Autoren 153
Danksagung 154
Literatur 156
Internetadressen 163

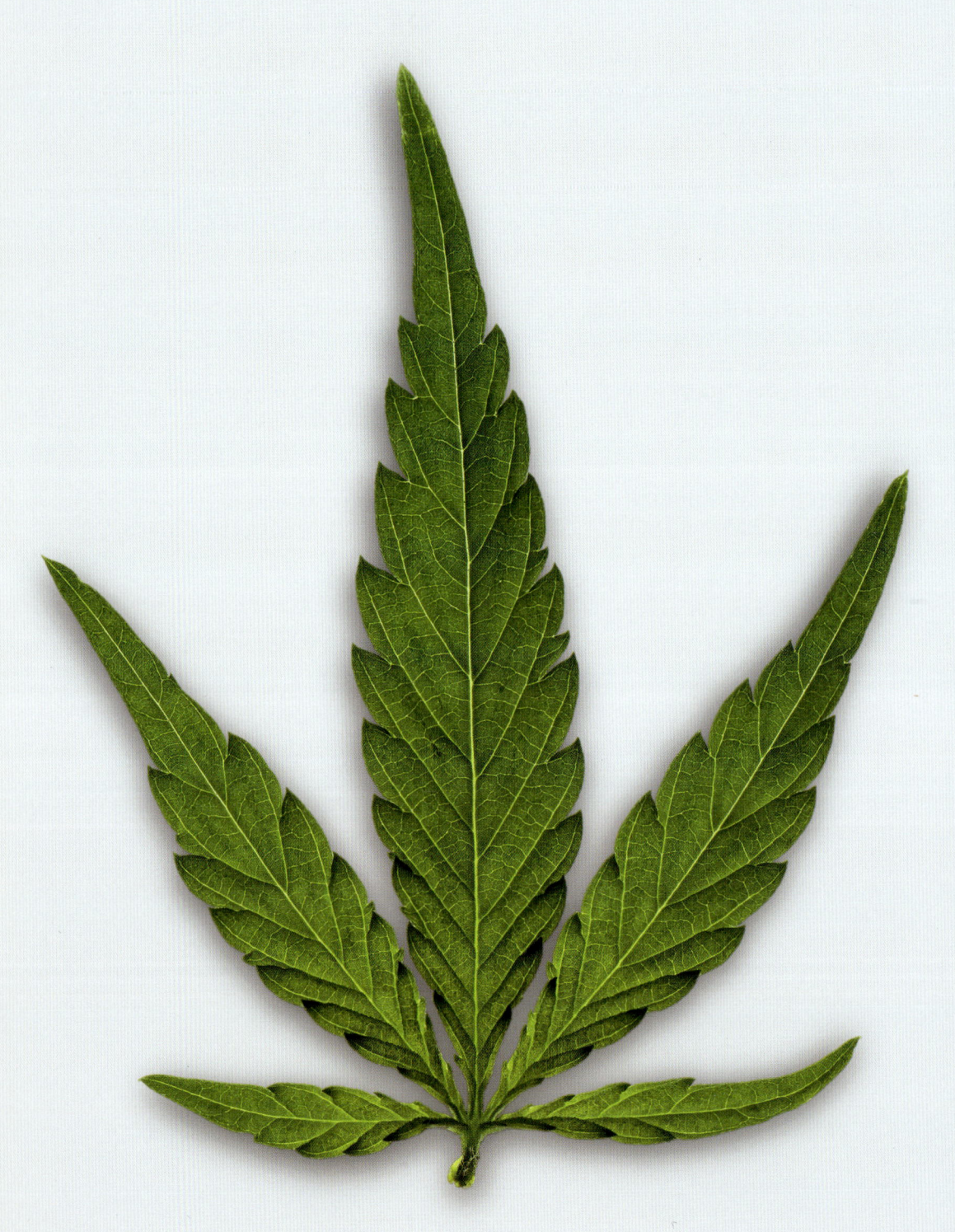

VORWORT

Als Ethnopharmakologe beschäftige ich mich schon seit über zwanzig Jahren auch mit der Hanfpflanze und ihren vielfältigen soziokulturellen Aspekten, die allerdings von einer Mehrheit der Menschen aufgrund der drogenpolitischen Gegebenheiten vollkommen falsch bewertet werden. Denn der Hanf weist, im Gegensatz zur gängigen Meinung, nicht nur berauschende Eigenschaften auf, sondern er bietet darüber hinaus auch zahlreiche therapeutische Vorzüge. Dabei gibt es – und das wissen bislang noch die wenigsten – auch Cannabiswirkstoffe, die als Arzneimittel Verwendung finden können, ganz ohne psychoaktive Effekte zu induzieren, Cannabidiol (CBD), der Hauptprotagonist dieses Buchs, ist so einer.

Das Cannabinoid Cannabidiol ist dabei, sich zu einem Trend zu entwickeln, denn CBD ist nicht nur eine wirksame Naturmedizin, sondern gleichfalls ein Lifestyleprodukt mit Potenzial. Insbesondere aber die Cannabispatienten (und solche, die es werden können), deren Leiden und Symptome mit Cannabidiol gelindert werden können, haben einen echten Vorteil mit dem Erscheinen von reinen CBD-Produkten auf dem Markt, denn diese ermöglichen die Bewältigung des Alltags, ohne sich mit den sonst üblichen psychoaktiven, durch THC induzierten Effekten der Cannabismedizin herumschlagen zu müssen. Viele Patienten benötigen auch tagsüber ihre Hanfmedizin, wollen aber zum Beispiel an der Arbeit oder andernorts in der Öffentlichkeit nicht durch die typischen Rauschsymptome auffallen. Ein Umstand, der nur allzu verständlich ist. Und das ist mit reinem CBD, wenn es gemäß Indikation das Mittel der Wahl ist, möglich. Denn CBD ist nicht etwa ein Ersatzstoff für das ebenfalls therapeutisch wirksame THC, sondern verfügt über ein eigenes pharmakologisches Spektrum.

Auch manche Menschen, die auf eine achtsame und bewusste Lebensgestaltung wert legen, sind dabei, sich zunehmend für CBD zu erwärmen. Denn Cannabidiol bietet nicht nur zahlreiche medizinische Anwendungsmöglichkeiten – wir werden auf den folgenden Seiten vieles darüber erfahren –, sondern es erlaubt dem bewusst lebenden Menschen möglicherweise zusätzlich, in Zukunft auf eine Reihe von Medikamenten verzichten zu können, die unschöne Nebenwirkungen mit sich bringen. Das könnte zum Beispiel für Anxiolytika (angstlösende Pharmaka) und Entzündungshemmer gelten. Und nicht nur das: Womöglich ist Cannabidiol sogar ein geeignetes Mittel, um Menschen effektiv zu helfen, die eine wie auch immer geartete Abhängigkeit nach dem psychoaktiven THC bzw. nach psychotropen Cannabisprodukten und anderen Suchtbildnern ausgeprägt haben, ihr Verlangen zu mindern. Dr. Franjo Grotenhermen berichtet auch zu diesem potenziellen Anwendungsbereich im ersten Abschnitt des Buchs.

Im praktischen Teil dieses Bandes erläutern wir zwei Methoden zur Extraktion von Cannabisprodukten: Eine simple, die ohne Lösungsmittel funktioniert, und eine, die mittels Extraktor durchgeführt wird. Außerdem hat sich Autorin Kathrin Gebhardt die Arbeit gemacht, eine Vielzahl neuer hanfiger Koch- und Backideen zu kreieren, die wir im Rezeptteil dieses Buches präsentieren, und die vor allem Cannabispatienten, die nicht rauchen mögen, ganz neue Perspektiven eröffnen.

Seit Oktober 2016 hat sich in Deutschland die rechtliche Situation bezüglich medizinischer CBD-Präparate geändert. CBD-Pharmazeutika sind seitdem verschreibungspflichtig und werden als Rezepturarzneimittel über die Apotheke bezogen. Ein Betäubungsmittelrezept ist nicht nötig, da CBD nicht dem BtMG unterliegt. Rezepturarzneimittel werden allerdings nur sehr selten von der Krankenkasse erstattet und mussen deshalb meist privat gezahlt werden. CBD in Form von Nahrungsergänzungsmitteln ist weiterhin rezeptfrei zu erwerben, Kosmetik-Produkte mit einem THC-Gehalt unter 0,2 Prozent sind ebenfalls im spezialisierten Einzelhandel zu beziehen.

In der Schweiz haben sich CBD, CBD-Cannabis und CBD-Produkte, die einen THC-Wert von unter einem Prozent aufweisen, zu einem echten Trend gemausert. Es gibt zahlreiche CBD-Produkte, entsprechende Zigaretten (Marke „Heimat") und Hanfblüten sind sogar in den großen Supermarkt- und Kioskketten erhältlich – abgesehen vom Kanton Tessin. Dort hat eine individuelle Auslegung des Betäubungsmittelgesetzes dazu geführt, dass alle CBD-Produkte aus den Regalen der Einzelhändler entfernt werden mussten.

Der Trend CBD-Marijuana hat sich auch auf Österreich abgefärbt. So sind z.B. in Wien erste legale Marijuanasorten verfügbar, die weniger als 0,2 Prozent THC, dafür aber höhere CBD-Werte aufweisen.

Es ist schön, dass eine weitere Neuauflage dieses besonderen Bands nötig wird. Dies zeigt uns, dass das Interesse am Thema stetig zunimmt und damit ein echter Bedarf an einem Buch wie vorliegendem besteht. Darüber hinaus ist innerhalb der letzten Jahre so vieles an neuen Erkenntnissen zum Thema in die Diskussion geraten, dass auch eine Ergänzung des Inhaltlichen nötig geworden ist. Nicht nur deshalb umfasst das Buch nun ganze vierzehn Seiten mehr als die 1. Auflage.

Wir wünschen allen Lesern viele erhellende Augenblicke beim Studium dieses Buchs.

Markus Berger, Felsberg im Dezember 2018

EINLEITUNG

Cannabidiol spaltet die Menschen in zwei Lager: Die einen, die behaupten, dass CBD ganz und gar nicht psychoaktiv sei, verspüren auch nach Einnahme größerer Mengen keine psychischen Wirkungen. Die andere Seite besteht aber aus jenen, die behaupten, CBD habe sehr wohl eine psychische Effektivität – nämlich eine sedative, also beruhigende Wirkung; sie werden nach der Einnahme von CBD-Präparaten müde und können danach gut schlafen.

Wie immer dem auch sei, Cannabidiol ist auf jeden Fall in anderer Art und Weise wirksam als sein Verwandter, das Cannabinoid THC. Die beiden Moleküle sind, was ihre Psychoaktivität angeht, nicht zu vergleichen. Das hat zumindest wohl jeder Patient schon erlebt, wenn er die aus der Apotheke beziehbaren Marijuanasorten miteinander verglichen hat, von denen die eine mit hohem THC-Wert daherkommt – sie heißt Bedrocan und enthält etwa 22 Prozent THC bei weniger als einem Prozent CBD – und die andere, das ist die Sorte Bediol, ganz andere Werte aufweist, nämlich 6,3 bis 6,5 Prozent THC und 8 Prozent CBD. Die Unterschiede in der Wirksamkeit sind enorm.

Doch beginnen wir von vorn: Cannabidiol ist ein pflanzliches Cannabinoid (= Phytocannabinoid). Es kommt im Faserhanf in unterschiedlichen Mengen, aber auch in Marijuanazüchtungen vor und ist ein Hemmer der psychoaktiven Effekte des THC. Dr. Franjo Grotenhermen, der den ersten Hauptabschnitt dieses Buchs beisteuert, erklärte schon in seinem Buch „Die Behandlung mit Cannabis und THC" (ebenfalls im Nachtschatten Verlag erschienen) in kurzen und gut verständlichen Worten, was Cannabidiol, CBD, eigentlich ist: „Die zweitwichtigste Cannabinoidgruppe ist die Cannabidiolgruppe. Cannabidiol (CBD) ist vor allem im Faserhanf und in einigen Haschischsorten vorhanden. Im Gegensatz zum THC verursacht es keine psychischen Wirkungen und in ausreichend hohen Dosen wirkt es der psychischen Wirkung des THC sogar entgegen. Allerdings kann es die schmerzlindernden Eigenschaften des THC verstärken. Außerdem wirkt Cannabidiol beruhigend, entzündungshemmend, antiepileptisch, angstlösend, antipsychotisch und Augeninnendruck senkend. Im Vergleich zum THC werden diese Wirkungen jedoch erst bei vergleichsweise großen Cannabidiolmengen erzielt".

Der Cannabinoidforscher Dr. Ethan Russo hat ebenfalls eine Definition zu bieten: „[CBD] war früher beispielsweise weit in den Cannabislandrassen aus Afghanistan und Marokko verbreitet, ist jedoch weitgehend aus Cannabis für den Freizeitkonsum verschwunden. Es findet sich auch in Faserhanf, im Allgemeinen jedoch in einer geringen Konzentration. CBD hat eine zunehmende Aufmerksamkeit durch seine verschiedenen medizinischen Eigenschaften erzielt, darunter schmerzlindernde und entzündungshemmende Wirkungen ohne Rausch oder Sedierung. Es reduziert auch die Nebenwirkungen des THC, wenn sie gemeinsam verabreicht werden, insbesondere Angst und schnelle Herzfrequenz. Zusammen eingenommen, können die beiden Komponenten bei vielen Anwendungen synergistisch wirken". (Quelle: www.cannabis-med.org).

Was macht Cannabidiol im Körper eigentlich? Diese Frage ist nicht mit einem Satz beantwortet, vor allem deshalb, weil die vollständige Pharmakologie des CBD von der Wissenschaft bislang noch gar nicht aufgeklärt worden ist. Die Forschung an Cannabidiol geht dabei aber stetig voran. Fakt ist, dass Cannabidiol im Organismus über vielfältige Wirkmechanismen verfügt. Im Gegensatz zum psychoaktiven Molekül THC, das hauptsächlich mit dem CB1 und dem CB2-Rezeptor interagiert, hat das Cannabidiol im Körper eine Affinität zu verschiedenen Rezeptoren, was die Wirkweise zu einer sehr komplexen macht. Diese Rezeptoren sind – vereinfacht ausgedrückt – Schaltstellen im Körper, an die die verschiedenen Medikamente und Substanzen andocken und ihre Wirksamkeit entfalten können. Und CBD steht in Beziehung zu diversen Rezeptorsystemen im Körper. Franjo Grotenhermen hat ab Seite 17 die bislang bekannten Fakten zu diesem interessanten und spannenden Feld versammelt.

Es gibt neben dem Cannabidiol auch andere Cannabinoide, die ihre Wirkungen über noch andere Mechanismen ausüben, zum Beispiel die sogenannte CBDA, die im deutschsprachigen Raum eigentlich CBDS heißen müsste, nämlich die Cannabidiolsäure (das A in der Abkürzung CBDA steht für das englische acid). CBD-Säure kommt, wie auch THCA, also die THC-Säure, vor allem in rohem Cannabis vor und hat ebenfalls medizinische Eigenschaften, zum Beispiel hemmt es Übelkeit und Brechreiz, Darmkrämpfe und die Ausbreitung von Brustkrebs. Auch davon wird Franjo Grotenhermen auf den folgenden Seiten erhellende Informationen präsentieren.

In Deutschland und in der Schweiz ist CBD übrigens vollkommen legal. Weil es nicht in den Anlagen des Betäubungsmittelgesetzes aufgeführt ist, ist auch der Umgang mit Cannabidiol keine strafbare Handlung. Das eröffnet vielen Leidenden neue Horizonte! Denn CBD ist laut Grundlagenforschung bei einer Vielzahl von Krankheiten und Symptomen potenziell einsetzbar, zum Beispiel bei Angststörungen, Arthritis, chronischen Schmerzen, Epilepsie, Entzündungen, Herzkrankheiten, Infektionen, Posttraumatischem Belastungssyndrom, neurologischen Problemen, ja möglicherweise sogar bei Diabetes, Krebs und Schizophrenie: „Das gereinigte Cannabidiol könnte als Medikament einen wesentlichen Behandlungsfortschritt darstellen. Es ist (...) besser verträglich als zur Schizophreniebehandlung zugelassene Psychopharmaka wie etwa Amisulprid, das Bewegungsstörungen und Gewichtszunahme bewirken kann und zu einem deutlich erhöhten Diabetesrisiko führt. In einer kontrollierten (...) Untersuchung an 42 Patienten mit akuten schizophrenen Psychosen, bei der die eine Hälfte Amisulprid und die andere Cannabidiol erhielt, zeigte das pflanzliche Cannabinoid bei verbesserter Verträglichkeit eine ebenso gute antipsychotische Wirkung wie das bereits erprobte Psychopharmakon". (Quelle: www.gesundheitsindustrie-bw.de/de/fachbeitrag/aktuell/cannabidiol-gegen-schizophrene-psychosen).

Die Erkenntnisse um die therapeutischen Qualitäten des CBD dürften sich in den kommenden Jahren vervielfachen, immerhin beginnt die Forschung an diesem Cannabinoid wie auch an vielen anderen Hanfwirkstoffen gerade erst so richtig. So haben Forscher aus Neapel herausgefunden, dass CBD die Ausbreitung von Darmkrebs reduziert und verlangsamt – so zumindest im Versuch an Mäusen. Auch bei Brust- und Lungenkrebs wurde im Tierversuch eine positive Wirkung des Cannabidiol festgestellt. Und die Pharmazeutische Zeitung veröffentlichte bereits vor zwölf Jahren einen Artikel, dessen Quintessenz ist, dass Cannabidiol Bakterien und Viren tötend, schmerzstillend und entzündungshemmend wirkt. Ein Stoff mit Potenzial? Nun, das ist CBD ganz sicher. Allerdings gibt es bislang nur recht wenige Studien am Menschen, sodass der wahre medizinische Nutzen bei den meisten Erkrankungen bisher nicht adäquat abgeschätzt werden kann. Die meisten der zur Zeit verfügbaren Informationen kommen – wie oben schon erwähnt – schlicht noch aus der Grundlagenforschung, und wir wissen nicht, ob alle heilkräftigen Eigenschaften, die bislang entdeckt wurden, auch für den Menschen gelten und auf ihn anwendbar sein können, so beispielsweise bei der Behandlung von Krebs, Diabetes und anderen Erkrankungen.

Ausgehend von den USA, wo ja bekanntlich in diversen Bundesstaaten Cannabis mittlerweile relegalisiert worden ist, überschwemmt ab jetzt eine Welle von medizinischen und Wellness-Hanfprodukten den Markt, von denen jene, die aus reinem CBD bestehen, sogar in Deutschland und der Schweiz legal sind. Zwar enthält das Medikament Sativex sowohl THC als auch CBD in höheren Konzentrationen. Reines Cannabidiol ist allerdings ebenfalls erhältlich und für manche Cannabispatienten sicherlich ein Segen.

CBD-reiche Pflanzen

Wer in einer Gegend lebt, in der die Cannabispflanze nicht illegalisiert ist, der kann sich nach entsprechenden Züchtungen umsehen, die reich an Cannabidiol sind. Wie wir wissen, enthält der industrielle Faserhanf, je nach Sorte, unterschiedliche Konzentrationen an Cannabidiol und dafür extrem niedrige Werte an THC (nämlich unter 0,3 bzw. 0,2 Prozent), weshalb sich diese landwirtschaftliche Sorte am ehesten für eine CBD-Extraktion eignet. Allerdings gibt es heutzutage auch eine ganze Menge hybridisierter Sorten von Cannabispflanzen, die für den therapeutischen Einsatz entwickelt worden sind. Bei solchen, meist speziell für den medizinischen Gebrauch gezüchteten Sorten, achten die Produzenten darauf, dass in den Pflanzen mehr CBD als THC vorhanden ist oder aber, dass ein möglichst gleichbleibendes Verhältnis zwischen den beiden hauptwirksamen Cannabinoiden besteht. Werfen wir einen Blick auf einige exemplarische Pflanzen, auf die das zutrifft. Heutzutage haben viele Züchter CBD-reiche Cannabissorten im Programm. Deshalb versteht sich die nun dargestellte Auswahl als eine von beispielhafter Natur:

- „Cannatonic" ist ein US-amerikanischer Hybrid aus einer MK-Ultra-Mutter und einer G13-Haze als Vater. Die Sorte hat ein ausgeglichenes THC-zu-CBD-Verhältnis von etwa eins zu eins.

- Der Spanische Züchter Reggae Seeds hat die „Juanita la Lagrimosa" herausgebracht. Die Sorte enthält nach Angaben des Züchters 8,8 Prozent CBD und 6,8 Prozent THC.

- Der US-amerikanische Hybrid „Harlequin" ist eine Sativa-dominierte Züchtung (75 Prozent zu 25 Prozent), die vor allem für Schmerzpatienten von Interesse sein kann. Die Pflanzen enthalten einen hohen Anteil an CBD und sind deshalb als Medizinalsorten besonders geeignet.

- Die „Sour Tsunami" ist eine US-amerikanische Züchtung, die 12 bis 13 Prozent CBD und weniger als 0,1 Prozent THC enthält.

- „CBD Kush" aus dem Hause der niederländischen Firma Dutch Passion ist eine feminisierte Kreuzung mit Anteilen von Indica und Sativa, die jeweils 7 Prozent CBD und THC enthält. Die zugrunde liegende Genetik ist eine Kandy Kush, die mit einer CBD-reichen Genetik gekreuzt wurde.

- Der ebenfalls holländische Züchter Paradise Seeds hat die Hybriden „Durga Mata II CBD" (5 bis 9 Prozent THC, 8 bis 12 Prozent CBD) und „Nebula II CBD" (4 bis 8 Prozent THC, 8 bis 12 Prozent CBD) im Programm.

- Die „CBD Medi Haze" von der CBD Crew ist eine Sativa-dominierte Kreuzung mit 8 Prozent CBD-Anteil und 4 Prozent THC. Die Sorte ist aufgrund des niedrigen THC-Gehalts besonders für medizinische Zwecke geeignet.

- Ebenfalls aus der Schmiede der CBD Crew kommt der CBD-Hybrid „Sweet ‚n' Sour Widow", der auf einer White-Widow-Genetik basiert. Die Indica-dominierte Sorte enthält zwischen 6 und 8 Prozent CBD und etwa 5 Prozent THC.

- Die „CBD Critical Mass" stammt ebenfalls von der CBD Crew und gilt als geeignete Medizinalpflanze. Die Pflanze enthält nach Angaben der Produzenten jeweils 5 Prozent CBD und THC.

Die Genofarm Seedbank hat die „High on CBD secret Strain x Critical Bilbao"-Genetik zum Hybriden „Medicritical" veredelt. Die Pflanzen sollen medizinisch verwendbare CBD-Werte aufweisen, was immer das auch heißen mag.

Es gibt zahlreiche weitere Cannabis-Zuchtformen, die hohe CBD-Konzentrationen enthalten. Zur Zeit ist ein wahrhaftiger Boom in Richtung der medizinischen CBD-Sorten zu verzeichnen. Vermutlich, weil das Thema Cannabidiol als Medikament immer populärer wird. Weitere CBD-reiche Sorten sind zum Beispiel die „CBD Skunk Haze" von Dutch Passion und den Züchtern der CBD Crew, die „CBD Yummy" von der CBD Crew, die „Channel+" vom Unternehmen Medical Seeds, die Sativa-dominierte „CBD ComPassion" aus dem Hause Dutch Passion, und sogar Autoflowering-Sorten (also Cannabis-Züchtungen, die unabhängig von der Tageslänge ganz von selbst in die Blütephase wechseln, was bei regulärem Cannabis nicht der Fall ist) sind mittlerweile erhältlich, zum Beispiel die „MED GOM 1.0" vom Züchter Grass-o-Matic. Ein Blick in die vielfältigen Kataloge der Cannabis-Samenhändler gibt Auskunft über zahlreiche weitere CBD-haltige bzw. CBD-reiche Sorten. So sind beispielsweise einige Autoflower-Sorten aus dem Hause Sensi Seeds besonders CBD-haltig, wie auf der Website des Unternehmens verdeutlicht wird: „Manche Hybriden, die eine Indica mit wilden Ruderalissorten mischen, enthalten hohe Anteile an CBD und relativ geringe Anteile an THC. Diese Sorten sind besonders für Patienten geeignet, die die medizinischen Heilwirkungen von CBD mehr schätzen als die psychotropen Eigenschaften von THC" (www.sensiseeds.com/de/hanfsamen/medizinische-sorten).

Wer des Englischen mächtig ist, sollte sich bei Bedarf unbedingt die Website www.projectcbd.org anschauen. Die Seite versteht sich als Sammelpool für Informationen rund um CBD, aber auch anderen medizinisch wirksamen Cannabinoiden wird Raum gegeben.

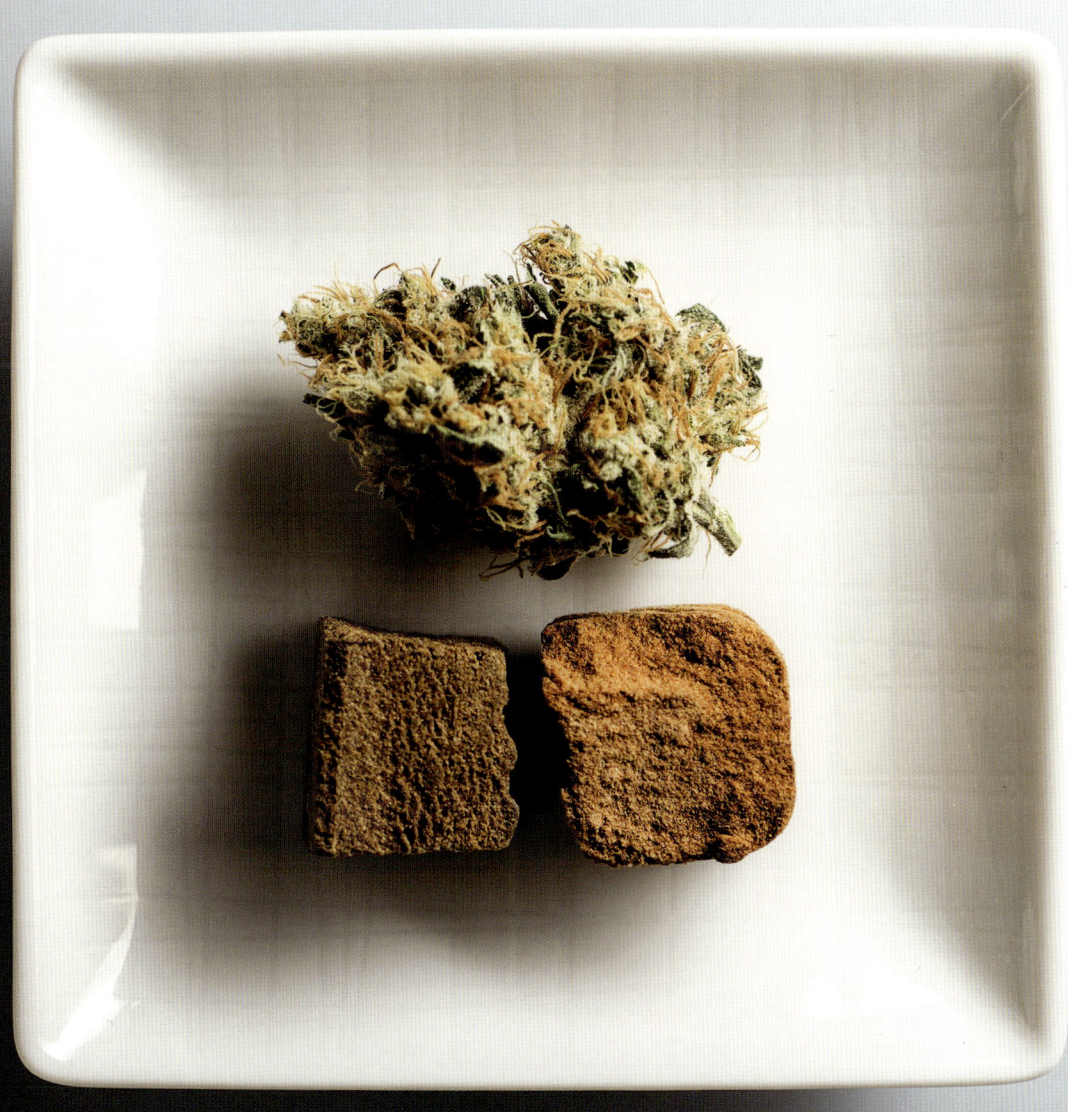

Super Lemon Haze, Cannabis-Blüte (oben)

Zwei Sorten Marokkanisches Haschisch

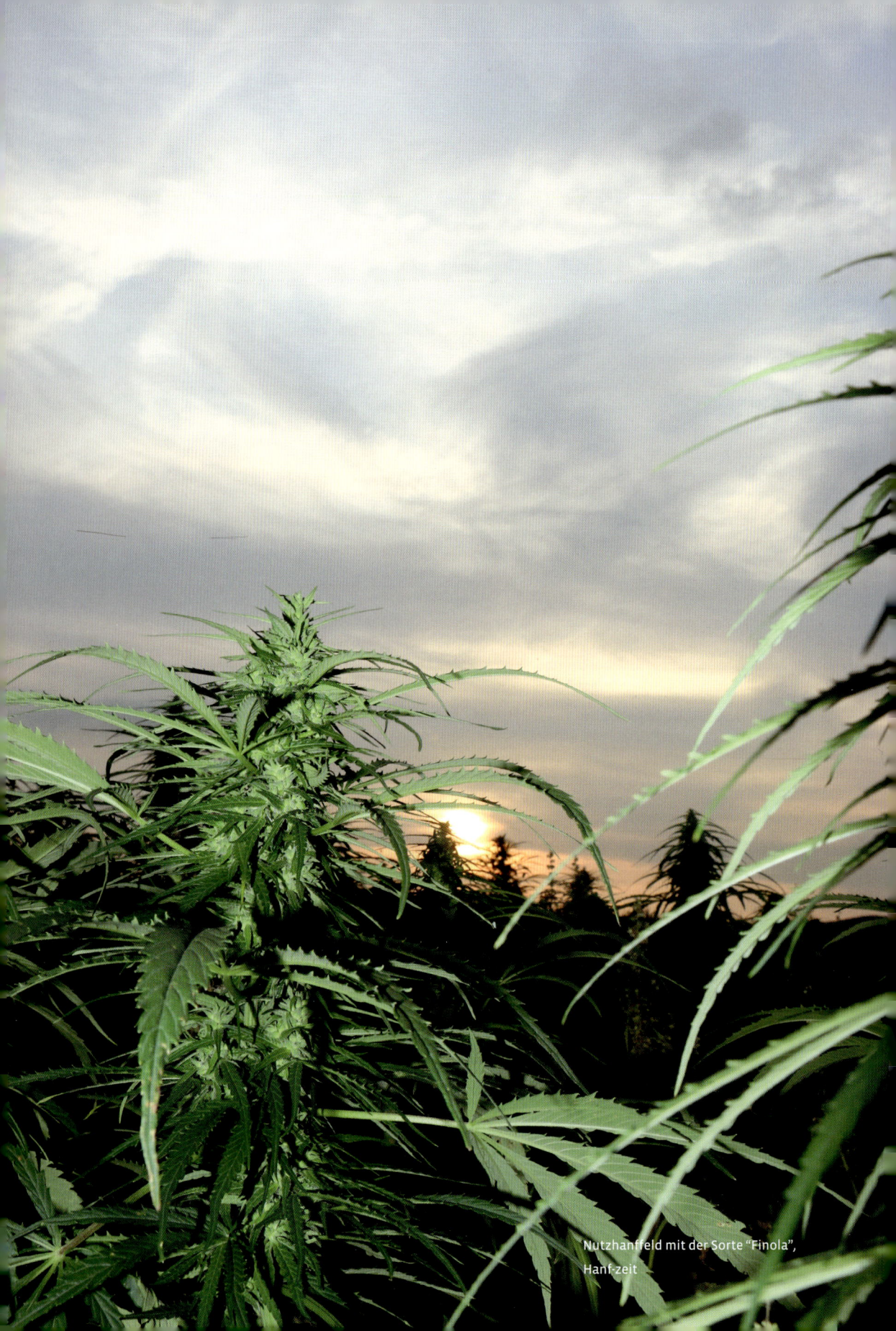

Nutzhanffeld mit der Sorte "Finola",
Hanf-zeit

Dr. med. Franjo Grotenhermen

DER MEDIZINISCHE NUTZEN VON CBD

1. EINLEITUNG

Was ist CBD?

Cannabidiol bzw. (-)-Cannabidiol ist ein weißes bis fast weißes Pulver. Es ist in Alkohol leicht-löslich und in Wasser praktisch unlöslich. Die Schmelztemperatur beträgt 65 bis 69°Celsius und die Siedetemperatur 180°C (McPartland & Russo 2001, N.N. 2015). Seine Masse beträgt 314.46 Dalton und seine chemische Summenformel $C_{21}H_{30}O_2$. Sein IUPAC-Name ist 2-(1R,6R)-3-Methyl-6-prop-1-en-2-yl-1-cyclohex-2-enyl]-5-pentylbenzo-1,3-diol.

Cannabidiol (CBD) ist für gewöhnlich das Cannabinoid, welches in Nutzhanf bzw. industriell verwendetem Hanf/Cannabis mit der höchsten und in Medizinalhanf mit der zweit-höchsten Konzentration vorkommt. In Nutzhanf kommt CBD im oberen Drittel der Pflanze und in den Blüten in Konzentrationen von etwa 0,5 bis 2 Prozent vor. In Deutschland und vielen anderen Ländern darf Cannabis mit hoher CBD- und niedriger (in der EU unter 0,2 Prozent) THC-Konzentration als Nutzhanf angebaut werden. Die Fasern werden als Rohmaterial für industrielle und andere Zwecke genutzt, die Hanfsamen dienen der Gewinnung von Hanfsamenöl, einem Pflanzenöl hoher Qualität, und anderen Nahrungsmitteln. In den letzten Jahren herrscht ein zunehmendes Interesse am therapeutischen Potential von CBD. CBD verursacht im Gegensatz zum THC (Delta-9-Tetrahydrocannabinol) keine psychischen Wirkungen und selbst hochdosiert im Allgemeinen keine relevanten Nebenwirkungen.

Die Sinsemilla-Technik (Spanisch *sin semilla*: „ohne Samen"), bei der die männlichen Cannabispflanzen vor der Keimung entfernt werden, kann bei CBD-reichem Hanf analog zu THC-reichem angewendet werden und führt ungefähr zu einer Verdopplung des CBD-Gehalts. Sinsemilla bedeutet, dass die weiblichen Blüten ihren Cannabinoidgehalt in Abwesenheit männlicher Pflanzen und damit einer fehlenden Bestäubung der Blüten erhöhen.

Wie bei anderen Cannabinoiden existieren verschiedene Cannabinoide vom CBD-Typ. Meistens versteht man unter CBD die phenolische Form. Auch die CBD-Carbonsäure (CBDA) besitzt einige wenige pharmakologische Effekte von therapeutischem Interesse.

In der Hanfpflanze liegen die Cannabinoide überwiegend als Carbonsäuren vor. Vor allem durch Erhitzung (Backen, Rauchen etc.) werden sie in die phenolischen bzw. neutralen Formen umgewandelt. Diese phenolischen Formen weisen die medizinischen Wirkungen, die hier beschrieben werden, auf. Daher sollte CBD genauso wie THC vor oder während der Einnahme erhitzt werden. Die in den USA zum Teil populär gewordene Saftherstellung aus Blüten und Blättern der Cannabispflanze ist nur bei wenigen Erkrankungen wirksam, da der Saft überwiegend THC-Säure (THCA) und Cannabidiolsäure (CBDA) enthält. CBDA wirkt gegen Übelkeit und Erbrechen und hemmt nach einer japanischen Studie mit besonders aggressiven menschlichen Brustkrebszellen deren Wanderung bzw. Verbreitung.

ABBILDUNG 1: Cannabinoide vom Typ Delta-9-THC (Tetrahydrocannabinol). Am weitesten verbreitet sind Cannabinoide mit 21 Kohlenstoffatomen und einer C5-Seitenkette ($R_2 = C_5H_{11}$) und den beiden entsprechenden Carbonsäuren A und B. Dies ist auch beim THC der Fall. Das ebenfalls sehr interessante THCV (Tetrahydrocannabivarin) gehört ebenfalls zur THC-Gruppe, hat aber nur eine C3-Seitenkette (also nur drei Kohlenstoffatome in der Seitenkette, $R_2 = C_3H_7$).

R_1 = H oder COOH
$R_2 = C_1, C_3, C_4,$ oder C_5 Seitenkette
R_3 = H oder CH_3

ABBILDUNG 2: Cannabinoide vom Typ CBD. Am weitesten verbreitet sind das phenolische CBD (R_1 = H) mit 21 Kohlenstoffatomen und einer C5-Seitenkette ($R_2 = C_5H_{11}$) und die entsprechende Carbonsäure CBDA (R_1 = COOH).

CBD-Präparate

Das israelische Unternehmen Tikun Olam hat eine Cannabispflanze gezüchtet, die 15,8 Prozent CBD und weniger als ein Prozent THC enthält. Diese trägt den Namen Avidekel und ist nicht psychoaktiv.

Das niederländische Unternehmen Bedrocan stellt mehrere Sorten Cannabisblüten her, die von niederländischen Ärzten unter Kontrolle des niederländischen Gesundheitsministeriums verschrieben werden dürfen, darunter eine CBD-reiche Sorte mit dem Handelsnamen Bedrolite. Diese enthält weniger als 0,4 Prozent THC und 9 Prozent CBD. Die Cannabisblüten des Unternehmens Bedrocan können auch in Deutschland von einigen Patienten genutzt werden.

Das britische Unternehmen GW Pharmaceuticals hat in den USA Studien mit einem CBD-reichen Cannabis-Extrakt mit dem Namen Epidiolex bei verschiedenen Epilepsie-Formen und anderen Erkrankungen durchgeführt. Epidiolex findet zum Teil schon Anwendung. Weitere Studien mit diesem CBD-Extrakt werden zurzeit durchgeführt.

25 US-Bundesstaaten und der Distrikt von Columbia erlauben die medizinische Anwendung von Cannabis. In diesen Bundesstaaten ist eine große Anzahl von Produkten, einschließlich CBD-Extrakten mit sehr hohem CBD-Gehalt, CBD-Ölen, CBD-Kaugummis und anderen Produkten erhältlich, ebenso wie Cannabissamen zur Zucht von Cannabispflanzen mit einem hohem CBD-Gehalt. Allerdings enthalten die meisten Sorten mit hohem CBD-Gehalt auch einen hohen Anteil an THC. Die amerikanische Arzneimittelbehörde FDA hatte im Februar 2015 eine Anzahl dieser CBD-Produkte untersucht und dabei festgestellt, dass viele überhaupt kein CBD oder nur sehr geringe Konzentrationen enthielten. Diese Produkte wurden auf der Internetseite der FDA (Food and Drug Administration) veröffentlicht. Es ist daher wichtig, CBD-Produkte aus einer zuverlässigen Quelle zu beziehen.

Auch in den deutschsprachigen Ländern gibt es Unternehmen, die CBD-reiche Extrakte anbieten. Diese werden vor allem aus den weiblichen Blüten des Faserhanfs hergestellt.

Darüber hinaus besteht in Deutschland die Möglichkeit, sich vom Arzt CBD-Rezepturarzneimittel aus der Apotheke verschreiben zu lassen. CBD ist allerdings bisher nicht verschreibungspflichtig, sodass Apotheken CBD grundsätzlich auch ohne Verschreibung abgeben dürfen. Apotheken können dieses CBD bei dem Frankfurter Unternehmen THC Pharm bestellen. Leider übernehmen die Krankenkassen im Allgemeinen nicht die Kosten einer solchen Behandlung. Der deutsche Sachverständigenausschuss für Verschreibungspflicht hat am 19. Januar 2016 empfohlen, Cannabidiol verschreibungspflichtig zu machen.

Wirkungsmechanismus von CBD

Die Wirkungsmechanismen von CBD sind noch nicht vollständig erforscht. Sie sind vielfältig und nicht so einfach und kurz zu beschreiben wie die Wirkungsmechanismen von THC. THC stimuliert vor allem den Cannabinoid-1-Rezeptor (CB$_1$-Rezeptor), was für die typischen psychischen Cannabiswirkungen verantwortlich ist, und den Cannabinoid-2-Rezeptor (CB$_2$-Rezeptor). Dagegen wurde für CBD eine Vielzahl von Wirkungsmechanismen festgestellt, von denen hier einige vorgestellt wurden sollen.

1. CBD bindet antagonistisch an den CB$_1$-Rezeptor und hemmt daher mehrere Wirkungen des THC, die über den CB$_1$-Rezeptor vermittelt werden, wie beispielsweise die psychischen Effekte und die Steigerung des Appetits (Zuardi et al. 1982). CBD hemmt also eher den Appetit. CBD ist ein so genannter allosterischer Modulator des CB$_1$-Rezeptors (Laprairie et al. 2015). Allosterische Regulation bedeutet, dass CBD an den CB$_1$-Rezeptor an einer anderen Stelle als an der aktiven Stelle des Rezeptors bindet. Auf diese Weise blockiert CBD THC-Wirkungen.

2. Interessanterweise aktiviert CBD unter bestimmten Bedingungen offenbar den CB$_1$-Rezeptor. So basiert die Entspannung von Blutgefäßen durch CBD auf einer Aktivierung von CB$_1$-Rezeptoren und Vanilloid-Rezeptoren (Stanley et al. 2015).

3. CBD stimuliert den Vanilloid-Rezeptor Typ 1 (TRPV1) mit einer maximalen Wirkung, ähnlich der von Capsaicin (Bisogno et al. 2001). Capsaicin kommt in verschiedenen Paprikasorten vor und ist für die geschmackliche Schärfe von Paprika verantwortlich. Die Stimulierung der Vanilloid-Rezeptoren durch CBD könnte zu seinen schmerzhemmenden Wirkungen beitragen.

4. CBD hemmt die Vermehrung von bestimmten Hirntumor-Zellen (Gliomzellen), indem es Autophagie, eine Form der Zellzerstörung, mit einem Mechanismus induziert, der vom Vanilloid-Rezeptor Typ 2 (TRPV2) abhängt (Nabissi et al. 2015).

5. CBD hemmt die Aufnahme des körpereigenen Cannabinoids Anandamid in die Zelle und seinen Abbau. Damit steigert CBD die Konzentration dieses Endocannabinoids (Bisogno et al. 2001, Mechoulam et al. 2002). Da Anandamid beide Cannabinoid-Rezeptoren aktiviert, könnte durch die CBD-Gabe eine solche Aktivierung gefördert werden. So wird beispielsweise die in klinischen Studien beobachtete antipsychotische Wirkung von CBD bei Patienten mit Schizophrenie auf eine Erhöhung des Anandamid-Spiegels zurückgeführt. CBD hemmt offenbar den Transport von Anandamid zu dem Protein in der Zelle, das für den Abbau dieses Endocannabinoids verantwortlich ist (Kaczocha et al. 2014).

6. Forscher untersuchten die Mechanismen, durch die CBD entzündliche und neuropathische Schmerzen bei Tieren verringert (Xiong et al. 2012). Sie stellten fest, dass die durch CBD hervorgerufene schmerzhemmende Wirkung bei Mäusen, welche über keine Glycin-Rezeptoren verfügen, nicht auftritt und folgerten daraus, dass diese Rezeptoren für die Unterdrückung chronischer Schmerzreize durch CBD verantwortlich oder mitverantwortlich sind.

7. CBD bindet an den ausgleichenden Nucleosid-Transporter-1 und verstärkt damit die Signalgebung durch Adenosin im Körper. Adenosin übt eine Anzahl von Wirkungen aus. So blockiert es die Ausschüttung aller aktivierenden und belebenden Neurotransmitter (Botenstoffe im Nervensystem), wie beispielsweise Dopamin, Acetylcholin und Noradrenalin. Einige entzündungshemmende Wirkungen könnten auf diesem Wirkmechanismus beruhen. Die Behandlung von Mäusen mit einer niedrigen Dosis CBD verringert die Produktion des entzündungsfördernden Botenstoffes Tumor-Nekrose-Faktor-Alpha (TNF-α) (Malfait et al. 2000). Die umgekehrte Wirkung wurde mit einem A2A-Adenosin-Rezeptor-Blocker erzielt.

8. CBD verdrängt abhängig von seiner Konzentration einen Agonisten bzw. Aktivator (8-Hydroxy-2-Di-N-Propylamino-Tetralin) des 5-HT_{1A}-Rezeptors (Russo et al. 2005). CBD hat eine mäßige Affinität als Agonist dieses Rezeptors beim Menschen. Der 5-HT_{1A}-Rezeptor gehört zur Familie der sogenannten Serotonin-Rezeptoren. Seine Aktivierung wirkt potenziell angstlösend. Auch andere CBD-Wirkungen werden auf die Aktivierung dieses Rezeptors zurückgeführt.

9. Cannabinoide, einschließlich CBD, sind wirkungsvolle Antioxidantien, also Fänger freier Radikale. Es wurde gezeigt, dass CBD oxidativen Schädigungen durch H_2O_2 (Wasserstoffperoxid) besser als oder gleich gut wie Ascorbinsäure (Vitamin C) oder Tocopherol (Vitamin E) vorbeugt (Hampson et al. 1998). Bei gleichzeitiger Gabe von CBD und hohen Alkohol-Mengen verhindert CBD bei Ratten Nervenschädigungen. Dieser Effekt wird auf die antioxidative Wirkung zurückgeführt (Hamelink et al. 2005).

10. CBD ist ein Antagonist am GPR55-Rezeptor, einem mutmaßlichen Cannabinoid-Rezeptor (Li et al. 2013). Dieser Effekt ist an der entzündungshemmenden und krebshemmenden Wirkung des Cannabinoids beteiligt.

11. Entzündungshemmende Effekte bei Darmentzündungen waren zumindest zum Teil durch den so genannten PPAR-Gamma-Rezeptor vermittelt (De Filippis, et al. 2011).

12. Eine Forschergruppe an der Universität Rostock untersucht seit mehreren Jahren die krebshemmenden Eigenschaften von Cannabinoiden, darunter auch die Wirkmechanismen von CBD. Sie stellten beispielsweise Wirkungen auf verschiedene Proteine fest, eine Abnahme des Plasminogen-Aktivator-Hemmer-1 (Ramer et al. 2010) und eine Zunahme des so genannten ICAM-1 (Ramer et al. 2012) fest.

13. Es wurde nachgewiesen, dass CBD die Bildung neuer Blutgefäße im Krebs hemmt (Solinas et al. 2012). Die Bildung neuer Blutgefäße ist wichtig für ein schnelles Krebswachstum. Die Hemmung der Blutgefäßneubildung ist daher ein wichtiger Mechanismus bei der Krebsbekämpfung.

14. Zellstudien legen nahe, dass CBD seine krampflösenden Wirkungen zumindest zum Teil durch seine Wirkungen auf bestimmte Zellmembran-Kanäle (spannungsaktivierte Natriumkanäle) ausübt (Patel et al. 2016).

Dosierung und Einnahme von CBD

Die niedrigsten Einstiegsdosen bei der oralen Einnahme für reines THC (Dronabinol) sind 2 x 2,5 mg. Beim Cannabis-Extrakt Sativex wird mit einer Einstiegsdosis von einem Hub aus der Sprühflasche, entsprechend 2,7 mg THC und 2,5 mg CBD begonnen und dann täglich um einen Sprühstoß gesteigert. Die therapeutisch genutzten THC-Dosen können aber auch deutlich höher liegen. So verwenden Patienten häufig 0,5 bis 3 g Cannabisblüten. Bei einem THC-Gehalt von 15 Prozent entspräche dies einer Tagesdosis von 75 bis 450 mg. Einige Patienten verwenden jedoch noch höhere Dosen in einer Größenordnung von bis zu 1000 mg. Bei CBD sind die Dosierungen grundsätzlich vergleichsweise hoch. Es wird überwiegend oral eingenommen. Allerdings ist auch eine äußere Anwendung von CBD möglich, beispielsweise als Salbe oder Gel.

Orale Einnahme

Die üblichen oralen Dosen bei einer Behandlung mit CBD liegen im Allgemeinen zwischen 150 und 800 mg für Erwachsene und 2 bis 25 mg pro kg Körpergewicht für Kinder. Diese Dosen werden normalerweise auf zwei Gaben verteilt, also beispielsweise morgens und abends zum Essen 2 x 250 mg.

So erhielten Kinder mit Epilepsie in einer klinischen Studie mit dem CBD-Extrakt Epidiolex eine konstante Dosis von 5 mg/kg Körpergewicht zusätzlich zu ihren aktuellen Epilepsiemedikamenten. Die tägliche Dosis wurde langsam bis zum Auftreten einer Unverträglichkeit oder dem Erreichen einer maximalen Dosis von 25 mg/kg Körpergewicht gesteigert. Erfahrungen von Ärzten, die Kinder mit Epilepsie behandeln, zeigen aber, dass manchmal auch schon eine Dosis von 2 mg/kg Körpergewicht wirksam sein kann. Dies würde bei einem 25 kg schweren Kind einer Tagesdosis von 50 mg entsprechen. Bei einem Bedarf von 20 mg/kg Körpergewicht entspräche dies 500 mg pro Tag.

Bei einem Patienten mit Meige-Syndrom, einer seltenen Bewegungsstörung, waren 200 mg CBD wirksam (Snider et al. 1984). In einer klinischen Studie zum Einsatz von CBD zur Behandlung der Schizophrenie wurde an der Universität Köln eine Tagesdosis von 800 mg eingesetzt (Leweke et al. 2012). Diese Dosis war so wirksam wie ein normales Neuroleptikum. In einer Studie an der Universität von São Paulo war CBD wirksam bei der Behandlung psychotischer Symptome bei Patienten mit Morbus Parkinson (Zuardi et al. 2008). Die Patienten erhielten 150 mg CBD pro Tag. In einem Experiment mit 48 gesunden Teilnehmern zeigte CBD bereits in einer geringen Dosierung von 32 mg Eigenschaften, die auf einen möglichen Nutzen bei Angststörungen schließen lassen (Das et al. 2013). CBD könnte daher bereits in vergleichsweise geringen Dosen von 20 bis 40 mg bei Erwachsenen messbare therapeutische Eigenschaften entfalten, in klinischen Studien wurden jedoch zum Teil deutlich höhere Dosen eingesetzt. Wie die Erfahrungen mit CBD bei Kindern mit Epilepsie zeigen, ist die individuelle Ansprechbarkeit sehr variabel. Einige Kinder sprechen bereits auf geringe Dosen an, während andere hohe Dosen benötigen – was mit entsprechend hohen Kosten verbunden ist. Andere sprechen gar nicht auf die Therapie an.

Weitere Informationen zu CBD-Dosen finden sich in den entsprechenden Kapiteln zu den einzelnen Erkrankungen.

Lokale Applikation

CBD-Gele wurden Ratten, die an Arthritis litten, verabreicht, was zu einer Reduzierung der Gelenksschwellung, Schmerzen, Infiltration durch Immunzellen und entzündungsfördernde Botenstoffe, inklusive des Zytokins TNF-Alpha (Tumor-Nekrose-Faktor-Alpha), führte (Hammell et al. 2015).. Italienische Forscher untersuchten die Wirksamkeit einer neuen Cannabidiol-Zubereitung als örtliche Behandlung in einem experimentellen Mausmodell der Autoimmunenzephalomyelitis, einem Modell für Multiple Sklerose (Giacoppo et al. 2015). Die Ergebnisse zeigten, dass die tägliche Behandlung mit einer 1-prozentigen CBD-Salbe nervenschützende Wirkungen ausüben und dabei den klinischen Grad der Erkrankung durch Erholung der Lähmung der Hinterbeine verbessern kann.

In den USA stellen Firmen CBD-Salben und andere externe Zubereitungen für die Verwendung beispielsweise bei Schuppenflechte oder Neurodermitis her.

2. DIE INHALTSSTOFFE VON CANNABIS

Dieses Kapitel behandelt die Zusammensetzung verschiedener Cannabispflanzen, darunter THC (Delta-9-Tetrahydrocannabinol), Cannabidiol (CBD), andere Cannabinoide und Terpene (ätherische Öle) sowie ihre möglichen therapeutischen Wirkungen.

Die Zusammensetzung von Cannabis

In unterschiedlichen Cannabissorten wurden in den vergangenen 50 Jahren etwa 600 chemische Verbindungen nachgewiesen, darunter neben den Cannabinoiden Substanzen anderer Stoffgruppen, wie Aminosäuren, Proteine, Zucker, Alkohole, Fettsäuren, Terpene und Flavonoide (sekundäre Pflanzenstoffe).

TABELLE 1:

Chemische Bestandteile von Cannabis.

	Chemische Klasse	Bekannt
1.	Cannabinoide	über 100
2.	Stickstoffverbindungen	27
3.	Aminosäuren	18
4.	Proteine, Glykoproteine und Enzyme	11
5.	Zucker und verwandte Verbindungen	34
6.	Hydrocarbone	50
7.	Einfache Alkohole	7
8.	Einfache Aldehyde	12
9.	Einfache Ketone	13
10.	Einfache Säuren	21
11.	Fettsäuren	22
12.	Einfache Ester und Laktone	13
13.	Steroide	11
14.	Terpene	über 200
15.	Nichtcannabinoide Phenole	25
16.	Flavonoide	21
17.	Vitamine	1
18.	Pigmente	2
19.	Elemente	9
	Gesamt	**etwa 600**

THC und andere Cannabinoide

Bis vor wenigen Jahren konnte man zur Zahl der bisher nachgewiesenen Cannabinoide in vielen Publikationen lesen, dass die Cannabispflanze 66 Cannabinoide enthalte. Diese Cannabinoide kommen aber nicht in einer einzelnen Pflanze vor, sondern sie wurden weltweit in unterschiedlichen Pflanzen entdeckt. Einige dieser Cannabinoide kommen vermutlich nicht natürlich vor, sondern entstehen erst künstlich bei dem Versuch, die Cannabinoide nachzuweisen. Dies gilt beispielsweise für Delta-8-THC, das vermutlich ein Artefakt ist und beim Analyseprozess aus dem instabileren Delta-9-THC entsteht.

Heute sind insbesondere durch eine Arbeitsgruppe von Wissenschaftlern an der Universität von Mississippi insgesamt mehr als 100 Cannabinoide nachgewiesen, von denen einige Artefakte darstellen oder nur in Spuren in der Pflanze hergestellt werden. Die aktuelle Zahl wurde im Herbst 2015 mit 104 angegeben (Mahmoud ElSohly, persönliche Mitteilung, September 2015). Cannabinoide lassen sich überwiegend bestimmten Typen zuordnen, wie der Delta-9-THC-Typ, der CBD-Typ, der CBG-Typ etc.

Tetrahydrocannabinol (THC)

Wenn von THC die Rede ist, ist im Allgemeinen das in der Pflanze natürlich vorkommende Delta-9-THC gemeint. Mehr als zehn Cannabinoide zählen zum Delta-9-THC-Typ, von denen in der Pflanze vor allem zwei Delta-9-THC-Säuren vorkommen, die unter der Einwirkung von Hitze in das phenolische Delta-9-THC umgewandelt werden. Dieses phenolische THC verursacht die bekannten psychischen Wirkungen von Cannabis und ist auch für die meisten anderen pharmakologischen Wirkungen verantwortlich. THC bindet an die beiden bekannten Cannabinoid-Rezeptoren CB_1 und CB_2. Der CB1-Rezeptor kommt vor allem im zentralen Nervensystem vor. Wird er durch THC aktiviert, so verursacht dies Schmerzlinderung, Muskelentspannung, Appetitsteigerung, Bronchienerweiterung, Steigerung der Herzfrequenz und einige weitere Wirkungen. Der CB_2-Rezeptor findet sich vor allem auf Immunzellen, also auf Zellen, die im Körper für die Abwehr von Krankheitserregern und anderen Immunprozessen zuständig sind. Die Aktivierung des CB_2-Rezeptors durch THC hemmt Entzündungen und allergische Reaktionen.

Die medizinische Verwendung von THC und Cannabis

Einsatzmöglichkeiten für Cannabis und THC ergeben sich für folgende Krankheiten und Krankheitssymptome:

- Übelkeit und Erbrechen: Krebschemotherapie, HIV/Aids, Hepatitis C, Schwangerschaftserbrechen, Übelkeit im Rahmen der Migräne
- Appetitlosigkeit und Abmagerung: HIV/Aids, fortgeschrittene Krebserkrankung, Hepatitis C
- Spastik, Muskelkrämpfe (Spasmen), Muskelverhärtung: Multiple Sklerose, Querschnittslähmung, Spastik nach Schlaganfall, Spannungskopfschmerz, Bandscheibenprobleme und Verspannungen der Rückenmuskulatur
- Bewegungsstörungen mit einem Übermaß an Bewegungen (hyperkinetische Bewe-

gungsstörungen): Tourette-Syndrom, Dystonie (zum Beispiel spastischer Schiefhals oder Lidkrampf), durch eine Behandlung mit Levodopa ausgelöste Dyskinesien bei der Parkinson-Krankheit, tardive Dyskinesien (eine mögliche Nebenwirkung von Neuroleptika, die bei Schizophrenie verwendet werden), essenzieller Tremor (Zittern)

- Schmerzen: Migräne, Clusterkopfschmerz, Phantomschmerzen, Neuralgien (Nervenschmerzen, zum Beispiel Ischialgie/Ischiasschmerzen), Menstruationsbeschwerden, Parästhesien (Kribbeln, Brennen, Ameisenlaufen) bei Zuckerkrankheit oder Aids, Hyperalgesie (verstärkte Schmerzempfindlichkeit), Schmerzen bei verspannter Muskulatur und Muskelkrämpfen, Arthrose, Arthritis, Colitis ulzerosa (eine chronische Darmentzündung), Restless-Legs-Syndrom (Syndrom der unruhigen Beine), Fibromyalgie (Weichteilrheumatismus)
- Allergien: Asthma, Hausstauballergie, Heuschnupfen
- Juckreiz: starker Juckreiz bei Lebererkrankungen, Neurodermitis
- Entzündungen: Asthma, Arthritis, Colitis ulzerosa, Morbus Crohn (eine chronische Darmentzündung), Neurodermitis, Morbus Bechterew, Psoriasis (Schuppenflechte)
- Psychische Erkrankungen: Depressionen, Angststörungen, bipolare Störungen (manisch-depressive Störung), posttraumatische Belastungsstörung (PTBS), Hyperaktivität, ADS (Aufmerksamkeitsdefizitsyndrom) bzw. ADHS (Aufmerksamkeitsdefizit-/Hyperaktivitätssyndrom), Impotenz, Alkoholismus, Opiatabhängigkeit, Schlafmittelabhängigkeit, Schlaflosigkeit, Autismus, verwirrtes Verhalten bei der Alzheimer-Krankheit
- Überproduktion von Magensäure: Magenschleimhautentzündung
- Erhöhter Augeninnendruck: Glaukom (grüner Star)
- Hören: Tinnitus (Ohrgeräusche)
- Weitung der Bronchien: Asthma, Luftnot bei anderen Erkrankungen der Atemwege
- Epilepsie
- Singultus (Schluckauf)
- Förderung der Wehentätigkeit bei der Geburt
- Überproduktion von Schweiß: Hyperhidrosis
- Krebshemmung: Krebserkrankungen
- Hauterkrankungen: Neurodermitis, Psoriasis (Schuppenflechte), Akne inversa
- Reizdarm

Cannabidiol (CBD)

Cannabidiol ist das häufigste Cannabinoid im Faserhanf und in Drogenhanfsorten oft das zweithäufigste Cannabinoid nach THC. CBD verursacht keine cannabistypischen psychischen Wirkungen.

Verwendung von CBD
bzw. CBD-Extrakten

Für Cannabidiol kommen unter anderem folgende medizinische Einsatzgebiete in Frage (diese Einsatzgebiete werden in anderen Kapiteln dieses Buches ausführlich behandelt).

- Epilepsie: insbesondere bestimmte Formen der Epilepsie, wie Dravet-Syndrom und Lennox-Gastaut-Syndrom
- Angststörungen
- Depressionen
- Schizophrene Psychosen
- Entzündungen und entzündlich bedingte Schmerzen
- Bewegungsstörungen: Dystonie, Dyskinesie
- Abhängigkeit von THC, Nikotin und Opiaten
- Übelkeit und Erbrechen
- Hemmung des Appetits

Daneben gibt es Hinweise auf weitere mögliche Einsatzgebiete. Meistens sind diese bisher kaum erforscht, und es liegen nur Ergebnisse aus der Grundlagenforschung oder Berichte einzelner Patienten vor, wie beispielsweise hinsichtlich der krebshemmenden Eigenschaften des CBD.

Cannabichromen (CBC)

Im Tierversuch wurden entzündungshemmende und schmerzlindernde Wirkungen nachgewiesen. Ähnlich wie CBD hemmte CBC bei Mäusen die durch THC verursachten psychischen Effekte. Ein CBC-Extrakt wirkte in einem Mausmodell für Depressionen stark antidepressiv. Es hemmt die Aufnahme von Anandamid in die Zellen, sodass dieses Endocannabinoid länger wirken kann. Darüber hinaus wirkte CBC antibiotisch, gegen Pilzinfektionen und es zerstörte Krebszellen.

Cannabigerol (CBG)

CBG bindet sehr schwach an CB_1- und CB_2-Rezeptoren. Auch für dieses Pflanzencannabinoid wurden schmerzlindernde, antidepressive und krebshemmende Eigenschaften beschrieben. Es wirkt leicht blutdrucksenkend. Ähnlich wie CBC hemmt es die Aufnahme von Anandamid in die Zellen. Cannabigerol ist ein starker Blocker des sogenannten TRPM8-Rezeptors. Dieser Rezeptor spielt eine Rolle bei Blasenschmerzen, Überaktivität der Harnblase und Prostatakrebs, sodass CBG möglicherweise bei diesen Erkrankungen von Nutzen sein könnte. Wie CBD ist auch CBG wirksam gegen MRSA-Bakterien.

Tetrahydrocannabivarin (THCV)

THCV ist ein Cannabinoid vom Delta-9-THC-Typ. Es kommt in einigen südafrikanischen Cannabissorten vor. In höheren Dosen verursacht THCV ähnliche Wirkungen wie THC am CB_1-Rezeptor, mit den bekannten cannabistypischen psychischen Effekten. THCV wirkt allerdings deutlich schwächer, mit einer Wirkstärke von etwa 25 Prozent im Vergleich zum THC. In niedrigeren Dosen wird der CB_1-Rezeptor durch THCV nicht stimuliert, sondern blockiert. Daher könnte dieses Cannabinoid zur Reduzierung von Appetit und Gewicht bei Fettleibigkeit eingesetzt werden. Im Tierversuch mit fettleibigen Mäusen verursachte THCV einen Verlust von Gewicht und Fett und vergrößerte den Energieverbrauch.

Terpene

Terpene (ätherische Öle) bilden mit etwa 15.000 Vertretern die größte Gruppe von chemischen Substanzen in Pflanzen. Terpene und nicht Cannabinoide sind für den Geruch von Cannabis verantwortlich. Über 200 wurden in der Cannabispflanze nachgewiesen. Weit verbreitete Terpene der Cannabispflanze sind Limonen, Myrcen, Pinen, Eucalyptol, α-Terpineol und Caryophyllen. Diese kommen auch in anderen Pflanzen vor. In einem Gramm Cannabis finden sich meistens weniger als 10 mg ätherische Öle. Da sie sich leicht verflüchtigen, nimmt ihre Konzentration während des Trocknens und der Lagerung sowie beim Erhitzen ab. Die Terpenzusammensetzung unterliegt einer genetischen Kontrolle, sodass Cannabissorten unabhängig von den Aufwuchsbedingungen immer weitgehend gleich riechen. Die Terpenproduktion nimmt mit der Verfügbarkeit von Licht zu und mit der Bodenqualität ab. Es werden höhere Erträge erzielt, wenn die Pflanzen kurz vor der Ernte einen relativen Stickstoffmangel erleben, da dies zu einer Zunahme des Blütenwachstums zu Ungunsten des Blattwachstums führt.

Terpene sind pharmakologisch aktiv. Sie wirken auf Zellmembranen (Zellwände), Ionenkanäle von Nerven und Muskeln und verschiedene Rezeptoren (Bindungsstellen auf der Oberfläche von Zellen). Sie gelten als gesundheitlich sicher, können allerdings in einigen Fällen Allergien auslösen.

Limonen: Limonen ist das zweithäufigste Terpen in der Natur und findet sich beispielsweise in Zitrusfrüchten. Es ist eine angstlösende Substanz, was auch in einer klinischen Studie untersucht wurde. So wurden depressive Patienten dem Duft von Zitrusfrüchten ausgesetzt, was zu einer Verbesserung der Werte auf einer Skala für Depressionen führte. Dies erlaubte, antidepressive Medikamente bei 9 der 12 Teilnehmer abzusetzen. Es wurde auch ein Patent eingereicht, nach dem Limonen bei saurem Aufstoßen (Reflux von Nahrungsbestandteilen aus dem Magen) wirksam ist. Es wurde eine Anzahl weiterer Wirkungen beschrieben, darunter eine Wirksamkeit gegen bestimmte Pilzinfektionen.

Myrcen: Dieses ätherische Öl hemmt Entzündungen, schützt vor den leberschädigenden Aflatoxinen (Giften von Schimmelpilzen), reduziert Schmerzen im Tierversuch, wirkt sedierend und schlaffördernd und entspannt die Muskulatur. Es ist denkbar, dass die stark sedierende Wirkung einiger Cannabissorten (Cannabis indica) beispielsweise auch durch Myrcen bewirkt wird.

Pinen: Pinen ist das am weitesten verbreitete Terpen. Es kommt in Nadelhölzern (Fichte, Tanne etc.) und vielen anderen Pflanzen vor. Es wirkt entzündungshemmend, weitet die Bronchien und weist antibiotische Eigenschaften auf.

Linalool: Linalool ist ein prominentes ätherisches Öl im Lavendel. Es besitzt angstlösende und entspannende Eigenschaften. In Tierexperimenten linderte es Schmerzen und wirkte antiepileptisch.

Beta-Caryophyllen: Es ist oft das dominierende Terpen in Cannabis, insbesondere wenn die Pflanze Hitze ausgesetzt war, weil sich Beta-Caryophyllen nicht so schnell verflüchtigt wie viele andere Terpene. Beta-Caryophyllen kommt in schwarzem Pfeffer, Rosmarinöl und Hopfen vor. Es wirkt entzündungshemmend. Interessanterweise bindet dieses ätherische Öl an CB_2-Rezeptoren, also Cannabinoid-Rezeptoren, die vor allem auf Zellen des Immunsystems vorkommen.

Cannabissaft

Es gibt in den USA von einigen Aktivisten Empfehlungen, rohe Cannabisblätter und -blüten zu essen oder Saft daraus herzustellen und ihn, eventuell zur Verbesserung des Geschmacks mit anderen Säften gemischt, zu trinken. Auf diese Weise könnten hohe therapeutische Dosen der wirksamen Cannabisinhaltsstoffe aufgenommen werden, ohne dass psychotrope Wirkungen auftreten. Die grüne Pflanze enthält THC in seiner sauren Form, kurz THCA genannt, die in der Tat keine psychischen Wirkungen verursacht. Auch die Verwendung von Säften CBD-reicher Cannabissorten wird von einigen empfohlen, um große Mengen an CBDA (CBD-Säure), anderen Cannabinoiden, Terpenen und weiteren Cannabisinhaltsstoffen aufnehmen zu können. Dieses Verfahren könne nicht nur Krankheiten heilen, sondern auch die allgemeine Gesundheit fördern. Es sind jedoch Zweifel angebracht.

THC ist nicht THCA

Viele der Aussagen von Befürwortern der Cannabissaftverwendung sind nicht korrekt, sondern irreführend. Es ist keineswegs so, dass den meisten Patienten mit rohem Cannabis besser geholfen werden könnte als mit erhitztem. Das Gegenteil ist der Fall, auch wenn nicht erhitzte Cannabinoide wie THCA und CBDA einige pharmakologische Wirkungen besitzen, die bei einigen Patienten von Vorteil sein können. Nicht erhitzte Cannabinoide (Cannabinoidsäuren) aus der grünen Hanfpflanze haben andere pharmakologische Eigenschaften wie erhitzte Cannabinoide in der phenolischen bzw. neutralen Form. Vom THCA (THC-Säure) weiß man, dass es entzündungshemmend wirkt. Der genaue Wirkungsmechanismus ist nicht bekannt. Möglicherweise beruht er auf der Aktivierung eines bestimmten Rezeptors, der GPR55 genannt wird. Möchte man die medizinischen Wirkungen nutzen, die mit einer Aktivierung der Cannabinoid-Rezeptoren CB_1 und CB_2 verbunden sind, so ist eine Umwandlung der THC-Säure (THCA) in das neutrale THC erforderlich, was meistens durch Erhitzen geschieht, also vor allem durch das Rauchen, das Verdampfen mit einem Vaporizer, durch die Herstellung von Backwaren mit Cannabis oder durch die Herstellung von Cannabis-Extrakten. Erst dann kann man auch die schmerzlindernden, muskelentspannenden, angstlösenden, appetitsteigernden und die anderen bekannten THC-Wirkungen nutzen.

CBD ist nicht CBDA

Die Hemmung der Übelkeit ist eine der wenigen bekannten Wirkungen von CBD-Säure. Zwei tierexperimentelle Studien aus dem Jahr 2012 haben gezeigt, dass CBDA Übelkeit und Erbrechen durch Aktivierung des 5-HTA1-Rezeptors hemmt. Auch eine Kombination zusammen mit üblichen brechreizhemmenden Mitteln, wie Ondansetron, ist möglich und kann etwa bei der Übelkeit im Rahmen einer Krebschemotherapie synergistisch genutzt werden. Weitere Effekte von CBDA sind eine Reduzierung der Kontraktionen des Darms und die Hemmung der Ausbreitung von Brustkrebs. Allerdings ist die Wirkung von CBDA auf Krebszellen schwächer als die von neutralem, also erhitztem CBD. Die Wirkungen von CBD gehen über die Wirkungen von CBDA weit hinaus.

Die Umwandlung der Säuren
in die phenolischen Cannabinoide

Je höher die Temperaturen, umso schneller werden die sauren Cannabinoide in ihre phenolischen Formen umgewandelt. Bei sehr hohen Temperaturen von 500° Celsius, wie sie beim Rauchen erzielt werden, reichen wenige Sekunden, während bei 150-160° Celsius im Backofen 15-20 Minuten angemessen sind. Interessanterweise lassen sich mit Cannabis auch Tees zubereiten. Bei einer Wassertemperatur von 100° Celsius reichen 10 oder 15 Minuten allerdings nicht für eine optimale Decarboxylierung (Umwandlung in die neutralen Formen) aus, sodass im Cannabistee der überwiegende Teil noch als THCA vorliegt und nur ein kleiner Teil in THC umgewandelt wurde. Will man möglichst viel neutrales THC bzw. CBD zur Therapie verwenden, so stellt die Teezubereitung eine offensichtliche Verschwendung dar. Will man möglichst viel THCA aufnehmen, so ist natürlich die Erhitzung eine Verschwendung.

Cannabis indica und Cannabis sativa:
Worin besteht der Unterschied?

Es gibt einige Versuche, Cannabis auf der Grundlage seiner chemischen Zusammensetzung zu klassifizieren. Sie gehen aber nicht weit über eine Unterscheidung zwischen Faserhanf mit geringem THC-Gehalt und Drogenhanf mit hohem THC-Gehalt hinaus. Die biologisch aktive Gruppe der Terpene (ätherische Öle) wurde bei diesen Versuchen der Einteilung bisher nicht berücksichtigt. Erstmals haben Wissenschaftler des niederländischen Unternehmens Bedrocan und der Universität Leiden versucht, Charakteristika verschiedener Sorten an Hand von 28 Inhaltsstoffen (Cannabinoide und Terpene) zu ermitteln (Hazekamp & Fischedick 2012). Dazu haben sie im ersten Schritt fünf Sorten ausgewählt, darunter zwei bekannte Sorten aus niederländischen Coffee-Shops, die Sativa-dominante Sorte Amnesia sowie die Indica-dominante Sorte White Widow sowie drei Sorten der Firma Bedrocan, darunter die Sorte Bedrocan, die ursprünglich aus der Sorte Jack Herer, eine leicht Sativa-dominante Hybrid-Sorte, gezüchtet wurde, und die Sorte Bedica, die von einer Indica-dominanten Sorte abstammt.

Sativa und Indica

Die häufigste Klassifizierung in Abhängigkeit von der Pflanzen-Morphologie ist die Unterteilung in Cannabissorten vom Indica-Typ mit geringerer Wachstumshöhe und breiteren Blättern und in solche vom Sativa-Typ, die höher wachsen und schmalere Blätter aufweisen. Indica-Pflanzen reifen unter ähnlichen Wachstumsbedingungen schneller heran als Sativa-Typen. Sie tendierten auch zu einem etwas anderen Geruch, was ein Hinweis auf eine unterschiedliche Terpen-Zusammensetzung ist, denn der Geruch von Cannabispflanzen basiert auf ihrer Zusammensetzung an ätherischen Ölen.

Das Sativa-High wird oft als stimulierend und energetisierend beschrieben. Die Wirkungen werden als Kopf-High charakterisiert. Es können halluzinogene Effekte auftreten. Sativa-Sorten vermitteln ein Gefühl von Optimismus und Wohlbefinden. Auch wenn Indica-Sorten allgemein mehr THC enthalten sollen, so gibt es heute reine Sativa-Typen mit sehr hohen THC-Konzentrationen. Sativas sollen besser für den Konsum am Tag geeignet sein.

Demgegenüber werden die Indica-Wirkungen mit dem Begriff Körper-High charakterisiert. Indica-Sorten werden vor allem zur Entspannung, Stressreduzierung und für ein allgemeines Gefühl von Ruhe und Gelassenheit verwendet. Sie werden gern abends und bei Schlaflosigkeit konsumiert.

Untersuchungen zur chemischen Zusammensetzung

Frühere Untersuchungen haben bereits ergeben, dass der Gehalt an den wichtigsten Cannabinoiden THC und CBD keinen relevanten Aufschluss zur Unterscheidung zwischen Cannabis sativa und indica liefert. In den Sorten beider Varianten sind die THC-Konzentrationen heutzutage im Allgemeinen hoch und die CBD-Konzentrationen sehr niedrig. Dies bestätigt auch die neue Untersuchung von Bedrocan und der Universität Leiden. Wie die Tabelle 2 zeigt, unterscheiden sich die beiden Sorten White Widow (indica) und Amnesia (sativa) nicht relevant in ihrem THC- und CBD-Gehalt.

Wie haben die Forscher die Daten gewonnen? Sie haben zehn Coffee-Shops in vier großen niederländischen Städten (Amsterdam, Utrecht, Groningen und Maastricht) zweimal besucht und Proben der Sorten White Widow (Indica-dominant) und Amnesia (Sativa-dominant) gekauft. Daneben wurden die offiziell in niederländischen Apotheken erhältlichen Sorten Bedrocan, Bedrobinol und Bedica unmittelbar vom Hersteller erworben und analysiert. Die Ergebnisse sind in den Tabellen 2 und 3 dargestellt. Es wurden alle Cannabinoide und Terpene in den Tabellen aufgelistet, die bei mindestens einer Cannabissorte in einer Konzentration von mindestens 0,5 mg pro Gramm nachgewiesen wurden.

Die Proben aus den Coffee-Shops

Die Terpen-Zusammensetzung gibt einige Hinweise auf mögliche Wirkungsunterschiede zwischen der Sativa- und der Indica-Sorte. So weist White Widow eine doppelt so hohe Konzentration an α-Pinen wie Amnesia auf. α-Pinen könnte dafür verantwortlich sein, dass die Störung des Kurzzeitgedächtnisses durch THC bei der Indica-Sorte nicht so stark ausfällt wie bei der Sativa-Sorte, weil das Terpen dieser THC-Wirkung entgegenwirkt. Amnesia könnte daher mehr Amnesie (= Gedächtnisverlust) verursachen. White Widow enthält zudem viermal mehr Myrcen als Amnesia. Dieses Terpen ist für seine sedierenden Wirkungen, also eine charakteristische Indica-Eigenschaft, bekannt.

Betrachtet man die Substanzen, so lässt sich festhalten, dass die Amnesia-Proben vor allem durch das Vorkommen der drei Terpene α-Guaien, Gamma-Selinen und Terpinolen charakterisiert sind, die nicht in White-Widow-Sorten nachgewiesen wurden. Die Konzentrationen von Beta-Caryophyllen sowie der Cannabinoide THCV (Tetrahydrocannabivarin), CBC (Cannabichromen) und vor allem CBG (Cannabigerol) sind in Amnesia deutlich höher als in der Indica-Sorte. Demgegenüber wiesen die White-Widow-Sorten signifikant höhere Konzentrationen an Myrcen und α-Pinen auf. White Widow enthält zudem einige Terpene, die nicht in Amnesia vorkommen, nämlich Guaiol, Beta-Eudesmol, Gamma-Eudesmol und α-Bisabolol.

Unterschiede zwischen Proben aus Coffee-Shops und Apotheken

Drei Cannabis-Sorten, die in niederländischen Apotheken auf Rezept erhältlich sind, wurden ebenfalls analysiert (siehe Tabelle 3). Es wurden von jeder Sorte drei Proben analysiert und die Mittelwerte bestimmt. Obwohl die Sorten Bedrobinol und Bedica einen unterschiedlichen genetischen Hintergrund haben, ähneln sie der Sorte White Widow. In der Tat stammt Bedica wie White Widow genetisch von einer Indica-Sorte ab. Es ist unklar, warum auch Bedrobinol der Sorte White Widow ähnelt, denn Bedrobinol stammt von einer Haze-Varietät ab, die einen großen Anteil von Sativa-Genetik besitzt. Eine mögliche Erklärung ist die Tatsache, dass Bedrobinol insgesamt einen sehr geringen Anteil an Terpenen aufweist.

Bedrocan ist zurzeit die beliebteste Cannabissorte in den Niederlanden für die medizinische Verwendung. Sie ähnelt keiner der beiden Sorten aus den Coffee-Shops. Ursprünglich wurde sie aus einer Jack-Herer-Genetik entwickelt, einem leichten Sativa-dominanten Hybrid. In der Tat ähnelt Bedrocan mehr der Sorte Amnesia (Sativa-Typ) als White Widow (Indica-Typ). Der wichtigste Unterschied zwischen Bedrocan und Amnesia ist der höhere Gehalt an Myrcen, Cis-Ocimen und Terpinolen. Zudem wurden einige Bestandteile von Amnesia nicht in Bedrocan gefunden, wie etwa Beta-Famesen oder Gamma-Selinen.

Schlussfolgerungen

Weder der THC- noch der CBD-Gehalt charakterisieren Cannabissorten vom Indica-Typ und vom Sativa-Typ. THC ist nahezu ausschließlich verantwortlich für die psychischen Effekte der Hanfpflanze sowie für die meisten medizinischen Wirkungen. CBD und weitere nicht-psychotrope Cannabinoide wie Cannabigerol (CBG) und Cannabichromen (CBC) beeinflussen diese Hauptwirkung. Auch CBD allein weist medizinisch interessante pharmakologische Eigenschaften auf, ohne starke Nebenwirkungen zu verursachen.

Die subjektiven Unterschiede zwischen Sativa- und Indica-Sorten beruhen möglicherweise auf den bisher wenig beachteten Cannabinoiden CBG und CBC sowie auf Unterschieden in der Zusammensetzung der Terpene (ätherische Öle). Die aktuelle Studie zeigt, dass Cannabissorten anhand ihres chemischen Profils aus Cannabinoiden und Terpenen unterschieden und charakterisiert werden können. Es wäre in der Zukunft interessant zu erfahren, wie sich verschiedene Indica-Sorten, zum Beispiel Hindu Kush (100 Prozent Indica) und Northern Lights (90 Prozent Indica), voneinander unterscheiden. Das Gleiche gilt für Sativa-Sorten.

TABELLE 2:

Zusammensetzung der Sorten
aus den Coffee-Shops

(Quelle: Hazekamp & Fischedick 2012).
Nachdruck mit freundlicher Genehmigung von John Wiley & Sons,
Ltd, Großbritannien.

Nr	Bestandteil	White Widow		Amnesia	
		Milligramm pro Gramm	Variation in Prozent	Milligramm pro Gramm	Variation in Prozent
1	Alpha-Pinen	1,1	21,1	0,5	6,9
2	Beta-Pinen	0,5	16,3	0,7	22,7
3	Myrcen	2,9	39,5	0,7	23,4
4	Beta-Phellandren	0,7	17,9	0,7	19,9
5	Cis-Ocimen	—	—	0,7	19,3
6	Terpinolen	—	—	1,9	39,6
7	Terpineol	0,6	0,0	—	—
8	Beta-Caryophyllen	1,2	31,1	2,1	27,6
9	Alpha-Guaien	—	—	0,5	0,0
10	Humulen	0,6	19,2	0,8	25,2
11	Beta-Farnesen	0,5	11,2	0,5	0,7
12	Gamma-Selinen	—	0,25	—	—
13	Delta-Guaien	—	—	—	—
14	Gamma-Cadinen	0,6	34,3	0,6	14,2
15	Eudesma-3,7(11)-Dien	0,8	34,9	0,6	15,2
16	Elemen	0,7	27,2	0,5	13,8
17	Guaiol	0,6	20,0	—	—
18	Gamma-Eudesmol	0,6	35,7	—	—
19	Beta-Eudesmol	0,5	11,2	—	—
20	Alpha-Bisabolol	0,5	0,0	—	—
21	THCV	1,0	23,1	1,2	17,2
22	CBD	0,7	14,3	0,6	9,1
23	CBC	1,8	18,4	2,8	26,3
24	Unbekannter Bestandteil	0,7	36,2	0,7	17,4
25	CBGM	1,9	0,0	—	—
26	THC	159,5	16,8	167,5	13,1
27	CBG	5,4	43,2	12,5	23,6
28	CBN	0,9	21,0	1,4	29,6

TABELLE 3:

Zusammensetzung der Sorten
aus der Apotheke

(Quelle: Hazekamp & Fischedick 2012).
Nachdruck mit freundlicher Genehmigung von John Wiley & Sons,
Ltd, Großbritannien.

Nr	Bestandteil	Bedrocan		Bedrobinol		Bedica	
		Milligramm pro Gramm	Variation in Prozent	Milligramm pro Gramm	Variation in Prozent	Milligramm pro Gramm	Variation in Prozent
1	Alpha-Pinen	0,5	6,3	1,9	1,8	1,1	2,0
2	Beta-Pinen	0,8	3,8	0,5	3,3	0,3	86,7
3	Myrcen	2,9	3,6	5,9	4,1	3,7	4,8
4	Beta-Phellandren	1,2	4,0	—	—	—	—
5	Cis-Ocimen	2,0	3,8	—	—	—	—
6	Terpinolen	5,8	4,6	—	—	—	—
7	Terpineol	—	—	—	—	—	—
8	Beta-Caryophyllen	1,5	3,3	0,9	4,2	1,3	0,6
9	Alpha-Guaien	—	—	—	—	—	—
10	Humulen	0,5	5,8	—	—	—	—
11	Beta-Farnesen	—	—	—	—	—	—
12	Gamma-Selinen	—	—	—	—	—	—
13	Delta-Guaien	0,7	3,5	—	—	—	—
14	Gamma-Cadinen	0,6	5,2	—	—	—	—
15	Eudesma-3,7(11)-Dien	0,8	0,6	—	—	0,6	5,5
16	Elemen	0,9	3,0	—	—	—	—
17	Guaiol	—	—	—	—	0,6	5,3
18	Gamma-Eudesmol	—	—	—	—	0,6	6,8
19	Beta-Eudesmol	—	—	—	—	—	—
20	Alpha-Bisabolol	—	—	—	—	0,7	3,6
21	THCV	1,3	3,2	0,9	8,4	1,0	8,5
22	CBD	0,8	4,3	—	0,01	—	1,7
23	CBC	2,8	0,8	2,5	0,6	2,6	4,2
24	Unbekannter Bestandteil	—	—	—	—	—	—
25	CBGM	—	—	—	—	—	—
26	THC	211,9	3,1	135,0	3,7	174,5	3,5
27	CBG	12,0	5,3	2,4	4,4	12,4	3,8
28	CBN	0,8	19,0	—	—	0,7	11,1

Schlussfolgerung

Es mag für einige Patienten von Nutzen sein, die sauren Formen der Cannabinoide (THCA und CBDA) als Saft einzunehmen. Das weitaus größere therapeutische Potenzial besitzen jedoch die neutralen Formen (THC und CBD), die durch Erhitzen entstehen, beispielsweise beim Rauchen oder Backen. Wer das volle therapeutische Potenzial der Cannabispflanze nutzen möchte, wird weiterhin auf die vielen bekannten medizinischen Wirkungen der erhitzten neutralen (phenolischen) Cannabinoide zurückgreifen.

Neben den Cannabinoiden sind vor allem einige Terpene (ätherische Öle) von medizinischem Interesse. Sie sind für den Geruch von Cannabis verantwortlich. Interessanterweise bindet ein sehr häufig in der Hanfpflanze vorkommendes Terpen, das Beta-Caryophyllen, auch an den Cannabinoid-2-Rezeptor.

Die Unterschiede zwischen Sativa- und Indica-Sorten der Cannabispflanze basieren nicht auf ihren unterschiedlichen Gehalten an CBD und THC, sondern auf einem unterschiedlichen Terpen-Profil und möglicherweise anderen Cannabinoiden, wie CBC und CBG.

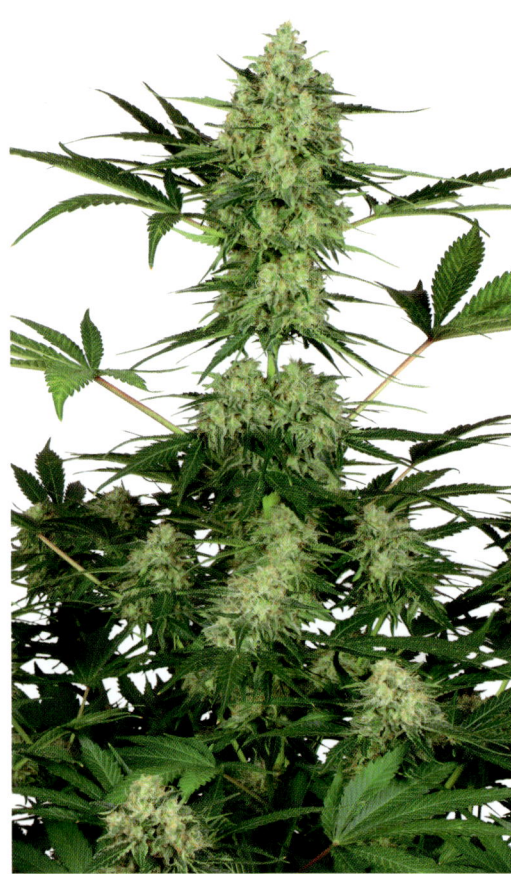

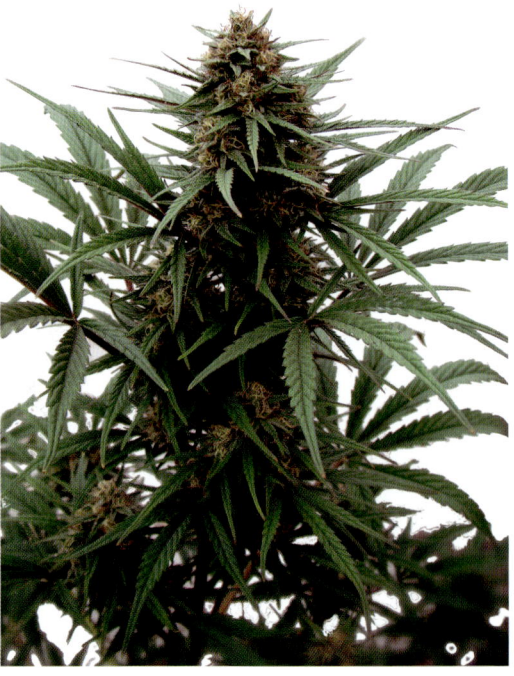

LINKS: "Night Queen" Indica-dominante Cannabis-Blüte (strain)
Dutch Passion

RECHTS: "ComPassion" Sativa-dominante Cannabis-Blüte (strain)
Dutch Passion

3. DER MEDIZINISCHE NUTZEN VON CBD

Die Erforschung der möglichen medizinisch nutzbaren Wirkungen von Cannabisbestandteilen hat sich in den vergangenen Jahrzehnten vor allem auf THC konzentriert, in den letzten Jahren ist jedoch das Interesse an anderen Cannabinoiden und dabei vor allem an Cannabidiol (CBD) gestiegen.

Die meisten CBD-Wirkungen wurden bisher nur im Tierversuch nachgewiesen. So linderte es Schmerzen aufgrund einer Nervenverletzung oder aufgrund von Entzündungen bei Ratten. Es wirkt nervenschützend, indem es wirksamer als Vitamin C freie Radikale fängt. Es wirkt antiepileptisch, hemmt Übelkeit, tötet Krebszellen bei Brustkrebs, Prostatakrebs, Hirnkrebs und einigen anderen Krebsarten, wirkt entzündungshemmend, hemmt die Anhäufung von Prion-Proteinen in Prion-infizierten Zellen und könnte so dem Rinderwahnsinn (BSE) vorbeugen. Es wirkt antibakteriell gegen bestimmte gefährliche Keime (MRSA) mit hoher Antibiotikaresistenz und reduziert im Tierversuch das Risiko für die Entwicklung eines Diabetes (Zuckerkrankheit).

Nur wenige klinische Studien wurden bisher durchgeführt, aber die Grundlagenforschung weist auf eine mögliche therapeutische Verwendung bei einer Vielzahl von Erkrankungen und Symptomen hin. Die aktuelle Beweislage spiegelt nicht unbedingt das therapeutische Potenzial bei den untersuchten Erkrankungen wieder. Es könnte sogar mögliche therapeutische Anwendungsgebiete für Krankheiten geben, für die bisher noch keine Studien durchgeführt wurden. Beispielsweise berichten einige Personen, die an ADHS (Aufmerksamkeitsdefizit-/Hyperaktivitätsstörung) leiden, von einer Linderung ihrer Symptome durch CBD-Extrakte, doch wurde dies noch nicht durch wissenschaftliche Forschung bestätigt.

Forschung an 102 Patienten aus den Niederlanden, die drei verschiedene Cannabissorten aus Apotheken für medizinische Zwecke verwendeten, hat ergeben, dass sich die pharmakologischen Wirkungen in Abhängigkeit vom Verhältnis von THC und CBD unterscheiden (Brunt et al. 2014). Dies entspricht auch den Erfahrungen aus persönlichen Gesprächen mit Patienten. Hinsichtlich der verschiedenen Wirkungen vermuten die holländischen Wissenschaftler, dass „CBD eine modulatorische Wirkung auf einige der gut bekannten subjektiven unerwünschten Wirkungen von THC hat, wie Angst und depressive Stimmung".

Epilepsie

Tierversuche (Jones et al. 2012, Jones et al. 2011), Fallberichte und erste klinische Studien (Cunha et al. 1980, Tzadok et al. 2016, mehrere Studien mit Epidiolex) zeigen, dass CBD antiepileptische Eigenschaften besitzt. Vor allem in den USA, aber mittlerweile auch in Deutschland und anderen europäischen Ländern werden CBD und CBD-Extrakte zum Teil mit guten Erfolgen vor allem bei bestimmten genetisch bedingten Epilepsieformen von Kindern, wie dem Dravet-Syndrom, dem Lennox-Gastaut-Syndrom und dem Angelman-Syndrom, eingesetzt. Ein Wirkungsmechanismus von CBD bei der Epilepsie könnte auf einer Wiederherstellung des Natrium-Flusses durch Wirkungen auf spannungsaktivierte Natriumkanäle beruhen (Patel et al. 2016).

In einer klinischen Studie, die bereits vor mehr als 35 Jahren durchgeführt wurde, erhielten 8 gesunde Freiwillige 30 Tage lang täglich 3 mg CBD pro kg Körpergewicht (Cunha et al. 1980). Weitere 8 Probanden erhielten die gleiche Anzahl identischer Kapseln Glukose als Placebo in einem Doppelblindverfahren. Neurologische und körperliche Untersuchungen, Blut- und Urinanalysen, EKG und EEG wurden in wöchentlichen Abständen durchgeführt. In Phase 2 der Studie wurden 15 Patienten mit sekundärer generalisierter Epilepsie mit Fokus im Temporallappen nach dem Zufallsprinzip in zwei Gruppen aufgeteilt. Jeder Patient erhielt täglich 200 bis 300 mg CBD oder ein Placebo. Die Medikamente wurden 4,5 Monate lang verabreicht. Während des Experiments nahmen die Patienten weiterhin die bisherigen Antiepileptika ein, obwohl diese Medikamente die Krankheitssymptome nicht mehr kontrollierten. Alle Patienten und freiwilligen Probanden tolerierten CBD sehr gut. 4 der 8 CBD-Patienten blieben während des Experiments nahezu frei von Krampfanfällen und 3 weitere Patienten zeigten teilweise Verbesserungen ihres klinischen Zustands. Bei einem Patienten war CBD unwirksam. Der klinische Zustand von 6 der 7 Placebo-Patienten blieb unverändert, während sich der Zustand eines Patienten deutlich verbesserte.

Nach einer Umfrage aus den USA mit 117 Kindern mit Epilepsie, berichteten 85 Prozent ihrer Eltern von einer Reduzierung der Anfallshäufigkeit und 14 Prozent gaben eine vollständige Anfallsfreiheit an (Hussain et al. 2015). Forscher aus Los Angeles hatten dazu eine kurze Online-Umfrage bei Eltern, die ihren Kindern zur Behandlung ihrer Epilepsie CBD-reiche Cannabiszubereitungen verabreicht hatten, durchgeführt. Die Epilepsie wurde jeweils als hoch therapierefraktär charakterisiert, mit einem medianen Abstand zwischen Epilepsie-Beginn und CBD-Behandlung von fünf Jahren, während dessen die Anfälle der Patienten nach der Gabe von einem Median von acht ausprobierten Antiepileptika nicht kontrolliert werden konnten. Die mediane Dauer und die mediane CBD-Dosis waren 6,8 Monate bzw. 4,3 mg/kg Körpergewicht pro Tag. Die angegebenen Nebenwirkungen waren während der CBD-Behandlung deutlich geringer, mit Ausnahme eines verstärkten Appetits (30 Prozent). Ein hoher Anteil der Teilnehmer berichtete von einem verbesserten Schlaf (53 Prozent), einer besseren Wachheit (71 Prozent) und Stimmung (63 Prozent).

Cannabis mit einem hohen CBD-Gehalt zeigte auch nach einer israelischen Studie vielversprechende therapeutische Wirkungen bei 74 Patienten mit Epilepsie im Alter zwischen 1 und 18 Jahren, bei denen andere Behandlungen nicht anschlugen (Tzadok et al. 2016). Die Patienten waren resistent gegen Standardmedikamente zur Behandlung der Epilepsie, und bei 66 Prozent versagten auch eine ketogene Diät, die Implantation eines Vagusnervstimulators oder beides. Alle begannen 2014 eine Behandlung mit Medizinalcannabis-Öl und wurden für mindestens drei Monate behandelt (im Durchschnitt 6 Monate). Die gewählte Mischung enthielt CBD und THC in einem Verhältnis von 20:1, gelöst in Olivenöl. Die CBD-Dosis reichte von 1 bis 20 mg pro kg Körpergewicht täglich. Die Behandlung mit CBD ergab einen signifikant positiven Effekt auf die Anfallsschwere. Die meisten Kinder (89 Prozent) berichteten von einer Verringerung der Anfallshäufigkeit. 13 Teilnehmer gaben eine Verringerung um 75 bis 100 Prozent an, 25 eine Verringerung um 50 bis 75 Prozent, 9 eine Verringerung um 25 bis 50 Prozent, und 19 gaben eine Verringerung um weniger als 25 Prozent an. Fünf Patienten berichteten von einer Zunahme der Anfallsschwere, was zu einem Absetzen von CBD führte. Zusätzlich beobachteten die Autoren eine Verbesserung von Verhalten und Wachheit, Sprache, Kommunikation, motorischen Fähigkeiten und Schlaf. Nebenwirkungen umfassten Schläfrigkeit, Erschöpfung, Magendarmbeschwerden und Reizbarkeit, welche bei 5 Patienten zum Absetzen von Cannabis führten.

Das britische Unternehmen GW Pharmaceuticals hat in den vergangenen Jahren in den USA einige offene und einige Placebo-kontrollierte Studien mit ihrem CBD-Extrakt Epidiolex bei vor allem kindlicher Epilepsie durchgeführt, darunter bei seltenen und schwer zu behandelnden Epilepsieformen wie dem Dravet-Syndrom und dem Lennox-Gastaut-Syndrom. Epidiolex wird als Sirup verabreicht.

Während des 68. jährlichen Kongresses der Amerikanischen Epilepsie-Gesellschaft im Jahr 2014 wurden erstmals zwei klinische Studien vorgestellt, die die Wirksamkeit und Sicherheit des Cannabis-Extraktes Epidiolex untersuchten. In die erste Studie wurden 23 Patienten mit behandlungsresistenter Epilepsie, insbesondere Dravet-Syndrom, mit einem durchschnittlichen Alter von zehn Jahren aufgenommen. Sie wurde an zwei Epilepsiezentren an der Universität von New York und an der Universität von Kalifornien in San Francisco durchgeführt. Die Patienten erhielten CBD in einer konstanten Dosis von 5 mg/kg Körpergewicht zusätzlich zu ihren aktuellen Epilepsiemedikamenten. Die tägliche Dosis wurde langsam bis zum Auftreten einer Unverträglichkeit oder dem Erreichen einer maximalen Dosis von 25 mg/kg Körpergewicht gesteigert. Nach dreimonatiger Behandlung wiesen 39 Prozent der Patienten eine Reduzierung der Anfallshäufigkeit um mehr als 50 Prozent auf. Anfallsfreiheit trat bei drei von neun Dravet-Patienten und bei einem von 14 Patienten mit anderen Epilepsieformen auf. Die Nebenwirkungen waren meistens gering oder mäßig stark und umfassten Schläfrigkeit, Müdigkeit, reduzierten Appetit, Gewichtszunahme, Durchfall, verstärkten Appetit und Gewichtsverlust.

Die zweite Studie von GW Pharmaceuticals zu Epidiolex befasste sich mit Wechselwirkungen zwischen bestehenden Antiepileptika und Epidiolex. In dieser Studie nahmen 33 Kinder durchschnittlich drei verschiedene Medikamente ein, darunter Clobazam (54,5 Prozent der Patienten), Valproinsäure (36,4 Prozent), Levetiracetam (30,3 Prozent), Felbamat (21,2 Prozent), Lamotrigin (18,2 Prozent) und Zonisamid (18,2 Prozent). Auch in dieser Studie erhielten die Patienten eine Tagesdosis von 5 mg/kg, die jede Woche um 5 mg/kg bis zu einer maximalen Dosis von 25 mg/kg gesteigert und zusätzlich zur bisherigen antiepileptischen Behandlung verabreicht wurde. Die Studie ergab, dass die zusätzliche Gabe von CBD bei Patienten mit mehreren Medikamenten Änderungen der Blutkonzentrationen von einigen Antiepileptika verursachen kann. Eine Untergruppe der Patienten erlebte eine Zunahme der Clobazamkonzentrationen, die eine Sedierung verursachte und eine Dosisanpassung erforderte. Dies legt nahe, dass CBD Wirkungen auf wichtige metabolische Abbauwege von Clobazam hat.

Auch bei der Jahrestagung der amerikanischen Akademie für Neurologie im April 2015 wurden weitere Daten über Erfahrungen mit Epidiolex bei Kindern mit Epilepsie vorgestellt, diesmal von 137 Kindern und jungen Erwachsenen mit einem Durchschnittsalter von elf Jahren, die den CBD-Extrakt in elf Krankenhäusern der USA mindestens zwölf Wochen lang eingenommen hatten. Die Teilnehmer litten am Dravet-Syndrom (18 Prozent der gesamten Gruppe), Lennox-Gastaut-Syndrom (16 Prozent) und an zehn weiteren schweren Epilepsieformen, die zum Teil sehr selten sind. Nach vier Wochen war bei 41 Prozent der Teilnehmer die Zahl der Anfälle um 50 Prozent oder mehr reduziert worden, nach zwölf Wochen lag dieser Anteil bei 51 Prozent und nach 24 Wochen bei 46 Prozent. Das bedeutet, dass nahezu die Hälfte der Studienteilnehmer eine deutliche Reduzierung der Anfallshäufigkeit erlebte. 9 Prozent der Kinder wurden durch Epidiolex anfallsfrei. Die häufigsten Nebenwirkungen waren Schläfrigkeit (21 Prozent der Patienten), Durchfall (17 Prozent), Müdigkeit (17 Prozent), Abnahme des Appetits (16 Prozent). Bei einigen Kindern traten starke Nebenwirkungen auf, darunter ein Status epilepticus (10 Kinder), Durchfall (3), Gewichtsverlust (2) und Leberschädigung (1). Es war allerdings nicht immer klar, ob diese Nebenwirkungen wirklich durch den CBD-Extrakt verursacht wurden.

Im Jahr 2015, zum Zeitpunkt der Erstellung dieses Buches, begannen in den USA zwei große Studien mit Epidiolex bei kindlicher Epilepsie. Man darf in den nächsten Jahren viele neue Erkenntnisse zur Verwendung von CBD bzw. CBD-Extrakten bei unterschiedlichen Epilepsieformen erwarten.

Drei weitere Studien, die beim 69. jährlichen Kongress der amerikanischen Epilepsie-Gesellschaft in Philadelphia vorgestellt wurden, unterstreichen die Wirksamkeit und Sicherheit von Epidiolex. Die größte CBD-Studie präsentierte Daten mit Epidiolex aus einer offenen Studie an 16 Zentren der USA. Die Studie umfasste 261 Personen, vor allem Kinder, die an einer schweren Epilepsie, die nicht adäquat auf andere Behandlungsverfahren ansprach, litten. Das durchschnittliche Alter der Teilnehmer betrug elf Jahre. Über einen Zeitraum von zwölf Wochen erhielten die Studienteilnehmer Epidiolex in langsam ansteigenden Dosen. In allen Fällen wurde Epidiolex zusätzlich zur bisherigen Medikation verabreicht. Nach dreimonatiger Behandlung war die Häufigkeit aller Anfälle bei allen Teilnehmern im Median um 45 Prozent reduziert. Etwa die Hälfte (47 Prozent) der Teilnehmer erlebte eine Reduzierung der Anfallshäufigkeit um 50 Prozent oder mehr, und 9 Prozent der Patienten waren anfallsfrei. Bei spezifischen Patientengruppen wiesen Patienten mit Dravet-Syndrom eine Reduzierung der Anfälle um 62 Prozent auf, und 13 Prozent waren anfallsfrei. Patienten mit Lennox-Gastaut-Syndrom erlebten eine Reduzierung der Anfälle um 71 Prozent. Starke Nebenwirkungen traten bei mehr als 10 Prozent der Teilnehmer auf, von denen die häufigsten Schläfrigkeit, Durchfall und Erschöpfung waren, die zu einer Beendigung der Therapie bei 4 Prozent der Patienten führten. Science Daily vom 7. Dezember 2015.

Im Jahr 2016 berichtete GW Pharmaceuticals erstmals in 2 Pressemitteilungen vom 14. März und 27. Juni von der erfolgreichen Testung von Epidiolex in Placebo-kontrollierten Phase-III-Zulassungsstudien. Das Unternehmen erklärte in der ersten Pressemitteilung, dass eine Studie mit 120 Patienten, die am Dravet-Syndrom leiden, gezeigt habe, dass Patienten unter Epidiolex eine mediane Reduzierung der monatlichen Krampfanfälle um 39 Prozent erzielt hätten, verglichen mit einer Reduzierung um 13 Prozent bei den mit dem Placebo behandelten Teilnehmern. Das Unternehmen erklärte in der zweiten Pressemitteilung vom Juni 2016, dass die Zubereitung in einer Phase-III-Studie die monatliche Häufigkeit von kurzzeitigen Anfällen bei Menschen, die am Lennox-Gastaut-Syndrom (LGS) litten, reduzierte. Die Studie teilte 171 Patienten nach dem Zufallsprinzip in zwei Gruppen auf, bei denen entweder Epidiolex in einer Dosis von 20 mg/kg Körpergewicht (n = 86) oder ein Placebo (n = 85) zur aktuellen Medikation hinzugefügt wurde.

Angststörungen und posttraumatische Belastungsstörung

CBD hat sowohl im Tierversuch als auch beim Menschen angstlösende Wirkungen gezeigt (Zuardi et al. 1993, Das et al. 2013, Bergamaschi et al. 2011, Crippa et al. 2011).

In einer klinischen Studie wurden die Probanden gebeten, vor einer Videokamera eine Rede zu halten (Zuardi et al. 1993). Dieser Versuchsaufbau erhöht die Angst der Probanden und lässt sich durch angstlösende Substanzen beeinflussen. CBD in einer Dosis von 300 mg wurde mit den angstlösenden Substanzen Ipsapiron (5 mg) und Diazepam (10 mg) verglichen. Die Ergebnisse zeigten, dass sowohl CBD als auch die beiden anderen Substanzen die Angst reduzierten, die durch den Versuchsaufbau ausgelöst wurde. In dieser Dosierung hatte CBD keine signifikante sedierende Wirkung.

In einem Experiment mit 48 gesunden Teilnehmern zeigte CBD bereits in einer geringen Dosierung von 32 mg Eigenschaften, die auf einen möglichen Nutzen bei Angststörungen schließen lassen (Das et al. 2013). Die Teilnehmer wurden einem sogenannten Angstkonditionierungstest unterzogen. Dabei werden bestimmte neutrale Reize, wie beispielsweise das Erklingen eines Tones, mit einem Reiz verbunden, der Angst auslöst. Die Teilnehmer wurden so „konditioniert", dass der eigentlich neutrale Ton mit Angst verbunden wurde. In der Traumatherapie geht es unter anderem darum, solche eigentlich neutralen Reize von dem Trauma zu trennen. Man spricht dabei von „Extinktionslernen". Die Patienten lernen, die Verbindung zwischen den beiden Reizen auszulöschen. In diesem Experiment mit den gesunden Teilnehmern förderte CBD die Nachhaltigkeit der Extinktion, könnte also hilfreich bei der Behandlung von Angststörungen sein. Die Probanden erhielten 32 mg CBD entweder vor oder nach der Extinktion. Bei der Extinktion selbst wurde keine akute Wirkung des CBD festgestellt. Die CBD-Gabe nach der Extinktion verstärkte im Vergleich zu einem Placebo, einem Scheinpräparat ohne Wirkstoff, jedoch die Dauerhaftigkeit des Extinktionslernens.

Wissenschaftler der Universität von São Paulo (Brasilien) untersuchten die Wirkung von CBD auf Patienten mit generalisierter sozialer Angststörung in einem Test, bei dem das Sprechen in einer öffentlichen Situation simuliert wurde (Bergamaschi et al. 2011). Drei Gruppen wurden verglichen: 12 gesunde Probanden als Kontrollgruppe ohne Medikation; 12 Patienten mit einer Angststörung, die eine Einzeldosis CBD (600 mg) erhielten und 12 Patienten, die ein Placebo erhielten. Die vorherige Behandlung mit CBD verringerte signifikant Angst, geistige Einschränkungen und das Unbehagen während der Rede bei diesen Patienten. CBD reduzierte auch die seelische Anspannung vor der Rede.

In einer Studie mit Ratten verringerte CBD Angstreaktionen eine Stunde nach der Exposition vor dem Raubtier (Campos et al. 2012). Die Autoren der Studie schlossen daraus, dass „ein therapeutisches Potenzial für die Behandlung von PTBS {posttraumatische Belastungsstörungen} hat und die 5-HT$_{1A}$-Rezeptoren ein therapeutischer Angriffspunkt bei dieser Erkrankung sein könnten". Tierversuche an der Universität von Nottingham (Großbritannien) zeigten allerdings, dass die Dauergabe von Cannabidiol im Gegensatz zur einmaligen Gabe bei Ratten zu einer erhöhten Ängstlichkeit führte (Elbatsh et al. 2012). Die Ratten wurden 14 Tage lang mit CBD behandelt. Die Forscher schlussfolgerten, dass „die chronische Gabe von CBD eine anxiogene {angstfördernde} Wirkung hat, welche im deutlichen Kontrast zur vorher beschriebenen anxiolytischen {angstlösenden} Wirkung bei akuter Gabe steht".

Schizophrenie

Die Wirkungsweise von CBD auf schizophrene Psychosen ist noch nicht vollständig geklärt. In einer Studie mit einem Rattenmodell der Schizophrenie demonstrierten Wissenschaftler einen neuen Mechanismus für die möglichen antipsychotischen Eigenschaften von CBD im mesolimbischen Regelkreis des Gehirns (Renard et al. 2016). Sie konnten einen Einfluss auf das Dopamin-System nachweisen und fassten zusammen: „Spezifisch berichten wir, dass CBD sowohl die verhaltensbezogenen als auch die dopaminergen Korrelate der mesolimbischen dopaminergen Sensibilisierung abschwächen kann." In einem Tiermodell der Schizophrenie beugte eine Behandlung mit CBD (1 mg pro kg Körpergewicht in den Bauchraum gespritzt) während der Pubertät psychoseähnlichen Zuständen vor (Peres et al. 2016). Die Behandlung beeinflusste nicht die Gewichtszunahme der Tiere, wie dies bei Neuroleptika, den üblichen Psychose-Medikamenten, der Fall sein kann, die oft zu einer starken Gewichtszunahme führen. Die erste Untersuchung zu möglichen antipsychotischen Wirkungen beim Menschen wurde bei einer schizophrenen Patientin durchgeführt, die während der Behandlung mit einem typischen Antipsychotikum signifikante hormonelle Nebenwirkungen hatte (Zuardi et al. 1995).

Die 19-jährige Frau wurde wegen Aggressivität, Selbstverletzung, inkohärenter Gedanken und akustischer Halluzinationen an das Universitätskrankenhaus von Ribeirão Preto (Brasilien) überwiesen. Sie erhielt vier Wochen lang CBD in immer höherer Dosierung bis zu täglich 1500 mg, aufgeteilt in zwei Einzeldosen. Die CBD-Gabe wurde dann beendet und für vier Tage durch ein Placebo ersetzt. Danach wurde die Gabe von Haloperidol (ein starkes Neuroleptikum) begonnen. Die Dosierung wurde auf der Basis einer klinischen Beurteilung angepasst. Bei starker Agitiertheit wurde außerdem Diazepam (bekannt unter seinem Markennamen Valium) verabreicht. Die mittlere tägliche Diazepamdosis verringerte sich nach Beginn der Behandlung mit CBD von 16,3 auf 5,7 mg pro Tag. Die Symptome verringerten sich nach der CBD-Behandlung, es gab einen Trend zur Verschlechterung der Symptome nach dem erneuten Absetzen des Medikaments.

In einer offenen Pilotstudie an der Universität von São Paulo war CBD wirksam bei der Behandlung psychotischer Symptome bei Patienten mit Morbus Parkinson (Zuardi et al. 2008). Für die Studie wurden sechs Patienten (vier Männer und zwei Frauen) mit der Diagnose Morbus Parkinson und mit Psychosen während der vorangegangenen 3 Monate (oder darüber hinaus) ausgewählt. Alle Patienten erhielten zusätzlich zu ihrer üblichen Therapie vier Wochen lang CBD in flexiblen Dosen (beginnend mit einer oralen Dosis von 150 mg pro Tag). Die psychotischen Symptome zeigten eine signifikante Abnahme unter der Therapie mit CBD. Das Cannabinoid verschlechterte nicht die motorischen Funktionen. Während der Behandlung wurden keine relevanten Nebenwirkungen beobachtet. Die Autoren folgerten: „Diese vorläufigen Daten deuten darauf hin, dass CBD wirksam, sicher und gut verträglich für die Behandlung von Psychosen bei Parkinson sein könnte."

Die erste kontrollierte klinische Studie zum Einsatz von CBD zur Behandlung der Schizophrenie wurde an der Universität Köln mit 42 Patienten mit akuter Schizophrenie durchgeführt. Sie zeigte, dass CBD psychopathologische Symptome im Vergleich zum Ausgangszustand deutlich reduziert (Leweke et al. 2012). In einer Doppelblindstudie erhielt die Hälfte der Patienten vier Wochen lang täglich 800 mg orales CBD und die andere Hälfte das Standardmedikament Amisulprid, ein potentes Medikament gegen Psychosen. Beide Behandlungsmethoden waren sicher und führten zu einer deutlichen Besserung, aber CBD zeigte erheblich weniger Nebenwirkungen als Amisulprid. Außerdem wurde die Cannabidiol-Behandlung von einem signifikanten Anstieg des Anandamid-Blutspiegels begleitet. „Die Ergebnisse zeigen, dass die Hemmung der Anandamid-Deaktivierung zur antipsychotischen Wirkung von Cannabidiol beitragen kann. Dies stellt potentiell eine völlig neue Methode zur Behandlung der Schizophrenie dar", schrieben die Autoren.

Auch das Pharmaunternehmen GW Pharmaceuticals berichtete in einer Pressemitteilung vom 15. September 2015 über einen erfolgreichen Einsatz von CBD bei schizophrenen Psychosen. Das Cannabinoid war wirksam bei der Behandlung von Schizophrenie bei Patienten, die zuvor nicht ausreichend auf antipsychotische Medikamente angesprochen hatten. In der Studie behielten die 88 Teilnehmer die bisherige antipsychotische Medikation bei und erhielten zusätzlich CBD oder ein Placebo. CBD war dem Placebo bei wichtigen Krankheitsaspekten konsistent überlegen, mit deutlichen Unterschieden beispielsweise hinsichtlich des Klinischen Globalen Eindrucks der Verbesserung der Erkrankung. Der Anteil der auf die Therapie mit CBD Ansprechenden war nahezu dreimal so groß wie bei Teilnehmern mit dem Placebo. Es gab keine starken Nebenwirkungen und die Gesamtzahl der Nebenwirkungen ähnelte der durch das Placebo.

Entzündungen und Autoimmunerkrankungen

CBD ist nach Untersuchungen mit Tieren ein potenter Entzündungshemmer (Kozela et al. 2013, Mecha et al. 2013, Li et al. 2013, Ribeiro et al. 2012, Kozela et al. 2011, Buccellato et al. 2011).

In Studien mit Mäusen unterdrückten sowohl THC als auch CBD dosisabhängig die Produktion und Sekretion des Zytokins Interleukin-17 (IL-17) (Kozela et al. 2013, Kozela et al. 2016). Die Konzentration dieser entzündungsfördernden Substanz ist bei entzündlichen Erkrankungen wie Multipler Sklerose erhöht. Eine Vorbehandlung mit CBD führte auch zu erhöhten Konzentrationen des entzündungshemmenden Zytokins IL-10. Es wurde eine Anzahl weiterer Mechanismen der Entzündungshemmung beschrieben (Kozela et al. 2016). Nach Forschung an der Universität von Neapel (Italien) reduziert CBD die Entzündung in Gewebeproben von Patienten mit Colitis ulzerosa und von Mäusen mit Darmentzündung (De Filippis et al. 2011). Die Wirkung von CBD war zumindest zum Teil durch den so genannten PPAR-Gamma-Rezeptor vermittelt. Die Forscher folgerten, dass „CBD in der Tat eine neue therapeutische Strategie zur Behandlung entzündlicher Darmerkrankungen eröffnet".

In einem Virusmodell der Multiplen Sklerose bei Mäusen reduzierte CBD lang anhaltend Entzündungen und besserte motorische Defizite in der chronischen Phase der Erkrankung in Verbindung mit reduzierter Produktion von Substanzen, die die Entzündung fördern (proinflammatorische Zytokine) (Mecha et al. 2013).

Bei Mäusen verringert CBD auch Entzündungen bei akuter Pankreatitis (Li et al. 2013). Es reduzierte die Konzentration von entzündungsfördernden Substanzen (Interleukin-6, Tumor-Nekrose-Faktor-Alpha). Untersuchungen an der Universität von São Paulo (Brasilien) zeigten, dass CBD bei einem Mausmodell der akuten Lungenschädigung die Entzündung reduzierte (Ribeiro et al. 2012). Dieser Effekt wird möglicherweise durch den Adenosin-A2A-Rezeptor vermittelt.

Sowohl die Behandlung mit CBD (Cannabidiol) als auch mit PEA (Palmitoylethanolamid) reduzierte in einem Mausmodell der Multiplen Sklerose die Schwere der Erkrankung, begleitet von einer reduzierten Entzündung (Rahimi et al. 2015). Allerdings war die Kombination von CBD und PEA weniger wirksam als jede der beiden Substanzen allein.

Andere entzündungshemmende Substanzen lassen sich gut mit CBD kombinieren. So zeigte eine Kombination aus CBD und Moringin, ein Bestandteil von Moringa oleifera (Meerrettichbaum) in Studien mit bestimmten weißen Blutkörperchen (Makrophagen) entzündungshemmende und antioxidative Wirkungen (Rajan et al. 2016).

Bei Mäusen erwies sich CBD nützlich bei der Behandlung der Myokarditis (Herzmuskelentzündung), einer häufigen Ursache von Herzversagen und plötzlichem Herztod bei Heranwachsenden und jungen Erwachsenen (Lee et al. 2016). Die Wissenschaftler am Nationalen Institut für Alkoholmissbrauch und Alkoholkonsum in den USA schrieben, dass dieses Cannabinoid „eine viel versprechende, neuartige Behandlungsmethode bei autoimmuner Myokarditis und bei anderen Autoimmunerkrankungen, sowie bei Organtransplantationen darstellen kann."

Transplantationen

Die im vorangegangenen Kapitel von Lee et al. (2016) vermuteten nützlichen Wirkungen von CBD bei Transplantationen zeigten sich auch in einer offenen Studie mit 48 erwachsenen Patienten aus Israel (Yeshurun et al. 2015). Die Teilnehmer der Studie hatten sich einer Transplantation von Blutstammzellen (allogene hämatopoetische Zelltransplantation) unterzogen, und CBD verbesserte das therapeutische Ergebnis, indem es die Häufigkeit einer gefürchteten Komplikation, bei der die fremden transplantierten Blutzellen den Organismus des Patienten angreifen, reduzierte. „Die Kombination aus CBD mit einer Standard-Prophylaxe für GVHD {Graft versus Host Erkrankung} ist eine sichere und viel versprechende Strategie zur Reduzierung der Häufigkeit einer akuten GVHD", schrieben Forscher der Universität von Tel Aviv. CBD wurde in einer Dosis von 300 mg pro Tag oral eingenommen. Die Einnahme wurde 7 Tage vor der Transplantation begonnen und bis zum 30. Tag danach fortgeführt. 38 Patienten (79 Prozent) litten an einer akuten Leukämie oder einem myelodysplastischen Syndrom. Die mediane Nachbeobachtungszeit betrug 16 Monate. CBD wurde im Allgemeinen gut vertragen. Keiner der Patienten entwickelte eine akute Graft versus Host Erkrankung (GVHD), während er CBD einnahm. Im weiteren Verlauf nach der Transplantation wurde die Häufigkeit einer solchen Komplikation durch CBD deutlich reduziert.

Schmerzen

Einige Patienten verwenden CBD erfolgreich gegen Schmerzen. Es ist gut erklärbar, dass Cannabidiol Schmerzen, die durch Entzündungen entstehen, bekämpfen kann, weil es entzündungshemmend wirkt. Es gibt Schmerzen, bei denen nicht auf den ersten Blick eine Entzündungskomponente eine Rolle spielt, die aber dennoch einen entzündlichen Aspekt haben, wie zum Beispiel Knochenschmerzen bei Krebs (Lu et al. 2015).

Allerdings scheint CBD manchmal auch bei anderen Schmerzen wirksam zu sein. Sicherlich ist THC von deutlich größerer Bedeutung bei der Schmerzlinderung durch Cannabinoide. Erstaunlicherweise gibt es kaum Forschung in diesem Bereich. So ergab eine Studie an der Temple-Universität von Philadelphia in den USA mit CBD, das Mäusen allein oder zusammen mit Morphium verabreicht wurde, dass CBD bei einigen wenigen Schmerzformen hilfreich sein könnte (Neelakantan et al. 2015).

Nach einer Studie an der Universität von São Paulo in Brasilien schwächte CBD signifikant die Wirkungen einer Bandscheibenverletzung ab, die Ratten durch eine Verletzung mittels einer Nadel zugefügt worden war (Silveira et al. 2014).

An der Universität von Mississippi zeigte eine Studie mit Mäusen, dass sowohl THC als auch CBD die Stärke der neuropathischen Schmerzen, die durch das Chemotherapeutikum Cisplatin verursacht wurden, reduzierte (Harris et al. 2016).

Krebs

Mehrere Zell- und Tierversuche haben gezeigt, dass nicht nur THC, sondern auch CBD krebshemmende Eigenschaften besitzt. Bisher wurden keine klinischen Studien beim Menschen durchgeführt, und es kann daher diesbezüglich keine Aussage über die Wirksamkeit bzw. über sinnvolle Dosen, eventuell auch in Kombination mit THC getroffen werden. Eine Behandlung mit Cannabis, THC und/oder CBD stellt keine Alternative zur normalen Krebstherapie (Operation, Chemotherapie, Strahlentherapie, Immuntherapie) dar, sondern könnte eine sinnvolle Ergänzung sein.

Bei einigen Krebsarten gibt es Hinweise darauf, dass THC und CBD in Kombination wirksamer sind als eines der beiden Cannabinoide allein. Es gibt auch Hinweise darauf, dass THC und CBD die Wirksamkeit üblicher Chemotherapien und Strahlenbehandlungen verstärken könnte. Es ist davon auszugehen, dass CBD und THC bei verschiedenen Krebsarten eine unterschiedliche Bedeutung haben. So war CBD bei Experimenten mit menschlichen Neuroblastom-Zellen wirksamer als THC (Fisher et al. 2016). Das Neuroblastom ist eine der häufigsten soliden Krebsformen bei Kindern.

Italienische Forscher untersuchten die Anti-Tumor-Wirkung fünf natürlicher Cannabinoide der Cannabispflanze (Cannabidiol, Cannabigerol, Cannabichromen, Cannabidiolsäure und THC-Säure) bei Brustkrebs (Ligresti et al. 2006). Cannabidiol war von diesen Cannabinoiden die wirksamste Substanz bei der Hemmung des Wachstums von menschlichen Brustkrebszellen, die unter die Haut von Mäusen injiziert wurden. CBD reduzierte auch die Lungenmetastasen, die aus menschlichen Brustkrebszellen in die Pfoten der Tiere injiziert worden waren. Forscher fanden heraus, dass die Anti-Tumor-Wirkung von CBD durch die Auslösung eines programmierten Zelltodes der Krebszellen verursacht wurde. Die Brustkrebszellen haben sich unter dem Einfluss von CBD also selbst umgebracht.

Diese Beobachtungen werden durch Untersuchungen von US-Wissenschaftlern unterstützt, welche herausfanden, dass die CBD-Exposition von Leukämiezellen zu einer Reduzierung der Lebensfähigkeit der Zellen und zur Induktion von Apoptosen (dem programmierten Zelltod) führt (McKallip et al. 2006). Bei lebenden Tieren verursachte CBD eine Verringerung der Anzahl der Leukämiezellen. Bei einem Mausmodell von metastasierendem Brustkrebs reduzierte CBD die Aggressivität der Krebszellen (McAllister et al. 2007). CBD hemmte ein Protein namens Id-1. Id-Proteine spielen eine wichtige Rolle in der Tumorzellbiologie. Die Forscher des California Pacific Medical Center Research Institute kamen zu dem Schluss, dass „CBD die erste nichttoxische exogene Substanz ist, die deutlich die Id-1-Expression in metastasierenden Brustkrebszellen verringern kann und damit zu einer Verringerung der Tumoraggressivität führt".

Cannabidiol (CBD) hemmt auch die Bildung von neuen Blutgefäßen, die sogenannte Angiogenese, in Tumoren (Solinas et al. 2012). Die Forscher folgerten: „Die doppelte Wirkung sowohl auf Tumor- als auch Endothelzellen stärkt die Hypothese, nach der CBD ein potentiell wirksames Mittel zur Krebstherapie darstellen könnte".

Weitere Forschung zeigt, dass CBD die hemmende Wirkung von THC auf die Vermehrung und das Überleben menschlicher Hirnkrebszellen verstärkt (Marcu et al. 2010). Die beiden Cannabinoide wurden an Glioblastomzellen getestet. THC und CBD wirkten synergetisch hemmend auf die Vermehrung dieser Hirnkrebszellen. Die Behandlung von Glioblastomzellen mit beiden Cannabinoiden führte zu einer signifikanten Veränderung der Zellvermehrung, zur Bildung von freien Radikalen und Apoptosen (programmiertem Zelltod). Es gab durch die Kombination von THC und CBD spezifische Veränderungen, die bei beiden Substanzen einzeln jeweils nicht auftraten, was zeigt, dass die Wirkungen durch die Kombinationsbehandlung einzigartig sind. Die Forscher folgerten, dass diese „Ergebnisse darauf hindeuten, dass die Zugabe von Cannabidiol zu Delta-9-THC die allgemeine Wirksamkeit von Delta-9-THC bei der Behandlung von Glioblastomen bei Krebspatienten verbessern kann".

Forscher der Universität von Camerino (Italien) fanden einen weiteren Mechanismus, durch den CBD Gliomzellen bekämpft, nämlich eine Autophagie, bei der die Zellen eigene Bestandteile abbauen (Nabissi et al. 2015).

Andere Forschungsgruppen bestätigten die Anti-Krebs-Wirkung von CBD bei Gliomen (Solinas et al. 2013) und Leukämiezellen (Scott et al. 2013). In der Leukämieforschung erhöhte eine Kombination mehrerer Cannabinoide ebenfalls die Wirkung gegen Krebs. Einer der Studienleiter erklärte: „Diese Mittel sind in der Lage, die Entwicklung von Krebszellen zu stören, stoppen sie und verhindern, dass sie wachsen. In manchen Fällen können sie unter Einhaltung spezifischer Dosierungsschemata Krebszellen allein zerstören. In Kombination mit bestehenden Behandlungsmethoden könnten sie möglicherweise sehr effektive Strategien zur Bekämpfung von Krebs darstellen".

CBD und mehrere Cannabis-Extrakte verminderten die Lebensfähigkeit von Prostatakrebszellen (De Petrocellis et al. 2013). Laut Zellexperimenten an der Universität Rostock hemmt CBD die Bildung von Metastasen (Tochtergeschwülsten) bei Lungenkrebs (Ramer et al. 2012).

OWC Pharmaceutical Research, ein israelisches Unternehmen, gab 2015 bekannt, dass verschiedene Kombinationen aus THC und CBD das Überleben von Myelomzellen in einer konzentrationsabhängigen Art und Weise reduzierten (PR Newswire vom 17. Juni 2015). Das Multiple Myelom ist ein Krebs der Plasmazellen, einer Form der weißen Blutzellen. Die Ergebnisse ergaben ein Absterben der Krebszellen von bis zu mehr als 60 Prozent. THC und CBD in verschiedenen Verhältnissen waren wirksamer als THC oder CBD allein.

An der Universität Complutense in Madrid (Spanien) wurden die Auswirkungen einer Kombination von Cannabinoiden und Temozolomid bei der Behandlung von Glioblastomen bei Tieren untersucht (Torres et al. 2011). Die Gabe submaximaler Dosen von THC und CBD reduzierte merklich das Wachstum dieser sehr aggressiven Hirntumoren. Darüber hinaus führte die Behandlung mit Temozolomid und mittleren THC- und CBD-Dosen zu einer starken krebshemmenden Wirkung bei diesen Tumoren. Die Autoren schrieben, dass die kombinierte Verabreichung von Temozolomid und Cannabinoiden therapeutisch für die Behandlung von Glioblastomen genutzt werden könnte.

Wissenschaftler am California Pacific Medical Center Research Institute in San Francisco untersuchten die Frage, wie die Wirksamkeit von CBD gegen Glioblastomzellen verstärkt werden könnte (Singer et al. 2015). Eine Kombination einer CBD-Behandlung mit der Änderung des so genannten Xc-Systems führte zu robusten tumorhemmenden Wirkungen, also zu einem geringeren Überleben von Gliomstammzellen.

Bei der Behandlung des besonders aggressiven dreifach negativen Brustkrebses könnte CBD die Wirksamkeit des Chemotherapeutikums Doxorubicin verstärken (Elbaz et al. 2016). Dies legt eine Studie mit Mäusen an der staatlichen Universität von Ohio (USA) nahe, bei der CBD signifikant die Aufnahme von Doxorubicin in die Krebszellen und die Apoptose förderte.

Dystonie und Dyskinesie

Einige klinische Untersuchungen deuten auf ein therapeutisches Potenzial von CBD bei Bewegungsstörungen hin. Im Jahr 1984 wurde ein Fallbericht eines Patienten mit Meige-Syndrom veröffentlicht (Snider et al. 1984). Der Patient profitierte von der Behandlung mit 200 mg CBD. Das Meige-Syndrom ist eine Form der Dystonie, welche die Augenlider und Gesichtsmuskeln betrifft. Die Dystonie ist eine Bewegungsstörung, die lang anhaltende Krämpfe und Fehlstellungen, zum Beispiel einen Schiefhals, verursacht.

In einer späteren offenen Pilotstudie wurde fünf Patienten mit dystonen Bewegungsstörungen CBD verabreicht (Consroe et al. 1986). Orale CBD-Dosen von 100 bis 600 mg pro Tag wurden über einen Zeitraum von sechs Wochen zusammen mit der Standardmedikation verabreicht. Eine dosisabhängige Verbesserung der Dystonie wurde bei allen Patienten beobachtet und reichte von 20 bis 50 Prozent. Die Nebenwirkungen des CBD waren leicht und umfassten niedrigen Blutdruck, Mundtrockenheit, psychomotorische Verlangsamung, Benommenheit und Sedierung. Bei zwei Patienten, die gleichzeitig an Morbus Parkinson litten, verstärkte CBD bei Dosen über 300 mg pro Tag die Hypokinesie und den Ruhetremor.

In Studien mit Mäusen dämpfte CBD die Katalepsie, welche durch Muskelsteifigkeit und eine starre Haltung gekennzeichnet ist (Gomes et al. 2013). Die Katalepsie wurde durch das antipsychotische Medikament Haloperidol, durch L-Nitro-N-Arginin (L-NOARG) oder durch das synthetische Cannabinoid WIN55,212-2. das ähnlich wie THC wirkt, hervorgerufen. Die Forscher stellten fest: „Diese Ergebnisse zeigen, dass CBD (...) über die Aktivierung des $5\text{-}HT_{1A}$-Rezeptors durch verschiedene Mechanismen ausgelöste Katalepsien abmildern kann, was darauf hindeutet, dass es bei der Behandlung von Striatum-Erkrankungen wirksam sein könnte". Zu diesen Erkrankungen zählen Morbus Parkinson und Dyskinesien. Dyskinesien sind Störungen des Bewegungsablaufs, wie sie beispielsweise als Nebenwirkungen einer Therapie mit Medikamenten gegen Schizophrenie (Neuroleptika) auftreten können.

Abhängigkeit und Entzug

Grundlagenforschung mit Tieren, ein Fallbericht (Crippa et al. 2013), sowie eine kleine klinische Studie (Morgan et al. 2013) deuten auf ein therapeutisches Potential von CBD bei Abhängigkeit von THC, Nikotin und Opiaten mit entsprechenden Entzugssymptomen hin. CBD könnte nach einer tierexperimentellen Studie auch die positiven Wirkungen von THC beim Entzug von Opiaten verstärken und auf diese Weise die Abstinenz von Opiaten zu erleichtern. Eine brasilianische Studie mit Ratten legt nahe, dass CBD einem Rückfall in die Abhängigkeit vorbeugen könnte (de Carvalho et al. 2016). Es dämpfte die Kontext-Erinnerungen, die mit dem Drogenkonsum verknüpft waren.

Im Jahr 2013 veröffentlichten Forscher des Universitätskollegs London Ergebnisse einer placebokontrollierten Studie, nach der Cannabidiol bei Tabakrauchern den Zigarettenkonsum reduzierte (Morgan et al. 2013). In die Studie wurden 24 Personen aufgenommen, die mit dem Tabakrauchen aufhören wollten. Eine Woche lang erhielten 12 Teilnehmer Inhalationen mit CBD und die anderen 12 Inhalationen mit einem Placebo. Sie hatten die Anweisung bekommen, immer dann CBD zu inhalieren, wenn sie einen Drang zum Tabakrauchen verspürten. Im Verlauf der Behandlungswoche wiesen die Raucher, die mit dem Placebo behandelt worden waren, keinen Unterschied beim Tabakkonsum im Vergleich zu früher auf. Im Gegensatz dazu reduzierten die Raucher, die CBD eingenommen hatten, die Zahl der gerauchten Zigaretten um etwa 40 Prozent. Auch nach dieser Woche blieb der CBD-Effekt noch eine Weile bestehen. Die Autoren schrieben, dass „diese vorläufigen Daten in Kombination mit der starken vorklinischen Basis für die Verwendung dieser Substanz nahe legen, dass CBD eine potentielle Behandlungsform für die Nikotinabhängigkeit darstellt, was weitere Forschung rechtfertigt".

Nach einer Studie mit 94 Cannabiskonsumenten am Universitätskolleg London variieren die Cannabiswirkungen in Abhängigkeit vom Verhältnis von Cannabidiol zu THC (Morgan et al. 2010). Die Teilnehmer wurden einmal unberauscht und einmal unter dem Einfluss ihres selbst gewählten gerauchten Cannabis in einem Abstand von sieben Tagen hinsichtlich der appetitanregenden und euphorisierenden Wirkungen der Droge getestet. Jeder Konsument gab eine Probe des von ihm verwendeten Cannabis ab, und seine Cannabinoidkonzentration wurde bestimmt. Auf der Basis der CBD/THC-Verhältnisse im Cannabis wurden Personen mit einem vergleichsweise hohen und einem niedrigen Verhältnis direkt verglichen. Wenn sie unter dem Einfluss von Cannabis standen, zeigten Raucher von Sorten mit vergleichsweise hohen CBD-Gehalten im Vergleich zu Rauchern von Sorten mit einem niedrigen CBD-/THC-Verhältnis eine reduzierte Neigung für Drogen- und Nahrungs-Stimuli. Personen, die Sorten mit einem höheren CBD-/THC-Gehalt rauchten, zeigten zudem an beiden Testtagen eine geringere Vorliebe für Cannabis-Stimuli. Die Forscher folgerten, dass ihre „Befunde nahe legen, dass CBD ein Potenzial für die Behandlung der Cannabisabhängigkeit besitzt".

Bisher wurde zur Wirkung von CBD auf das Verlangen nach THC bzw. Entzugssymptome nach Absetzen des Cannabiskonsums aber nur ein Fallbericht veröffentlicht. Im Jahr 2012 publizierten Wissenschaftler der medizinischen Fakultät der Universität von São Paulo in Brasilien einen Fallbericht, nach dem eine 19-jährige Frau mit Entzugssymptomen nach Beendigung ihres Cannabiskonsums von einer Behandlung mit CBD profitierte (Crippa et al. 2013). Die Beendigung eines starken Cannabiskonsums führt oft zu Symptomen wie Schlaflosigkeit, Appetitverlust und Reizbarkeit. Die Entwicklung einer Toleranz auf Cannabis sowie Entzugssymptome sind das Ergebnis einer reduzierten Ansprechbarkeit von CB1-Rezeptoren auf THC. Die junge Frau wurde zehn Tage lang mit CBD behandelt. Durch die Cannabidioleinnahme blieben relevante Entzugssymptome aus. Die Autoren folgerten, dass „CBD wirksam bei der Behandlung des Cannabis-Entzugssyndroms sein kann".

Hinsichtlich möglicher günstiger Wirkungen von CBD auf eine Opiatabhängigkeit gibt es bisher nur tierexperimentelle Hinweise. In einer Studie an Ratten hemmte CBD die Belohnungswirkung von Morphin (Katsidoni et al. 2013). Diese Effekte wurden durch die Aktivierung des 5-HT$_{1A}$-Rezeptors in einer bestimmten Hirnregion (dorsale Raphe) vermittelt. Die Wissenschaftler folgerten, dass „Cannabidiol durch die Dämpfung der belohnenden Wirkung von Opioiden klinisch nützlich sein könnte".

In einer Studie der Klinik für Psychiatrie der Mount Sinai School of Medicine in New York aus dem Jahr 2009 beeinflusste die Behandlung von Ratten, die sich durch Betätigung eines Hebels beliebig viel Heroin spritzen konnten, mit CBD Parameter der Anfälligkeit für eine Abhängigkeit von Heroin (Ren et al. 2009). CBD beeinflusste zwar nicht eine stabile Einnahme der Heroinselbstverabreichung und auch nicht das Suchverhalten nach der Droge nach einer ersten Heroininjektion. Cannabidiol hatte aber einen positiven verzögerten Effekt. Es schwächte das Suchverhalten nach Heroin, das durch einen Reiz, der zuvor mit einer Heroingabe verbunden war, ausgelöst wurde, ab. Dieser verzögerte Einfluss auf das Verhalten trat nach 24 Stunden auf und konnte auch noch zwei Wochen später beobachtet werden, was einem Rückfall vorbeugen könnte. Viele Tabakraucher, die mit dem Rauchen aufhören wollen, kennen den starken Einfluss bestimmter Reize, in deren Zusammenhang sie früher eine Zigarette angezündet haben, zum Beispiel die Beendigung des Abendessens. Das Gleiche gilt für Alkohol, Opiate und andere Drogen. CBD schwächt offenbar zumindest beim Heroinkonsum von Ratten diese Verbindung zwischen Reiz und Verlangen nach der Droge ab. Diese Verhaltensänderungen bei den Tieren gingen mit einer Normalisierung im Endocannabinoidsystem und im Glutamatsystem in einer bestimmten Hirnregion (Nukleus accumbens) einher. Die Autoren schrieben, dass „CBD eine potentielle Therapie für das Verlangen nach Heroin und einen Rückfall sein könnte".

In zwei anderen Studien hatte CBD in einer Dosis von 10 mg/kg Körpergewicht keine relevanten Wirkungen auf die Morphiumabhängigkeit bzw. den Entzug von diesem Opiat bei Ratten (Hine et al. 1975 A, 1975 B). Allerdings wurde eine synergistische Wirkung von CBD in Kombination mit THC (2 mg/kg Körpergewicht) festgestellt. CBD verstärkte die durch THC verursachte Erleichterung der Abstinenz von Morphium. Viele Opiatabhängige berichten, dass sie durch die Verwendung von Cannabis die Abstinenz leichter durchhalten können. Es hat offenbar Sinn, dazu eine Sorte auszuwählen, die THC, aber auch einen großen Anteil CBD enthält.

In einer Studie an der Icahn Fakultät für Medizin am Mount Sinai New York wurde in einer kleinen klinischen Studie mit gesunden Teilnehmern untersucht, ob CBD in Dosen von 400 oder 800 mg gemeinsam mit Opiaten eingenommen werden kann. Die Wissenschaftler kamen zum Ergebnis, dass die „gemeinsame Gabe von CBD und Opioiden sicher ist und gut vertragen wird" (Manini et al. 2015).

Reduzierung von Appetit und Übergewicht

Es ist seit langem bekannt, dass CBD einige THC-Effekte hemmt, darunter die Steigerung des Appetits durch das psychotrope Cannabinoid. CBD könnte bei der Behandlung von Übergewicht helfen (Farrimond et al. 2012, Ignatowska-Jankowska et al. 2011, Scopinho et al. 2012). Das britische Unternehmen GW Pharmaceuticals untersucht die appetithemmenden Eigenschaften von CBD und Tetrahydrocannabivarin (THCV). Nach Angaben des Unternehmens wirken die beiden Cannabinoide gut zusammen, um den Appetit zu zügeln. Das Unternehmen möchte daher ein Medikament mit beiden Substanzen entwickeln, das bei Übergewicht eingesetzt werden soll. Beide Cannabinoide hatten bei Tieren zudem Wirkungen auf das Körperfett, die Ansprechbarkeit auf Insulin, das den Blutzucker kontrolliert, und den Fettstoffwechsel. Ihre Verwendung führte zu einer Reduzierung des Cholesterinspiegels.

CBD reduzierte deutlich die aufgenommene Futtermenge bei Tieren (Farrimond et al. 2012). Laut einer Untersuchung der Universität von Gdansk (Polen) verringerte CBD dosisabhängig die Gewichtszunahme bei Ratten (Ignatowska-Jankowska et al. 2010). Dieser Effekt wird zumindest teilweise durch den CB_2-Rezeptor vermittelt. Forscher an der Universität von São Paulo (Brasilien) zeigten, dass CBD den durch CB_1-Rezeptoragonisten induzierten gesteigerten Appetit hemmte (Scopinho et al. 2011). Sie empfehlen, „seine Rolle als möglichen Appetitzügler weiter zu untersuchen".

Forschung mit Zebrafischen und fettleibigen Mäusen zeigt, dass die Cannabinoide CBD und THCV (Tetrahydrocannabivarin) die Fettkonzentration in Leberzellen reduzieren und die Entwicklung einer Fettleber hemmen (Silvestri et al. 2015).

Eine zellexperimentelle Studie aus Korea deutet einen weiteren Mechanismus an (Parray et al. 2016): CBD könnte eine Rolle bei der Bräunung weißer Fettzellen spielen. Die Gewinnung brauner Fettzellen aus weißen Fettzellen (Bräunung) und die Aktivierung bestehender brauner Fettzellen werden gegenwärtig als Möglichkeiten zur Bekämpfung von Fettleibigkeit untersucht. Die Wissenschaftler zeigten, dass CBD eine Rolle bei der Bräunung von weißen Fettzellen, bei der Verstärkung der Fettverbrennung, bei der Wärmeproduktion und bei der Reduzierung der Fettproduktion haben könnte. Sie schrieben, dass „CBD als eine mögliche vielversprechende therapeutische Substanz für die Vorbeugung von Fettleibigkeit erforscht werden könnte".

Schlaf

Die Wirkung von CBD auf den Schlaf könnte dosisabhängig sein, wobei niedrigere Dosen anregend und hohe Dosen sedierend wirken könnten. Es könnte aber auch sein, dass wie beim THC verschiedene Menschen nur unterschiedlich reagieren.

In einer klinischen Studie erhielten 8 Probanden vier verschiedene Präparate vor dem Zubettgehen (um 22 Uhr): ein Placebo, 15 mg THC, 5 mg THC in Kombination mit 5 mg CBD, und 15 mg THC in Kombination mit 15 mg CBD (Nicholson et al. 2004). 15 mg THC scheint die Schläfrigkeit zu erhöhen, während 15 mg CBD eine anregende Wirkung zu haben scheint.

CBD erhöhte bei Ratten die Gesamtschlafzeit sowie die Schlaflatenz (die benötigte Zeit, um einzuschlafen) bei Tag (Chagas et al. 2013). Bei den Tieren, die die höchste Dosis erhielten, wurde die Tiefschlafphase (der sogenannte Non-REM-Schlaf) verstärkt. Eine vermehrte Schläfrigkeit wurde als Nebenwirkung in einigen klinischen Studien festgestellt (z. B. Consroe et al. 1986).

In einer Umfrage mit 163 Erwachsenen, die Cannabis für eine körperliche oder psychische Erkrankung kauften, gab es Beziehungen zwischen den Schlaf-Charakteristika und der Art des verwendeten Cannabis (Belendiuk et al. 2015). Die 81 Personen mit Schlaflosigkeit und größerer Schwierigkeit einzuschlafen verwendeten mit einer größeren Wahrscheinlichkeit Cannabissorten mit signifikant höheren CBD-Konzentrationen.

Durchblutungsstörungen und Sauerstoffmangel in Organen

Cannabidiol (CBD) verstärkt nach einer Studie an der Universität von Nottingham (Großbritannien) die maximale Entspannung der Blutgefäße durch Acetylcholin in Arterien von Ratten mit Diabetes (Wheal et al. 2014). Diese Wirkung wurde zumindest zum Teil durch den CB_2-Rezeptor vermittelt. CBD verstärkte die Produktion einer die Gefäße weitenden Substanz, die durch Zyklooxygenase entsteht. In einer weiteren Studie untersuchte dieselbe britische Arbeitsgruppe die Wirkungen von CBD auf Endothelzellen menschlicher Arterien (Stanley et al. 2015). Aus ihrer Forschung folgerten die Autoren, dass „diese Studie zum ersten Mal zeigt, dass CBD eine Entspannung menschlicher Mesenterialarterien durch die Aktivierung" von CB_1-Rezeptoren und Vanilloid-Rezeptoren bewirkt.

CBD könnte bei einem Herzinfarkt von Nutzen sein (Feng et al. 2015). Belgische Wissenschaftler verursachten bei Kaninchen einen akuten Herzinfarkt und untersuchten die Wirkungen intravenöser CBD-Gaben von 0,1 mg/kg Körpergewicht. Die Autoren folgerten, dass die CBD-Therapie die Infarktgröße reduzierte und die Wiederherstellung der Herzfunktion erleichterte, und dass dies einen therapeutischen Nutzen haben könnte.

Bei Ratten verringerte eine intravenöse 30-minütige CBD-Gabe eine Stunde vor und zwölf Stunden nach der Verringerung der Blutzufuhr zu den Nieren Organschäden (Fouad et al. 2012). Die Forscher folgerten, dass „Cannabidiol durch seine antioxidativen und entzündungshemmenden Eigenschaften eine mögliche therapeutische Option darstellen könnte", um vor Nierenschäden zu schützen, die durch eine vorübergehend verringerte Blutversorgung verursacht werden.

Laut einer Studie am Nationalen Institut für Alkoholmissbrauch und Alkoholismus in Bethesda (USA) reduziert CBD die Folgen der Minderdurchblutung der Leber in einem Mausmodell der hepatischen Ischämie (Mukhopadhyay et al. 2011). Dazu wurde die Blutversorgung der Leber unterbrochen und dann wiederhergestellt. CBD verringerte deutlich das Ausmaß der Leberentzündung und des Zelltods. Diese Wirkung wurde nicht durch Cannabinoid-Rezeptoren vermittelt.

Nach einer Pressemitteilung von GW Pharmaceuticals vom 24. April 2015 hat das britische Unternehmen eine Orphan Drug Designation für Cannabidiol (CBD) durch die US-amerikanische Arzneimittelbehörde FDA für die Verwendung bei der Behandlung von Neugeborenen mit neonataler hypoxisch-ischämischer Enzephalopathie erhalten. Dabei handelt es sich um eine akute oder subakute Hirnverletzung aufgrund einer Erstickungssituation, die während des Geburtsvorgangs auftritt und auf einem Sauerstoffmangel während der Geburt beruht. GW hat eine intravenöse CBD-Zubereitung zur Verwendung in dieser Patientengruppe entwickelt. Eine „Orphan Drug Designation" gibt es bei der Entwicklung von Medikamenten für seltene Erkrankungen, um dem Unternehmen die Entwicklung des Präparates zu erleichtern.

Diabetes

Grundlagenforschung legt nahe, dass CBD vorteilhaft bei Diabetes (Zuckerkrankheit) sein und Komplikationen, wie z. B. Schäden an den Blutgefäßen, verhindern kann (Weiss et al. 2006, Stanley et al. 2013, Liou et al. 2009).

Forscher des Hadassah-Universitätskrankenhauses in Jerusalem untersuchten die Wirkung von CBD auf die Entwicklung von Diabetes bei Mäusen, die Diabetes aufgrund genetischer Ursachen entwickeln (Weiss et al. 2006). Diese Tiere (NOD-Mäuse) entwickeln im Alter von vier bis fünf Wochen eine Insulitis, nach weiteren etwa zehn Wochen gefolgt von Diabetes. Insulitis ist eine Entzündung der Zellen in der Bauchspeicheldrüse, die Insulin produzieren, und Diabetes ist eine Folge der Zerstörung dieser Zellen. NOD-Mäuse im Alter von 6 bis 12 Wochen, die mit 10 bis 20 CBD-Injektionen (5 mg pro Kilogramm Körpergewicht) behandelt wurden, zeigten eine deutlich reduzierte Diabeteshäufigkeit von 30 Prozent im Vergleich zu 86 Prozent bei unbehandelten Tieren. Zusätzlich war bei den Mäusen in der behandelten Gruppe, die Diabetes entwickelten, der Ausbruch der Krankheit signifikant verzögert. Der Blutspiegel von zwei Botenstoffen, IFN-Gamma und TFN- Alpha, die entzündungsfördernd wirken, sind bei NOD-Mäusen üblicherweise erhöht. Eine Behandlung mit CBD verursachte eine signifikante Verringerung (um mehr als 70 Prozent) der Blutkonzentration beider Substanzen.

In einem anderen Experiment wurden mit CBD behandelte Mäuse 26 Wochen lang beobachtet. Während die fünf unbehandelten Tiere alle einen Diabetes entwickelten, blieben 3 von 5 der mit CBD behandelten Mäuse im Alter von 26 Wochen diabetesfrei. Die Wissenschaftler folgerten, dass die Bestätigung der beobachteten Wirkung von CBD „zu einer klinischen Anwendung dieses Mittels zur Prävention des Typ-1-Diabetes" und möglicherweise auch anderer Autoimmunerkrankungen führen kann. Sie stellten fest, dass viele Patienten mit Typ-1-Diabetes zum Zeitpunkt der Diagnose noch über genügend Restzellen verfügen, die Insulin produzieren. Solche Patienten könnten für eine CBD-Therapie zur Beeinflussung ihres Immunsystems infrage kommen.

Studien deuten darauf hin, dass im Blut zirkulierende Endocannabinoide die Funktion der Blutgefäße bei Typ-2-Diabetes sowohl positiv als auch negativ verändern können, und „dass ein Teil des positiven Effekts von Cannabidiol bei Diabetes auf verbesserter endothelialer Vasodilatation beruhen könnte" (Stanley et al. 2013). Vasodilatation bedeutet „Weitung der Blutgefäße".

Wissenschaftler des Medical College of Georgia in Augusta (USA) wiesen darauf hin, dass CBD eine wirksame neue Behandlungsoption für Schäden der Netzhaut (Retina) bei Diabetes (diabetische Retinopathie) sein könnte (Liou et al. 2009).

Laut Forschung an den Nationalen Instituten für Gesundheit in Bethesda (USA) mildert CBD eine Fehlfunktion des Herzens, oxidativen Stress, Fibrosen, Entzündungen und Zelltod bei Tiermodellen der diabetischen Kardiomyopathie, einer bei der Zuckerkrankheit vorkommenden Herzschädigung (Rajesh et al. 2010). Die Autoren folgerten, dass „diese Ergebnisse in Verbindung mit dem ausgezeichneten Sicherheits- und Verträglichkeitsprofil von CBD beim Menschen stark darauf hindeuten, dass es ein großes therapeutisches Potential für die Behandlung von Diabeteskomplikationen und möglicherweise auch anderen Herz-Kreislauf-Erkrankungen haben könnte".

Übelkeit und Erbrechen

Anekdotische Belege und Grundlagenforschung zeigen, dass CBD-Säure (CBDA) potenziell Übelkeit und Erbrechen reduzieren kann, die durch verschiedene Ursachen hervorgerufen werden (Rock et al. 2013, Rock et al. 2013b, Rock et al. 2012, Parker et al. 2011).

Bei Ratten wurde die Wirkung von Metoclopramid, einem Arzneimittel zur Behandlung von Übelkeit und Erbrechen, durch Cannabidiolsäure (CBDA) verstärkt (Rock et al. 2013). Die Wissenschaftler folgerten, dass „CBDA bei durch Chemotherapie induzierter Übelkeit eine leistungsfähige Behandlungsergänzung zu Antiemetika sein könnte". CBDA wirkte auch synergistisch in Kombination mit sehr niedrigen Dosen des hochwirksamen Antiemetikums Ondansetron (Rock et al. 2013). In einer Studie mit Ratten und Spitzmäusen reduzierte Cannabidiolsäure (CBDA) Übelkeit und Erbrechen durch Verstärkung der 5-HT$_{1A}$-Rezeptor-Aktivierung (Rock et al. 2012).

In einer weiteren Studie mit Spitzmäusen (Suncus murinus) unterdrückte eine Kombination aus THC, CBD und CBDA wirksamer das Erbrechen als jede Substanz allein (Rock et al. 2015).

Verschiedenes

Depressionen

Tierexperimentelle Studien mit Ratten und Mäusen unterstützen bisher nicht veröffentlichte Erfahrungen auch meiner Patienten, dass CBD antidepressive Eigenschaften besitzt.

So fanden Forscher der Universität von Kantabrien (Spanien) in zwei Studien mit einem Mausmodell für Depressionen heraus, dass „CBD ein neues, schnell wirkendes Medikament darstellen könnte, indem es sowohl Signalwege in der Hirnrinde, die auf Serotonin oder Glutamat reagieren, durch einen 5-HT$_{1A}$-Rezeptor abhängigen Mechanismus verstärkt (Linge et al. 2015, Linge et al. 2016). Auch in einer Studie aus Israel mit Ratten mit depressiv-ähnlichem Verhalten zeigte CBD antidepressive Eigenschaften (Shoval et al. 2016). Die Autoren schrieben, dass die antidepressiven Wirkungen von CBD „zum ersten Mal in einem genetischen Tiermodell der Depression gezeigt wurden. Diese Ergebnisse legen nahe, dass CBD nützlich bei der Behandlung einer klinischen Depression oder anderen Zuständen mit deutlicher Anhedonie sein könnte".

Nervenschutz

Bei jungen Ratten wurden die Folgen von mechanischen Schäden am Ischiasnerv durch CBD reduziert (Perez et al. 2013). Die Autoren folgerten: „Die vorliegenden Ergebnisse zeigen, dass CBD neuroprotektive Eigenschaften besitzt, die wiederum vielversprechend für zukünftige klinische Anwendungen sind".

In einer anderen Untersuchung reduzierte CBD die Degeneration von Nervenzellen, wie sie durch Alkohol verursacht werden können (Liput et al. 2013). Die Wissenschaftler der Universität von Kentucky verwendeten dazu ein CBD-Gel, das sie auf die Haut der Tiere auftrugen, sodass das Medikament auf diese Weise in den Körper aufgenommen werden konnte.

In einem Zellmodell der Bluthirnschranke (BHS) schützte CBD in einer Studie der Universität von Nottingham (Großbritannien) vor der Zunahme der Durchlässigkeit, die durch eine Minderversorgung mit Sauerstoff und Glukose verursacht wurde (Hind et al. 2016). Diese Wirkung wurde durch den PPAR-Gamma-Rezeptor und den 5-HT$_{1A}$-Rezeptor vermittelt. Die Autoren folgerten, dass „diese Daten nahe legen, dass die Aktivität der BHS ein bisher nicht erkannter Mechanismus des Nervenschutzes durch CBD beim ischämischen Schlaganfall darstellen könnte".

Schutz vor einer Schädigung der Gene

Bei Tests mit THC, CBD (Cannabidiol) und CBN (Cannabinol) am Universitätskrankenhaus Shinshu Matsumoto (Japan) induzierte CBD am stärksten die Aktivität von CYP1A1 (Yamaori et al. 2015). Dieses Enzym baut die krebsfördernde Substanz Benzo(a)pyren ab. Frühere Forschung hat gezeigt, dass CYP1A1 eine schützende Wirkung auf Gene haben könnte, was auf die Tatsache zurückgeführt wurde, dass CYP1A1 besonders aktiv in der Darmschleimhaut ist und auf diese Weise die Aufnahme von gegessenem Benzo(a)pyren in das Blut hemmt.

Bovine spongiforme Enzephalopathie
(BSE, Rinderwahnsinn)

Forschung von Wissenschaftlern des Nationalen Zentrums für wissenschaftliche Forschung in Valbonne (Frankreich) legt nahe, dass CBD die Entwicklung von Prion-Krankheiten verhindern könnte. Die bekannteste Prion-Erkrankung ist BSE (Bovine spongiforme Enzephalopathie), landläufig auch Rinderwahnsinn genannt (Dirikoc et al. 2007). Es wird angenommen, dass BSE auf den Menschen übertragen werden kann. Beim Menschen ist die Erkrankung als Creutzfeldt-Jakob-Krankheit bekannt.

Als Infektionserreger bei Prion-Krankheiten wird eine bestimmte Art von atypisch gefalteten Proteinen (Prionen) angenommen. Abnorm gefaltete Prion-Proteine übertragen die Krankheit zwischen Individuen und sind die Ursache für eine Degeneration des Gehirns. Die französischen Forscher berichteten, dass CBD die Anhäufung von Prion-Proteinen in Prion-infizierten Zellen bei Maus und Schaf hemmte, während andere Cannabinoide entweder schwach oder nicht wirksam waren. Darüber hinaus beschränkte CBD nach der Infektion mit Mausscrapie, einer Prion-Krankheit, die Anhäufung der Prion-Proteine im Gehirn und erhöhte die Überlebensdauer der infizierten Tiere. CBD hemmte abhängig von der Konzentration die nervenschädigende Wirkung von Prionen. Die Forscher stellten fest, dass CBD ein vielversprechendes Mittel zur Behandlung von Prion-Krankheiten sein könnte.

Morbus Alzheimer

Laut Forschern der Universität La Sapienza in Rom (Italien) reduziert CBD in einem Rattenmodell für die Alzheimerkrankheit die Entzündung im Gehirn, die durch Beta-Amyloid verursacht wird (Esposito et al. 2011). CBD stimuliert auch die Bildung neuer Nervenzellen im Hippocampus, einer Hirnregion, die wichtig für das Gedächtnis ist. In Versuchen am Institut Cajal in Madrid (Spanien) konnte CBD in einem Mausmodell für den Morbus Alzheimer die Funktion der Mikroglia, Immunzellen des Gehirns, beeinflussen (Martin-Moreno et al. 2012). Die Wissenschaftler stellten fest, dass „CBD angesichts der fehlenden Psychoaktivität einen neuen therapeutischen Ansatz für diese neurologische Krankheit darstellen könnte".

Morbus Parkinson

Es könnte sein, dass CBD die Lebensqualität von Patienten mit Morbus Parkinson verbessert (Chagas et al. 2014). Dies ist das Ergebnis einer Studie, die von brasilianischen Forschern der Universität von São Paulo durchgeführt wurde. Aus einer Gruppe von 119 Patienten, die nacheinander in einer spezialisierten Klinik für Bewegungsstörungen beurteilt wurden, wählten sie 21 Patienten ohne Demenz und psychiatrische Erkrankungen aus. Die Teilnehmer wurden drei Gruppen zu jeweils sieben Personen zugeteilt, die mit einem Placebo, 75 mg CBD pro Tag oder 300 mg CBD täglich, behandelt wurden. Die Gabe von täglich 300 mg CBD war, im Vergleich zum Placebo, mit signifikant anderen mittleren Gesamtwerten für das Wohlbefinden der Teilnehmer und ihre Lebensqualität verbunden. Allerdings hatte CBD keinen lindernden Effekt auf die spezifischen Symptome der Erkrankung, noch war es nervenschützend. „Diese Studie deutet eine mögliche Wirkung von CBD bei der Verbesserung von Maßzahlen für die Lebensqualität von Parkinson-Patienten ohne psychiatrische Begleiterkrankungen an", schrieben die Autoren.

Forscher der Universität von São Paulo (Brasilien) untersuchten auch, wie nervenschützende Eigenschaften von CBD günstige Effekte auf den Morbus Parkinson haben könnten (Santos et al. 2015). Sie untersuchten die nervenschützenden Wirkungen von CBD (Cannabidiol) gegen MPP (1-Methyl-4-Phenylpyridinium) und fanden heraus, dass Nervenproteine und NGF-Rezeptoren (trkA) daran beteiligt sind. Sie berichteten, dass diese Mechanismen „zur Neuroprotektion gegen MPP(+) beitragen könnten, einem Nervengift, das für den Morbus Parkinson relevant ist".

Hepatitis

Wissenschaftler an der Universität von South Carolina in Columbia (USA) untersuchten die Wirkung von CBD auf eine akute Hepatitis, die durch Concanavalin A (Con A) bei Mäusen ausgelöst wurde (Hegde et al. 2011). CBD reduzierte die Entzündung durch eine Erhöhung der Anzahl der myeloiden Suppressorzellen durch Aktivierung des Vanilloid-Rezeptors TRPV1.

Leber- und Hirnschädigung

Forschung von Wissenschaftlern aus Griechenland und Israel ergab, dass CBD die Gehirn- und Leberfunktion bei einem Tiermodell für eine durch Leberversagen verursachte Hirnschädigung (Enzephalopathie) verbessern kann (Avraham et al. 2011).

CBD könnte auch nach zwei Studien der Universität von Belo Horizonte (Brasilien) die Giftigkeit von psychotropen Drogen auf das Gehirn und die Leber reduzieren. So schützte CBD in einer Studie mit Mäusen vor Anfällen in einem Modell des Kokain-Rausches (Gobira et al. 2015). Diese Wirkungen waren mit einer reduzierten Glutamat-Freisetzung verbunden. Die Autoren schrieben, dass „CBD weiter als eine Strategie für die Linderung der Giftigkeit von Psychostimulanzien untersucht werden sollte". Glutamat ist ein Nervenüberträgerstoff, der nach einer Hirnverletzung überaktiviert sein kann und selbst weitere Schäden verursacht. In Studien mit Mäusen reduzierte CBD in einer Dosis von 30 mg/kg Körpergewicht die akute Leberentzündung und -schädigung durch Kokain und beugte damit verbundenen Krampfanfällen vor (Vilela et al. 2015).

CBD beugte auch einer durch Alkohol induzierten Fettleber bei Mäusen vor (Yang et al. 2014). Wissenschaftler der Sun Yat-sen Universität in Guangzhou (China) fanden heraus, dass dieser Effekt vermutlich durch die Reduzierung von oxidativem Stress in der Leber verursacht wurde. CBD reduzierte zudem die Autophagie (Zellabbau), die in den Leberzellen durch Alkohol verursacht wurde.

Herzinfarkt

CBD könnte auch nützlich beim Herzinfarkt sein. Bei Kaninchen wurde am Universitätskrankenhaus Gasthuisberg in Leuven (Belgien) ein akuter Herzinfarkt verursacht, und die Wirkungen intra-venöser CBD-Gaben von 0,1 mg/kg Körpergewicht untersucht (Feng et al. 2015). Die Autoren folgerten, dass die CBD-Therapie die Infarktgröße reduzierte und die Wiederherstellung der Herzfunktion erleichterte, und dass dies einen therapeutischen Nutzen haben könnte.

Blutvergiftung

CBD schützte bei Mäusen vor den negativen Folgen einer Sepsis (Blutvergiftung) (Ruiz-Valdepeñas et al. 2011). Es verhinderte die Weitung von kleinen Arterien und Venen.

Verbesserung der Knochenheilung

Wissenschaftler des Knochenlabors der hebräischen Universität von Jerusalem (Israel) berichteten, dass CBD die biomechanischen Eigenschaften heilender Knochenbrüche bei Ratten verbesserte (Kogan et al. 2015). Die maximale Belastungsfähigkeit, jedoch nicht die Steifheit, von Oberschenkelknochen von Ratten, die acht Wochen lang eine Mischung aus CBD und THC erhalten hatten, wurde durch CBD merklich verbessert. Diese Wirkung trifft nicht auf THC zu, und eine Kombination mit THC war nicht besser als CBD allein. Die Dichte des Kallusmaterials wurde durch CBD und/oder THC nicht beeinflusst. Kallus bei Knochenbrüchen ist eine Masse unterschiedlicher Gewebetypen, die später zu Knochen umgewandelt wird. CBD stimulierte Enzyme, die für die Vernetzung von Kollagen, dem wichtigsten strukturellen Protein in Bindegeweben, zuständig sind. Die Autoren schrieben, dass dies „wahrscheinlich zu den verbesserten biomechanischen Eigenschaften von Knochenbruchkallus beiträgt. Zusammengenommen zeigen diese Daten, dass CBD zu einer Verbesserung der Knochenheilung führt und unterstreicht die entscheidende mechanische Rolle von Enzymen für die Vernetzung von Kollagen".

Akne und andere Hautkrankheiten

Die Vermehrung von menschlichen Hautzellen wird durch die Cannabinoide CBD und Cannabigerol (CBG) beeinflusst (Pucci et al. 2013). Wissenschaftler schlossen daraus, dass „dies (insbesondere für Cannabidiol) für eine mögliche Nutzung als Hauptbestandteil bei der Entwicklung neuer Therapeutika für Hauterkrankungen spricht". Sie konnten nachweisen, dass die Signalgebung von Endocannabinoiden eine Rolle bei der Kontrolle der normalen Funktion der Haut spielt, wobei das Endocannabinoid Anandamid in der Lage ist, die Aktivität von Genen für die Differenzierung in unterschiedliche Hautzellen zu regulieren. Diese Gene entscheiden also darüber, welche Art von Hautzellen jeweils gebildet werden soll. CBD und CBG reduzierten signifikant die Aktivität aller getesteten Gene (Keratin 1 und 10, Involucrin und Transglutaminase 5) in bestimmten Hautzellen (differenzierte HaCaT-Zellen).

Forschung an der Universität von Debrecen (Ungarn) mit Zellen, die Talg in der Haut produzieren (Sebozyten), zeigt, dass Cannabidiol (CBD) entzündungshemmende Wirkungen auf Sebozyten hat und die Talgproduktion reduziert (Oláh et al. 2014). Daher könnte CBD eventuell bei Akne eingesetzt werden. Auch CBDV (Cannabidiovarin), CBC (Cannabichomen) und THCV (Tetrahydrocannabivarin) zeigen ähnliche Wirkungen (Oláh et al. 2016). So schrieben die Forscher, dass „CBC, CBDV und vor allem THCV hochwirksame neue Anti-Akne-Substanzen werden könnten".

Allergien und Asthma

In einer Studie mit Meerschweinchen verursachte die Inhalation von Ovalbumin eine allergisch bedingte Verengung der Atemwege. Diese wurde durch CBD reduziert (Dudášová et al. 2013). Die Wissenschaftler folgerten, dass CBD „eine positive Wirkung bei der Behandlung von obstruktiven Atemwegserkrankungen haben könnte".

Laut Untersuchungen an der medizinischen Universität von Taipei in Taiwan reduziert die Gabe von CBD bei Mäusen Überempfindlichkeitsreaktionen auf ein bestimmtes Protein, auf das die Tiere allergisch reagierten (Liu et al. 2010). Die Wissenschaftler stellten fest, dass CBD Überempfindlichkeitsreaktionen vom sogenannten Spättyp durch die Wirkungen von bestimmten Immunzellen (T-Zellen und Makrophagen) an der Entzündungsstelle dämpft und somit ein „therapeutisches Potenzial zur Behandlung von Typ-IV-Überempfindlichkeit", einer bestimmten Art der allergischen Reaktion, zeigt.

Reduzierung der Nebenwirkungen von Doxorubicin

CBD könnte den Körper vor Schäden durch verschiedene toxische Substanzen und Medikamente schützen. Doxorubicin ist ein häufig verwendetes und wirksames Medikament in der Krebstherapie, das als seltene Nebenwirkung schwere Herzschäden verursachen kann. Forschung mit Mäusen zeigt, dass diese Nebenwirkung durch CBD abgeschwächt werden kann (Hao et al. 2015).

Das antipsychotische Medikament Haloperidol kann motorische Nebenwirkungen verursachen. CBD reduzierte die Katalepsie (Muskelsteifheit), die durch Haloperidol induziert wurde, und dies wurde durch die Aktivierung des 5-HT_{1A}-Rezeptors vermittelt (Sonego et al. 2016).

Wie bereits im Kapitel zu Leber- und Hirnschädigung beschrieben, könnte CBD nach zwei brasilianischen Studien die Giftigkeit von Kokain auf das Gehirn und die Leber reduzieren (Gobira et al. 2015, Vilela et al. 2015).

Malaria

Cannabidiol verbessert das Überleben und fördert die Rettung der geistigen Leistungsfähigkeit in einem Mausmodell der Malaria, die das Gehirn betrifft (Campos et al. 2015). Diese zerebrale Malaria, eine schwere Form der Malaria, die mit Hirnschäden einhergeht, kann durch die Infektion mit Plasmodium falciparum verursacht werden.

4. WECHSELWIRKUNGEN UND NEBENWIRKUNGEN

Wechselwirkungen von THC und CBD

CBD ist ein schwacher Antagonist (Blocker) am Cannabinoid-1-Rezeptor (CB1-Rezeptor), der damit Wirkungen von THC an diesem Rezeptor hemmt (Petitet et al. 1998). CBD hat daher beim Menschen eine hemmende Wirkung auf die psychischen, andere subjektive und mehrere körperliche Wirkungen des THC, die über den CB1-Rezeptor vermittelt werden (Karniol et al. 1974, Zuardi et al. 1982, Dalton et al. 1976). CBD hemmt beispielsweise die appetitanregenden Wirkungen des THC.

Im Rahmen einer Studie von Zuardi et al. (1982) erhielten acht Probanden im Zuge eines Doppelblindversuches entweder eine hohe Einzeldosis THC (0,5 mg/kg Körpergewicht, also zwischen 25 und 40 mg), oder die gleiche Dosis in Kombination mit der doppelten Menge an CBD. In der Studie stellte sich heraus, dass CBD die durch THC produzierte Angst blockierte. Dieser antagonistische Effekt wurde auch bei anderen, durch THC hervorgerufenen Symptomen festgestellt, unter anderem bei Konzentrationsschwierigkeiten und inkohärenten Gedankengängen. Darüber hinaus blockiert Cannabidiol verschiedene körperliche Wirkungen des THC, wie beispielsweise die Zunahme der Herzfrequenz (Karniol et al. 1974). So führten 30 mg oral konsumiertes THC 50 Minuten nach der Einnahme zu einer maximalen durchschnittlichen Erhöhung der Herzfrequenz auf 135 Schläge pro Minute. Im Vergleich dazu führte die Einnahme des Placebos nur zu 98 Schlägen pro Minute, während die gleichzeitige Einnahme von 30 mg THC und 60 mg CBD eine maximale Herzfrequenz von 106 Schlägen pro Minute verursachte (Karniol et al. 1974). Die Probanden wurden auch nach ihrer subjektiven Abschätzung eines Zeitraums von 60 Sekunden gefragt. Nach Einnahme des Placebos bzw. 30 mg THC bzw. einer Kombination von 30 mg THC und 60 mg CBD, belief sich die durchschnittliche Schätzung auf 58 Sekunden (Placebo), 34 Sekunden (THC), und 50 Sekunden (THC + CBD) (Karniol et al. 1974).

Der Einfluss von CBD auf THC-Wirkungen hängt jedoch offenbar stark davon ab, ob beide Substanzen zusammen oder nacheinander eingenommen werden. Eine Studie der Universität von Sydney in Australien mit Ratten ergab, dass die Vorbehandlung mit CBD eine verstärkende Wirkung auf die Effekte von THC zufolge hatte (Klein et al. 2011). Sowohl bei akuter als auch chronischer Anwendung erhöhte die CBD-Vorbehandlung die THC-Konzentration im Blut und Gehirn. Die Forscher schlossen daraus, dass „CBD die psychoaktiven und physiologischen Wirkungen des THCs bei Ratten verstärken kann, was mit großer Wahrscheinlichkeit der verlangsamten Metabolisierung und dem verlangsamten Abbau des THCs geschuldet ist".

Die Wirkungen von CBD auf THC sind allerdings offenbar in verschiedenen Untersuchungen nicht ganz einheitlich. So beeinflusste CBD, wenn es 90 Minuten vor dem Rauchen einer Cannabiszigarette an gesunde Probanden verabreicht wurde, nicht die psychologischen Wirkungen und die Herzfrequenz (Haney et al. 2015). Wissenschaftler des Staatlichen Psychiatrischen Instituts von New York und der Klinik für Psychiatrie der medizinischen Fakultät der Columbia University sowie von anderen Institutionen publizierten ihre Ergebnisse in der Zeitschrift Neuropsychopharmacology. Sie führten eine doppelblinde Überkreuzstudie durch, bei denen 31 Cannabisraucher zu 8 verschiedenen Zeitpunkten entweder 0, 200, 400 oder 800 mg orales CBD und entweder Cannabis mit einer THC-Konzentration von 0,01 Prozent (inaktiv) oder etwa 5,5 Prozent (5,3-5,8 Prozent) erhielten. CBD, das allein keine signifikanten psychoaktiven oder Herz-Kreislauf-Wirkungen verursachte, veränderte nicht signifikant die Beurteilung des High-Gefühls oder die Herzfrequenz. Die Cannabiseinnahme, die subjektiven Wirkungen und die Beurteilung des Cannabis unterschieden sich nicht in Abhängigkeit von der CBD-Dosis im Vergleich zu Placebo-Kapseln. Die Autoren folgerten, dass ihre „Befunde nahelegen, dass orales CBD nicht die verstärkenden, physiologischen oder positiven subjektiven Wirkungen von gerauchtem Cannabis reduziert".

In einer australischen Studie mit Mäusen, die THC, CBD oder eine Kombination aus THC und CBD erhielten, wurde gezeigt, dass CBD die durch THC verursachte Reduzierung von Bewegungen verstärkte, jedoch die Senkung der Körpertemperatur und die Angstauslösung durch THC reduzierte (Todd et al. 2015). CBD allein hatte keine Wirkung auf diese Effekte. THC erhöhte die Gehirnaktivität in 11 von 35 untersuchten Hirnregionen. Die gleichzeitige Verabreichung von CBD unterdrückte diese Aktivierung in 6 dieser Hirnregionen.

Wechselwirkungen mit anderen Medikamenten

CBD muss zur Wirksamkeit oft in hohen Dosen verabreicht werden. Es wird in der Leber durch Cytochrom-P450-Enzyme abgebaut. Dieses Enzym sind CYP2C9, CYP2C19 und CYP3A4 (Zendulka et al. 2016). Medikamente, die durch das CYP2C19-Enzym abgebaut werden, können langsamer abgebaut werden und stärker wirken, wenn sie zusammen mit CBD eingenommen werden (Jiang et al. 2013). Zu diesen Medikamenten zählt der Säurehemmer Pantoprazol sowie das Antiepileptikum Clobazam (Frisium). Es hemmt auch die Aktivität des Enzyms CYP2D6, sodass Medikamente, die dieses Enzym benötigen, langsamer abgebaut werden und stärker wirken. Dazu zählen die Säurehemmer Omeprazol sowie das Neuroleptikum Risperidon (Risperdal). Es ist bei der Einnahme großer Mengen von CBD daher Vorsicht angesagt, wenn die Substanz zusammen mit bestimmten anderen Medikamenten eingenommen wird. Bei der Verwendung von CYP3A4-Hemmern wie Ketoconazol, Itraconazol, und Ritonavir kann der Abbau von CBD verzögert sein. Bei gleichzeitiger Gabe von Enzyminduktoren, wie beispielsweise Rifampicin, Carbamazepin, Phenytoin, Phenobarbital oder Johanniskraut kann die Bioverfügbarkeit und damit die Wirksamkeit von CBD reduziert werden (N. N. 2015).

Nach Forschung an der Hokuriku-Universität in Kanazawa (Japan) reduzieren mehrere Pflanzencannabinoide (THC, CBN, CBD) auch den Abbau von Warfarin und Diclofenac und verstärken so ihre Wirkung und ihre Wirkdauer (Yamaori et al. 2012). Warfarin ist ein Medikament, das zur Reduzierung der Blutgerinnung verwendet wird, und Diclofenac reduziert Schmerzen und Entzündungen. Diese Cannabinoidwirkung beruhte auf der Hemmung eines Enzyms (CYP2C9) in der Leber, das wesentlich verantwortlich für den Abbau von THC und CBD ist.

Ärzte am Allgemeinen Krankenhaus von Massachusetts (USA) behandelten 13 Kinder mit therapieresistenter Epilepsie mit CBD zusätzlich zu Clobazam und fanden erhöhte Blutspiegel des Letzteren (Geffrey et al. 2015). Die mittlere Zunahme der Clobazam-Spiegel nach vierwöchiger Behandlung betrug 60 Prozent, mit einer großen Variation. Manchmal waren die Clobazam-Spiegel deutlich stärker erhöht. Neun der 13 Teilnehmer wiesen eine Abnahme der Häufigkeit von Anfällen um mehr als 50 Prozent auf, was einem Ansprechen von 70 Prozent entspricht. Die erhöhten Clobazam-Spiegel und Veränderungen der Anfallshäufigkeit traten im Verlauf der CBD-Behandlung auch auf, als die Clobazam-Dosis bei 10 (77 Prozent) der 13 Patienten reduziert wurde.

Nebenwirkungen

Eine Auswertung der Studien mit CBD ergab, dass Cannabidiol „vermutlich sicher für Menschen und Tiere" ist (Bergamaschi et al. 2011). „Mehrere Studien deuten darauf hin, dass CBD bei nichttransformierten Zellen nicht giftig wirkt und keine Veränderungen der Nahrungsaufnahme und Katalepsie induziert, keinen Einfluss auf physiologische Parameter (Herzfrequenz, Blutdruck und Körpertemperatur) und den Magen-Darm-Trakt hat und nichts an psychomotorischen oder psychologischen Funktionen ändert".

Bei Zellexperimenten beeinflusste CBD die Funktion bestimmter Proteine (P-Glykoprotein und Breast Cancer Resistance Protein), die bei der normalen Funktion der Plazenta (Mutterkuchen) eine Rolle spielen (Feinshtein et al. 2013). Die Autoren folgerten, dass die Verwendung von CBD während der Schwangerschaft „die Plazentaschutzfunktionen reduzieren und ihre morphologischen und physiologischen Eigenschaften verändern kann".

In einer brasilianischen Studie reduzierte CBD das Gedächtnis bei Zebrafischen (Nazario et al. 2015). Eine langzeitige Vorbehandlung mit Koffein reduzierte den Gedächtnisverlust. Die Autoren schrieben, dass „diese Ergebnisse zeigen, dass CBD bei Zebrafischen angstlösende Eigenschaften besitzt, die mit anderen Tiermodellen vergleichbar sind, und dass hohe Dosen die Bewahrung des Gedächtnisses veränderten". Es ist unklar, in welchem Umfang sich die Verminderung der Gedächtnisleistung bei den Fischen auf den Menschen übertragen lässt, da eine solche Beobachtung bisher in klinischen Studien nicht gemacht wurde.

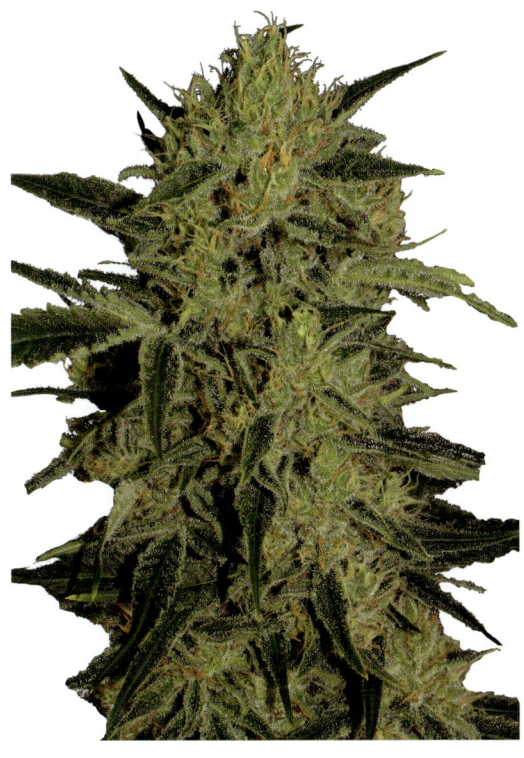

Nebula II CBD

Breeder: Paradise Seeds / CBD-Crew

THC/CBD-Wert: 1:1 ; 7 Prozent

Herkunft: Indian X Brasil X Afghan

Blütezeit: 60 - 65 Tage

Ertrag indoor: 450 g

Ertrag outdoor: 700 g

5. EXTRAKTION UND ISOLIERUNG VON CBD

Dem neuesten Stand der Technik entsprechend wird die industrielle Produktion von Cannabis-Extrakten oder Cannabinoid-Konzentraten (THC, CBD, CBG etc.) mit überkritischem Kohlenstoffdioxid durchgeführt. Diese Methode wird beispielsweise von dem britischen Unternehmen GW Pharmaceuticals für die Herstellung des Cannabis-Extraktes Sativex und des CBD-Extraktes Epidolex angewendet. Da CBD und THC in der Pflanze primär als Carbonsäuren vorhanden sind (THCA, CBDA), ist es notwendig, die Decarboxylierung, also die Umwandlung in die pharmakologisch wirksameren phenolischen Cannabinoide, vor oder nach dieser Extraktion durchzuführen.

Reines CBD kann entweder durch eine synthetische Herstellung (z. B. Mechoulam et al. 2002) oder durch Extraktion (Herauslösung bzw. Isolierung) aus CBD-reichem Hanf erfolgen. Bei dieser Art der Extraktion kommen üblicherweise Lösungsmittel, Decarboxylierung (vorher und nachher) und die Aufreinigung durch chromatografische Methoden zur Anwendung.

Der Extraktionsprozess

Konzentrate, bekannt als Cannabis-Extrakte in Form von Öl, Butter, Wachs oder Splittern, sind Cannabinoide der Cannabispflanze, die durch eine Vielzahl von Methoden extrahiert werden können. Die Methode, die für eine vollständige Extraktion benötigt wird, erfordert ein hohes Maß an Präzision.

Die Extraktion von Cannabiskonzentraten erfolgt in Abhängigkeit von der Löslichkeit der Cannabinoide und anderer aktiver Bestandteile der Cannabispflanze. Die meisten Cannabinoide sind nicht wasserlöslich, sodass ihre Extraktion die Lösung in einem Lösungsmittel erforderlich macht. Butan, Hexan, Isopropylalkohol und Äthanol sind Lösungsmittel, die üblicherweise zur Extraktgewinnung eingesetzt werden. Wenn Cannabisblüten in diese Lösungsmittel eingetaucht werden, lösen sich die Cannabinoide, Terpene und andere aktive Bestandteile in den flüssigen Lösungsmitteln auf. Das verbleibende feste Pflanzenmaterial wird ausgefiltert, wobei die flüssige Lösung und Cannabismixtur „gereinigt" wird, um sie von Lösungsmitteln zu befreien, was schließlich nur die Cannabinoide und andere aktive Komponenten der Cannabispflanze übrig lässt. Dies erfordert ein sehr präzises Verfahren, um alle Spuren der Lösungsmittel vom Cannabiskonzentrat zu befreien. Jegliche Form von Lösungsmittelrückständen kann für Patienten gefährlich sein.

Trockensieb

Diese Methode ist das natürlichste Verfahren der Cannabisgewinnung. Die Verwendung von Sieben erlaubt die Abtrennung der cannabinoidhaltigen Trichome vom restlichen Pflanzenmaterial. Es gibt verschiedene Feinheitsgrade, vom „Farmer Sieve", welches noch Pflanzenverunreinigungen enthält, über das oftmals als „Kief" bezeichnete Gemisch aus drüsen–

artigen Trichomköpfchen, Stängeln und Pflanzenmaterial bis hin zum „Fullmelt Dry Sieve", das normalerweise nur aus Trichomköpfchen besteht. Es gibt eine Vielzahl von Verfahren zum Erhalt von trockengesiebten Produkten, jedoch ist meist ein einfaches Siebverfahren oder eine Reihe von Siebverfahren in Verbindung mit Schütteln, das der Ablösung der Trichome vom Pflanzenmaterial dient, zur Extraktion von rauchbarem, essbarem oder verdampfbarem Cannabiskonzentrat geeignet. Der Nachteil dieses Verfahrens ist eine vergleichsweise geringe Ausbeute.

Wasser

Ähnlich dem Trockensiebprozess kann Wasser als Trägersubstanz genutzt werden, um die mechanisch abgesonderten Trichome durch zahlreiche feine Filter zu leiten. Wasserhaschisch, auch bekannt als „Ice-o-Lator", „Bubblehash", „Solvent-less", „Ice Wax" und unter anderen Bezeichnungen, wird durch Schütteln gewonnen, das üblicherweise bei der Bewegung des Eises erfolgt, wobei per Hand oder unter Einsatz einer „Waschmaschine" ein sanftes Abtrennen der Trichomköpfchen vom Pflanzenmaterial herbeigeführt wird. Durch Wasser gewonnene Produkte müssen vor dem Konsum sorgfältig getrocknet werden, um Schimmelbildung und anderen Gesundheitsrisiken, die durch unsachgemäße Lagerung entstehen, vorzubeugen.

CO$_2$ (Kohlendioxid)

Das wahrscheinlich ungiftigste Verfahren, die Extraktion des Cannabiskonzentrats mittels CO$_2$ (Kohlendioxid), erfreut sich vermehrter Beliebtheit. Dies ist auf die geringe Umweltschädlichkeit und nicht vorhandene Toxizität des Verfahrens zurückzuführen. Jedoch sind CO$_2$-Extraktionssysteme erheblich teurer als Butan- oder Hexansysteme. CO$_2$ agiert unter Hitze- oder Kälteeinfluss als Lösungsmittel, wobei die Blüte mit großem (überkritischem) oder geringem (unterkritischem) Druck durchsetzt wird. Gegenwärtig erfolgen 95 Prozent der Extraktgewinnung mit unterkritischem Kohlendioxid.

Isopropylalkohol

Isopropylalkohol ist das gebräuchlichste Lösungsmittel zur Extraktion von Cannabiskonzentraten unter Anwendung der sogenannten „Quick-Wash-Methode" (Schnellwaschmethode). Isopropylalkohol ist gut wasserlöslich und im Stande, unerwünschtes Pflanzenmaterial (Blattgrün und Wachse) samt der erwünschten Cannabinoide aufzulösen. Um die Pflanzenwachse aus der Isopropyl-Konzentratlösung zu eliminieren, wird die Quick-Wash-Methode anstatt des bloßen Einweichens (mittels nichtwasserlöslicher Lösungsmittel) angewendet. Obwohl die Isopropylmethode wohlwollendes Feedback von Patienten und Anwendern erfährt, dauert der Reinigungsprozess zur Gewinnung eines durch Isopropylalkohol abgeführten Konzentrats aufgrund der Wasserlöslichkeit wesentlich länger als bei anderen Methoden.

Ein Beispiel zur Herstellung eines CBD-Extraktes mit Alkohol

Extrakte aus CBD-reichem Hanf kann man analog zur Herstellung von Extrakten aus THC-reichem Hanf (Haschischöl) herstellen. Zunächst muss das Material getrocknet und dann ganz fein zerkleinert bzw. pulverisiert werden, beispielsweise indem man alles zwischen den Händen feinreibt.

Wernard Bruining empfiehlt in seinem Buch „Hanf heilt" (Verlag: Kopp Verlag) zur Haschischölherstellung ein Verfahren mit Alkohol als Lösungsmittel, zu dem die folgenden Geräte benötigt werden:

- Eine Babyflasche aus Glas
- Ein Milchflaschenwärmer
- Eine Durchlüfterpumpe
- Mindestens 20 g pulverisiertes Pflanzenmaterial (Blätter und/oder Blüten)
- Mindestens 300 ml 95-prozentigen unvergällten Alkohol
- Pipettenflasche mit Tropfpipette
- Großer Bierkrug oder Glas
- Nylonstrumpf
- Silikon-Luftschlauch mit einem Durchmesser von 4 oder 6 mm, wie man sie im Aquaristikhandel bekommt
- Dessertlöffel mit langem Stiel
- Zwei kleine Trichter zum Auffüllen der Pipettenflasche
- Olivenöl

Vorgehen:
- Das pulverisierte Pflanzenmaterial in einen Nylonstrumpf füllen und zuknoten. Einen zweiten Strumpf darüber ziehen, um das Pflanzenmaterial noch besser zurückzuhalten.
- Den gefüllten Strumpf in ein großes Glas geben und mit so viel Alkohol übergießen, dass der Beutel vollkommen mit Flüssigkeit bedeckt ist. Ungefähr 5 min ziehen lassen und regelmäßig bewegen.
- Den Beutel gut auswringen oder in einen Trichter abtropfen lassen.
- Den grün gefärbten Alkohol gießt man mithilfe des Trichters in die Babyflasche. Die Spitze des Saugers abschneiden, um den Luftschlauch hindurchzuführen.
- Auf dem höchsten Temperaturstand des Milchflaschenwärmers verdampft der Alkohol innerhalb von ein bis zwei Stunden. Vorsicht: Der verdampfte Alkohol ist brennbar! Daher kein offenes Feuer machen und Fenster öffnen bzw. eine Dunstabzugshaube einschalten.
- Nach Verdampfung des Alkohols ist an der Flaschenwand ein schwarzer Belag zu erkennen. Das ist das Cannabisöl.
- Zu diesem Cannabisöl kann jetzt Olivenöl hinzugefügt werden. Üblich ist eine Verdünnung um etwa das Fünffache. Während sich die Flasche im Milchflaschenwärmer befindet, kann man die beiden Öle gut mischen. Den Belag kann man mit einem langen Dessertlöffel von der Innenseite der Babyflasche kratzen.
- Nach dem Kratzen und Rühren erhält man ein gut vermischtes Cannabisöl.
- Dieses mit Olivenöl verdünnte Cannabisöl kann man dann mit Hilfe eines Trichters in eine Pipettenflasche geben.

Ein Beispiel zur Herstellung eines CBD-Extraktes mit Olivenöl

Der Extraktionsprozess mit Olivenöl wurde von Dr. Hazekamp auf der IACM-Webseite (www. cannabis-med.org) vorgeschlagen. In seiner Forschungsgruppe an der Universität Leiden wurden verschiedene Wege der Extraktion mit folgenden Resultaten verglichen:

- Als Extraktionslösemittel verzeichnen Äthanol und Olivenöl bei der Extraktion des kompletten Spektrums an Terpenen und Cannabinoiden die besten Ergebnisse, wobei die Stoffe sehr effizient vom Cannabispflanzenmaterial gelöst werden. Die Lösungsmittel können darüber hinaus bedenkenlos konsumiert werden.

- Leider führt reines Äthanol auch große Mengen an Chlorophyll vom Cannabismaterial ab, was dem Extrakt eine stark grüne Färbung und oft einen unangenehmen Geschmack gibt. Das Ablösen des Chlorophylls durch Filtern des Äthanolextraktes über Aktivkohle erwies sich als effektiv, jedoch löste es auch große Mengen Cannabinoide und Terpene ab. Deshalb ist diese Methode nicht empfehlenswert. Auch ist in vielen Ländern Äthanol als Konsumprodukt ein kostenintensives Lösungsmittel, da oft Steuern auf Alkoholprodukte erhoben werden.

- Von den getesteten Lösungsmitteln ist Olivenöl die optimale Wahl für die Herstellung von Cannabisöl zur Selbstmedikation. Olivenöl ist preiswert, nicht entflammbar und nicht giftig, und es muss auf eine Temperatur von nur 100° Celsius erhitzt werden (indem man das Produkt in einem Glasgefäß mit einem Deckel verschließt und für ein bis zwei Stunden in kochendem Wasser erhitzt), um ein Überhitzen des Öls zu vermeiden. Nach dem Abkühlen und Filtern des Öls ist dies umgehend zum Verzehr geeignet. Olivenölprodukte können jedoch nicht durch Verdampfung konzentriert werden, was bedeutet, dass Patienten größere Mengen einnehmen müssen, um den gleichen therapeutischen Effekt zu erzielen.

- Das Vorwärmen von Cannabis zur Aktivierung (Decarboxylierung) der Cannabinoide kann zu einem Verlust der Terpene als Ergebnis der Verdampfung führen. Wenn das volle Spektrum der Terpene im Endprodukt gewünscht wird, sollten die getrockneten Knospen ohne Vorwärmen direkt zur Extraktion genutzt werden.

6. OPTIMALES ERHITZEN VON CBD

Decarboxylierung und „Aktivierung" von CBD

Die folgenden Informationen zur Decarboxylierung entstammen dem Patent des britischen Unternehmens GW Pharmaceuticals (www.google.com/patents/US7344736).

„Die Decarboxylierung kann vor oder nach der Extraktion mit flüssigem CO_2 durchgeführt werden. Sollte die Decarboxylierung die bevorzugte Methode sein, wird diese durch Erhitzung des Pflanzenmaterials auf bestimmte Temperaturen durchgeführt, wobei die Länge des Prozesses gewährleisten soll, mindestens 95 Prozent der sauren Cannabinoide von ihrer säurehaltigen Form in ihre neutrale Form umzuwandeln. Hier ist es wichtig, den thermalen Abbau des THCs zu CBN auf unter 10 Prozent zu beschränken.

Decarboxylierung von Cannabinoidsäuren ist zeit- und temperaturabhängig, deshalb sollten bei höheren Temperaturen kürzere Zeitperioden zur völligen Decarboxylierung einer vorgegebenen Menge Cannabinoidsäure eingehalten werden. Angemessene Decarboxylierungsbedingungen sollten jedoch gewährleistet sein, um eine Minimierung des thermalen Abbaus der erwünschten pharmakologischen Cannabinoide zu unerwünschten Abbauprodukten, speziell den thermalen Abbau des THCs zu Cannabinol (CBN), zu vermeiden.

Vorzugsweise sollte die Decarboxylierung im Zuge eines Mehrschrittverfahrens durchgeführt werden, bei dem das Pflanzenmaterial wie folgt behandelt wird:

I) Im ersten Schritt wird es für einen (relativ kurzen) Zeitraum auf eine erste Temperatur erhitzt, um Restwasser zum Verdampfen zu bringen und eine einheitliche Erhitzung des Pflanzenmaterials zu ermöglichen.

II) Die Temperatur wird beim zweiten Mal für eine weitere Zeitperiode erhöht (üblicherweise für einen längeren Zeitraum als beim ersten Mal), bis die Umwandlung der Cannabinoidsäuren in ihre neutrale Form zu mindestens 95 Prozent erreicht wird. Vorzugsweise wird der erste Schritt bei einer Temperatur im Bereich von 100° Celsius bis 110° Celsius für 10 bis 20 Minuten durchgeführt. Nach Möglichkeit sollte die erste Temperatur bei etwa 105° Celsius liegen, und die Erhitzung für 15 Minuten erfolgen.

Stammt das Pflanzenmaterial von Cannabispflanzen mit einem hohen CBD-Gehalt (per Definition mehr als 90 Prozent CBD im prozentualen Verhältnis zum vollständigen Cannabinoidgehalt), sollte die zweite Temperatur vorzugsweise etwa bei 115° Celsius bis 125° Celsius angesiedelt sein, nach Möglichkeit bei etwa 120° Celsius, und der zweite Zeitraum sollte 45 bis 75 Minuten dauern, nach Möglichkeit 60 Minuten. Noch besser wäre hier eine Temperatur zwischen 135° Celsius und 145° Celsius, am besten bei 140° Celsius, und der zweite Zeitraum zwischen 15 und 45 Minuten, am besten 30 Minuten."

Backen mit CBD-reichem Hanf bei normalen Backtemperaturen und -zeiten bringt also nahezu optimale Ergebnisse. Möchte man Cannabidiol in Olivenöl in einem Wasserbad decarboxylieren, wie es Hazekamp auf der IACM-Webseite vorgeschlagen hat, so benötigt man aufgrund der geringeren Temperatur von 100° Celsius eine deutlich längere Zeit, also ein bis zwei Stunden.

Das Pflanzenmaterial, das als Ausgangsmaterial für den Extraktionsprozess benutzt wird, sollte vorzugsweise zerrieben, gemahlen oder anderweitig bearbeitet sein, um eine Partikelgröße von weniger als 2 mm, jedoch nach Möglichkeit größer als 1 mm zu gewährleisten. Diese Art der Behandlung führt aufgrund der verbesserten Packungsdichte im Allgemeinen zu besseren Ergebnissen bei der Extraktion von Cannabinoiden.

Die Arbeitsgruppe von Professor Brenneisen an der Universität Bern erforschte die Temperaturwirkung auf die Decarboxylierung von THCA und CBDA durch Verdampfer (Vaporizer) (Lanz et al. 2013). Bei einer Temperatur von 210° Celsius wurden vier Vaporizer zur Inhalation der beiden Cannabinoide getestet, die sowohl THCA als auch CBDA fast vollständig zur Decarboxylierung brachten, beide Substanzen zu mehr als 98 Prozent innerhalb von Sekunden. Die Freisetzung aus Cannabis in den Dampf betrug 54,6 bis 82,7 Prozent an THC und 51,4 bis 70,0 Prozent an CDB. Von dieser Untersuchung kann abgeleitet werden, dass Erfahrungswerte aus der Decarboxylierung von THCA auf die Decarboxylierung von CBDA übertragen werden können.

Oxidation und Abbau von CBD

Hitze, Lichteinwirkung und lange Lagerung führen bei Cannabinoiden zur Oxidation. THC oxidiert zu CBN (Cannabinol) (Fairbairn et al. 1976), wenn THCA (zur Decarboxylierung) zu lange erhitzt wird.

CBD oxidiert bei zu langer und zu starker Einwirkung von Hitze bzw. bei langer Lagerung zu Hydroxyzochinon (Mechoulam et al. 2002).

CBD ließ sich experimentell in einer simulierten Magenflüssigkeit zu einem Teil zu Delta-9-THC und Delta-8-THC umwandeln (Merrick et al. 2016). Die Menge des umgewandelten CBD war von der CBD-Dosis und der Zeit der Exposition abhängig. Die Autoren berechneten, das bei einer Gabe von 700 mg oralem CBD in einer öligen Lösung die Gesamtmenge von Delta-9-THC und Delta-8 THC 6,5 mg nach 30 Minuten und 13 mg nach 60 Minuten betragen würde. Sie schränkten allerdings ein, dass die genaue Aktivität nicht bestimmt werden könne, da es keine Daten zur Umwandlung unter realen Bedingungen im Magen gebe.

Wirksamkeit von CBD verstärken
Optimale orale Einnahme von Cannabidiol

In einer Ende 2018 veröffentlichten Studie konnten britische Forscher nachweisen, dass die Bioverfügbarkeit von CBD (Cannabidiol) durch die gleichzeitige Einnahme eines ausgiebigen fettreichen Frühstücks um mehr als das Vierfache erhöht werden konnte (Taylor et al. 2018). Das bedeutet, dass man beispielsweise mit einer Tagesdosis von 200 mg Wirkungen erzielen könnte, die denen nach der Einnahme von 800 mg auf nüchternen Magen entsprechen würden. Solche hohen Dosen wurden in klinischen Studien bei Patienten mit Schizophrenie eingesetzt, sind aber im Allgemeinen von den Betroffenen nicht finanzierbar. Für 1000 mg CBD aus der Apotheke müssen Kunden mehr als 100 Euro zahlen, und Extrakte aus Faserhanf kosten pro 1000 mg CBD mindestens 30 Euro, meistens 40 bis 60 Euro.

In der placebokontrollierten Studie erhielten zwölf Teilnehmer entweder eine Dosis von 1500 mg CBD auf nüchternen Magen oder zusammen mit einem fettreichen Frühstück. In beiden Gruppen hatten die Teilnehmer während der Nacht mindestens 10 Stunden lang nichts gegessen. Das fettreiche Frühstück bestand aus etwa 900 Kilokalorien mit zwei in 15 g Butter gebratenen Eiern, 40 g Speck, 115 g Bratkartoffeln, zwei Scheiben Toastbrot mit 15 g Butter und 240 ml fettreicher Milch. Diese Mahlzeit aßen die Teilnehmer innerhalb von 20 Minuten. 30 Minuten nach Beginn des Frühstücks nahmen sie dann das CBD ein.

Der Erfolg war durchschlagend. Die maximale CBD-Konzentration im Blutplasma betrug nach der Einnahme von CBD ohne Nahrung ungefähr 330 ng/ml (Nanogramm pro Milliliter) und nach der Einnahme von CBD mit der fettreichen Mahlzeit ungefähr 1630 ng/ml. Auch die systemische Bioverfügbarkeit, also ein Maß für die CBD-Menge, die insgesamt in den gesamten Blutkreislauf und damit an die Wirkorte im Gehirn und in anderen Organen gelangt, war nach der fettreichen Mahlzeit um mehr als das Vierfache erhöht. Die Zeit bis zur maximalen CBD-Blutkonzentration wurde durch die Nahrungsaufnahme nicht beeinflusst.

Diese Untersuchung war Teil einer Reihe von Studien zur Pharmakokinetik und Verträglichkeit hoher CBD-Einzeldosen (bis zu 6000 mg) sowie wiederholter Gaben von zweimal täglich 750 oder 1500 mg in einer oralen Lösung.

Jeweils sechs gesunde Teilnehmer im Alter zwischen 18 und 45 Jahren erhielten Einzeldosen von 1500, 3000, 4500 oder 6000 mg CBD. In jeder Gruppe erhielten zwei weitere Personen ein Placebo, also ein Scheinmedikament. Jeweils neun Teilnehmer erhielten 750 mg oder 1500 mg CBD zweimal täglich über einen Zeitraum von sechs Tagen. In jeder Gruppe erhielten drei weitere Personen ein Placebo. In dieser Studie nahmen die Teilnehmer die morgendliche Dosis auf nüchternen Magen und die abendliche Dosis mindestens zwei Stunden nach der letzten Nahrungsaufnahme ein.

CBD wurde im Allgemeinen auch in diesen sehr hohen Dosen gut vertragen. Die häufigsten Nebenwirkungen waren Übelkeit, Kopfschmerzen und Schläfrigkeit. Diese unerwünschten Wirkungen waren gering bis moderat. Es gab keine starken oder schwerwiegenden Nebenwirkungen. Kein Teilnehmer musste die Studie aufgrund von Nebenwirkungen abbrechen.

Die maximalen CBD-Konzentrationen im Blut wurden ungefähr nach vier bis fünf Stunden erreicht. Stabile Blutkonzentrationen wurden bereits nach zwei Tagen einer wiederholten Einnahme beobachtet. Zwei Gaben täglich reichen aus, um innerhalb weniger Tage konstante CBDBlutkonzentrationen zu erzielen.

Was ist der Grund für die erhöhte systemische Bioverfügbarkeit durch die gleichzeitige Aufnahme von Fett? Die Autoren schlagen vor, dass Fett die Sekretion von Gallensalzen bzw. Gallensäuren in den Darm verstärkt (Moghimipour et al. 2015). Gallensäuren lösen lipophile

Substanzen, wie beispielsweise Cannabinoide, und verstärken die Aufnahme und den Transport durch biologische Membranen. Sie werden daher in diesem Zusammenhang als Absorptionsverstärker betrachtet. In einer Studie aus dem Jahr 2015 wurde das Natriumsalz der Taurodeoxycholinsäure, ein Gallensalz, das auch beim Menschen gebildet wird, als der stärkste Absorptionsverstärker für eine lipophile („fettliebende") Substanz ermittelt. Cannabinoide sind lipophil.

Eine andere Erklärung für die Verstärkung der Bioverfügbarkeit durch Fett um das Drei- bis Vierfache wurde in einer Studie mit einem synthetischen Cannabinoid (CRA13) aus dem Jahr 2009 vorgeschlagen (Trevaskis et al. 2009). Der größte Teil des Cannabinoids wurde bei der Einnahme mit Fett durch das Lymphsystem des Darms resorbiert. Dadurch wurde der Abbau des Cannabinoids durch die Leber verzögert. Man spricht in diesem Zusammenhang von einer Umgehung des Pfortadersystems der Leber und des sogenannten First-Pass-Effekts in der Leber, bei dem Cannabinoide in der Leber weitgehend abgebaut werden, bevor sie in den gesamten Blutkreislauf gelangen.

Vermutlich nimmt die Bioverfügbarkeit von CBD und vermutlich auch von THC und anderen Cannabinoiden mit der Menge des eingenommenen Fetts zu. Wenig Fett wird weniger bewirken als das in dieser Studie ausgiebige englische Frühstück mit Speck, Bratkartoffeln und Eiern.

Kathrin Gebhardt

REZEPTE MIT CBD UND CANNABIS

REZEPTE MIT VEGANER HANFMARGARINE

Medical Cookie ✤	84
Edle Hanf-Nuss-Quadrate ✤✤	85
Tahin Dream Cannabiscookies ✤	86
Vegane Brownies ✤	87
Mary-Jane-Makronen ✤	88
CannaDulcessa ✤✤	89
Pikant: Hanfiges Käsegebäck ✤✤	90
Hanfnuss-Kuchen mit Früchten ✤	91

REZEPTE OHNE BACKOFEN

REZEPTE MIT VEGANER HANFMARGARINE

Hanf-Mandel-Konfekt ✤✤✤	92
Kickball ✤	93
Darwamesk als Konfekt/Raw Food ✤✤	97
Eiskalter Hund ✤	98

REZEPTE MIT CANNABIS-SPEISEÖL

Dattel-Cashewmus-Kipferl ✤	94
Öl-Möhrenkuchen ✤	94
Badener Veganer ✤	95
Exquisite Orientaler ✤	96
Darwamesk ✤✤	98

SÜSSES OHNE ZUCKER

Canna Fudge ✤	100
Hanf-Nuss-Frucht-Kugeln ✤	101

TIERISCHES GEBÄCK FÜR GELIEBTE, ERKRANKTE VIERBEINER

Medizinische Hanf-Hundekekse ✤	102

PIKANTES MIT HANFMARGARINE

Hanfbier Brot ✤	104
Orientalische Hanfmuffins ✤✤	104
Vegane Cannabis Pizzette ✤✤✤	106
Passives Basilikum-Hanf-Pesto ✤	107
Gewürzmargarine-Baguette ✤	107

PIKANTE PASTEN UND MEHR

Aktive Walnuss-Granatapfel-Paste ✤	108
Smen a la Maroc ✤	108
Aktives Pesto Rosso ✤	110
Chutney ✤✤	111
Cannabis-Tomaten-Avocado-Starter ✤	111

Die Anzahl der ✤ zeigt Aufwand und
Schwierigkeitsgrad des Rezepts an:

✤	einfach herzustellen
✤✤	einfach, aber nicht zu unterschätzen
✤✤✤	größerer Zeitaufwand

REZEPTVERZEICHNIS

MUS UND KONFITÜRE

Dulce de leche/
    Milchmarmelade ✤✤   112
Schokomus mit Haschischgruss ✤   112
Eiskonfekt Variation ✤✤   112
Hanf Mango Konfitüre ✤   114

DESSERTS

Veganes Erdbeer Cannamisu ✤✤   116
Veganes Mousse au
    Shit Chocolate ✤✤   118

DESSERTSOSSEN

Warme Erdbeeren- oder Kirschen-
    sauce mit Cannabis ✤   119
Warme Schokoladensauce
    mit Cannabis ✤   119
Kalte Schokoladensauce
    mit Cannabis ✤   119

FLÜSSIGES MIT CANNABIS

Smoothies/Oldschool: Shake!   120
Canna-Mango-Lassie ✤   114
Aktiver Obst-Shake ✤   120
Aktiver Karotten-Shake ✤   122
Passiver Hanf-Saft
    von frischen Pflanzen ✤   122
Aktiver Gemüse-Shake ✤   123
Cannabis-Sirup ✤✤   124
Hanf-Apfelessig ✤   124

CANNABIS-TINKTUREN UND -EXTRAKTE

Alkoholfreie Glyzerin-Cannabis-
    Tinktur ✤   126
Einfache, alkoholhaltige Tinktur
    (50 ml) ✤   128
Anwendung nach der
    Bachblüten-Therapie ✤   128
Erwärmte Alkoholhaltige Tinktur
    als Low-Budget-
    Destillation ✤✤   129
Alkoholhaltiger Cannabis-
    Extrakt-/-Öl aus
    Nutzhanfblüten ✤✤✤   130

BERAUSCHEND GUTE HAUTPFLEGE

Cannabis-Massageöl ✤✤   143
Express Canna Creme ✤   144
Cannabis Gel ✤✤   144

WEITERE ANWENDUNGSFORMEN

Herstellung von eigenen
    medizinischen Kapseln ✤✤✤   146
Cannabis Zäpfchen ✤✤   147

EINFÜHRUNG

Mit den hier dargestellten Rezepten berichte ich aus meiner freien Feld- und Versuchsküche rund ums Backen und Kochen mit Hanf. Es geht mir darum, Patienten, die sich bereits mit Cannabis selbst medikamentieren, eine Auswahl von kulinarischen Anwendungsmöglichkeiten sowie eine kleine Palette zur Herstellung von Wellnessprodukten aufzuzeigen, um so deren Alltag zu verbessern.

In der Küche verwende ich eine vierundzwanzig Stunden lang gekochte Nutzhanf- und Medizinalhanf-Butter (daher: Slow-Butter). Um sich jedoch an eine möglichst individuelle Dosierung heranzutasten, benötigt es zuvor ein wenig Fachkunde. Auf www.leafly.com können für einige Krankheitsbilder, die von amerikanischen Usern empfohlenen Strains mittels einer Suchmaschine aufgelistet werden. Auch in Deutschland dürfte es hoffentlich bald (nicht nur) für Patienten möglich sein, individuell gewählte Sorten straffrei anzubauen.

Beginnen wir diesen Abschnitt also mit einigen Hinweisen und Anmerkungen zur Verwendung von Nutzhanf, medizinischem Cannabis und Haschisch in der Küche.

Zur Dosierung

Der größte Vorteil von CBD gegenüber THC ist: Es kann nicht überdosiert werden, und auch geringe Mengen CBD aus Faserhanf in Form einer gekochten Butter oder Margarine nach dem Slow-Butter-Verfahren sowie auch Extrakte können schon einen erstaunlichen Effekt haben. Um ein Produkt mit einem möglichst hohen CBD-Gehalt herzustellen, wird ein entsprechend CBD-reiches Ausgangsmaterial benötigt. Auch ein Mix aus Passiv- und Aktiv-Cannabis war bei vielen Rezepten eine gelungene Lösung.

Überraschende Erkenntnis

Wenn die THC-haltige Haschisch-Express-Butter zur Hälfte in den einzelnen Rezepten mit der Hanfmargarine Slow-Butter (1:1) ergänzt wird, ergibt sich eine Art Booster (verstärkender Effekt). Die Kekse sind dann um etwa ein gutes Viertel potenter, was den Entspannungsgrad angeht, obwohl der THC-Anteil beim Nutzhanf in der EU nur 0,2 Prozent beträgt. Warum das so ist, wie verschiedene Cannabinoide und Terpene interagieren, können nur weitere Forschungen beantworten.

Hilfe bei zu starken THC-Rauschzuständen

CBD hat einen ausgleichenden Effekt auf durch THC hervorgerufene Rauschzustände. Einige Niederländische Coffeeshops halten CBD-Tropfen quasi als Notfalltropfen präventiv dafür bereit.

Weedcycling

In Speiseöl ausgekochte THC-haltige Cannabisreste nicht wegwerfen! Sie können z. B. noch für Hundekekse oder zum Anbraten von Gemüse verwendet werden. Diese bitte kühl lagern, wenn sie nicht gleich verwendet werden.

Erst Inhalation, dann Extraktion

Bei 160 bis 180 Grad vaporisiertes THC-haltiges Cannabis kann auch nach zwei Runden Gebrauch zu Hanfmargarine, -butter, Cannabis-Speiseöl etc. weiterverarbeitet werden. Bestimmt sind noch ungenutzte Cannabinoide und Terpene enthalten, die zum Wegwerfen einfach zu schade sind.

Decarboxylierung

Cannabinoide werden insbesondere bei Lagerung über Raumtemperatur und bei erhöhter Lichteinstrahlung zu unwirksamen Verbindungen abgebaut. UV-Bestrahlung beschleunigt den Abbau der Cannabinoide. Cannabisprodukte werden daher langfristig am besten im Dunkeln und nicht über Raumtemperatur gelagert.

In einer umfangreichen Untersuchung in den Siebziger Jahren wurde bei der Lagerung von geernteten Hanfblättern im Trockenen und Dunkeln bei einer Temperatur von 5 Grad Celsius innerhalb von 47 Wochen eine Abnahme des THC-Gehalts von nur 7 Prozent ermittelt. Bei einer Lagerung bei Raumtemperatur (20 Grad) stieg diese Quote auf 13 Prozent. Bei zusätzlichem Lichteinfall vergrößerte sich der Verlust um nahezu das Dreifache auf 36 Prozent.

In fein pulverisiertem Material werden die Cannabinoide schneller abgebaut als in grob gerebeltem. Dies wird bei fein pulverisiertem Material auf die Zerstörung der Drüsenkammern zurückgeführt, in denen sich die Cannabinoide befinden und als natürlicher Schutz wirken. Als unversehrtes Kraut (Blüten) hält sich Cannabis sehr gut, da die Drüsenkammern noch intakt sind.

Um das THC und CBD zu aktivieren, muss es decarboxyliert werden, wenn es

- zur kalten Extraktion und in Tinkturen weiterverwendet wird
- direkt in fertige Speisen gerührt werden soll, oder
- frisch geerntet wurde

Decarboxylierung von kleinen Mengen, z. B. für Tinkturen, ohne einen Backofen zur Verfügung zu haben:

- den Vaporizer auf 190 Grad einstellen
- fünf Atemzüge der fein gemahlenen Blüten inhalieren
- das in der Füllkammer befindliche Pflanzenmaterial mit einem Stab wenden
- dann weitere fünf Atemzüge nehmen

Das Pflanzenmaterial hat nun eine krispe Beschaffenheit und kann in ein Schraubglas gegeben werden, um es mit Alkohol zu begießen.

Bei einer Weiterverarbeitung zu

- Hanfbutter oder veganer Hanfmargarine
- Hasch-Butter und
- Extrakten, die erhitzt werden

kann auf die Decarboxylierung verzichtet werden, da ein doppeltes Erhitzen zum Verlust von Terpenen etc. führt.

Fettlöslichkeit/Lipophilie

Da THC lipophil ist, kann es gut in fettreichen Nahrungsmitteln verarbeitet werden, die gleichzeitig auch Geschmacksträger sind, wie auch die Aufnahme und Verwertung von fettlöslichen Vitaminen und Aromastoffen verbessert wird. Fettliebende Substanzen sind meistens gleichzeitig wasserunlöslich.

Solubilisierung

Sollen Cannabisharze effizienter bzw. zu einem höheren Prozentsatz in Getränken verfügbar sein, muss die Löslichkeit durch das Hinzufügen eines Emulgators, z. B. in Form von Butter, Rahm, Hanfmargarine oder Vollmilch, erhöht werden. Auch Produkte wie Lecithol und Hula Solution können dafür verwendet werden.

Hanfharze – Welche Sorten sind geeignet?

Helle Harze (marokkanische und libanesische Sorten) sind gut geeignet. Dunkle Harze (afghanische, nepalesische und z. T. pakistanische Sorten) sind schlechter im Fett aufzulösen. Zudem haben sie einen eher sedierenden Charakter und wären dann in erster Linie als Schlaf-kekse geeignet.

THCA => THC / CBDA => CBD	Backofentemperatur (vorgeheizt)	Zeit
Frisches Cannabis*		
1. Schritt: Decarboxylierung	150–160 Grad	15-20 Minuten
2. Schritt: Backen	200 Grad oder je nach Rezept	10-50 Minuten je nach Rezept
2 bis 3 Monate getrocknetes Cannabis		
1. Schritt: Decarboxylierung	Nicht nötig	
2. Schritt: Backen	200 Grad oder je nach Rezept	10-50 Minuten, je nach Rezept
Haschisch		
1. Schritt: Erweichen zum Auflösen im Fett	70 Grad	5-10 Minuten, je nach Haschischsorte
2. Schritt: Backen	200 Grad	10-50 Minuten je nach Rezept

* Gut besonntes Outdoor- bzw. Cannabis aus Indoorproduktion (Lampengras) muss vor der Zubereitung zu Hanfbutter/Hanfmargarine nicht im Backofen erhitzt werden.

Die Temperatur im Gebäckinneren beträgt ungefähr 110 Grad bei einer Backofentemperatur von 200 Grad.

Dosierung von THC-haltigen Produkten

Die folgenden Angaben beziehen sich auf Haschisch und Cannabis aus Indoor-Produktion mit einem THC-Gehalt von 8 bis 16 Prozent. Bei Outdoor-Sorten mit einem THC-Gehalt von 4 bis 8 Prozent ist die Menge entsprechend zu erhöhen, bei besonders potenten Cannabissorten entsprechend zu verringern. Die Grenze für das Auftreten leichter psychotroper Effekte liegt bei 0,2 bis 3 mg THC pro Kilogramm Körpergewicht. Bei einem 50 kg schweren Menschen wären dies 10 bis 15 mg THC, bei einem 80 kg schweren 16 bis 24 mg THC. Bei einer THC-Konzentration von 8 Prozent erreicht ein 50 kg schwerer Mensch diese Grenze mit etwa 0,1 bis 0,2 Gramm Marihuana bzw. Haschisch, ein 80 kg schwerer Mensch mit 0,2 bis 0,3 Gramm. Konsumenten mit Erfahrung können größere Mengen konsumieren. Einsteiger sollten diese Menge beim ersten Mal nicht überschreiten, um nicht von einem bewusstseinsveränderten Zustand überrascht zu werden.

Dosierungstabelle für Marihuana und Haschisch

bei einem THC-Gehalt von 8 Prozent*:

Wirkung	Körpergewicht				
	50 kg	60 kg	70 kg	80 kg	90 kg
Leicht 0,2 - 0,3 mg THC pro kg Körpergewicht	0,13 g – 0,19 g	0,15 g – 0,22 g	0,18 g – 0,27 g	0,20 g – 0,30 g	0,23 g – 0,34 g
mittel bis stark 0,4 - 0,6 mg THC pro kg Körpergewicht	0,26 g – 0,38 g	0,30 g – 0,44 g	0,36 g – 0,54 g	0,40 g – 0,60 g	0,46 g – 0,68 g

* Bei einem höheren bzw. niedrigeren THC-Gehalt ist entsprechend höher oder niedriger zu dosieren.

Übersicht und Vorkommen der wichtigsten Cannabinoide

	THC	THCV	CBD	CBC	CBG	CBN
Vorkommen Nutzhanf	(-0,2 %*)	Nein	Ja	Ja	Sehr viel	Ja
Vorkommen Med. Hanf	Ja	Ja	Ja	Ja	Wenig	Ja
Siedepunkt	157°C	220°C	160-180°C	220°C	52°C	185°C

* in der EU

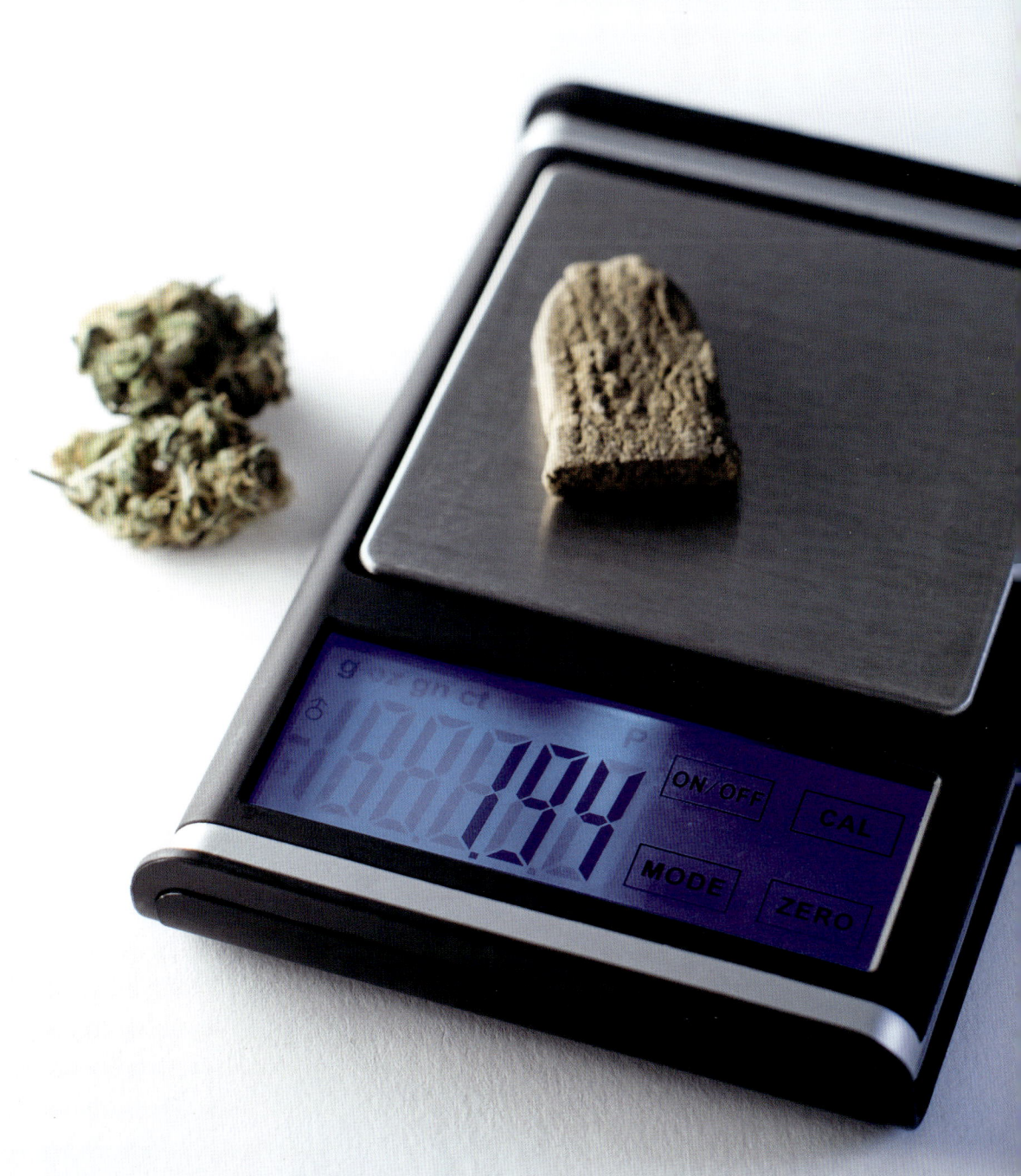

HANFBUTTER/HANFMARGARINE

Express-Butter/Hanfmargarine

Wird in erster Linie auf den berauschenden Teil, genauer auf das THC Wert gelegt, reicht es aus, die gemahlenen Anteile im gewählten Fett über einen Zeitraum von 5 bis 10 Minuten auf etwa 85 Grad zu erhitzen.

Slow-Butter/Hanfmargarine

Bedeutet mehr, als nur das THC auf die Schnelle aus dem Hanf in die Butter/Hanfmargarine zu infundieren (eindringen zu lassen). Insbesondere Patienten, die nicht nur auf die berauschende Wirkung fixiert sind, haben die Möglichkeit auch mit legalen Hanfblüten (getestete Sorte: Kompolti 0,2 Prozent THC, 1,4 Prozent CBD) ihre Medizin selbst zuzubereiten. Es benötigt zwar etwas Zeit, das Ergebnis wirkt aber überzeugend, da mehr Cannabinoide und Terpene enthalten sind.

Erstmalig las ich auf dem Leafly-Blog (www.leafly.com/news/lifestyle/recipe-how-to-make-basic-cannabutter) davon, dass das Erhitzen über einen langen Zeitraum, bei gleichzeitig niedrig gewählter Temperatur verhindern kann, dass einige Cannabinoide, Terpene (ätherische Öle), bzw. Monoterpenoide durch zu langes und zu starkes Erhitzen verdampfen oder verbrennen. Daher sollte die Temperatur, wenn ein größtmögliches Spektrum der Cannabispflanze zur Verfügung stehen soll, bei 100 bis 150 Grad liegen.

Vorbereitungen zum Kochen der Hanfbutter

Die THC-freien Blüten ergaben bei 100 g stark versamten Blüten, 55 g Blattware und 30 g Hanfsamen. Es dauerte einige Zeit, die Blüten, Blätter und Samen von den Stielen abzuziehen. Danach musste noch die Blattware von den Samen getrennt werden. Dazu eignet sich besonders gut ein gröberes Sieb, welches die Samen nicht durchlässt. Die gut getrocknete Blattware sollte sehr feingemahlen bzw. zerrieben werden, so lässt sie sich dann auch gut absieben. Die optimale Pflanzenmaterialpartikelgröße liegt bei etwa 1,5 mm.

Die Firma Hanf-Zeit bietet auch Ganja Räucherhanf (ohne Blütenstaub), eine Art Hanfmehl an; dieser kann sofort zum Kochen von Hanfbutter verwendet werden.

Einfacher ist die Verarbeitung zur Hanfbutter natürlich mit reiner blatt- und samenfreier Blütenware. Bei gut getrockneten THC-haltigen Blüten können auch die Stängel mit fein gemahlen werden und dann nach dem Kochen abgesiebt werden. Gerade bei größeren Mengen geht dies schneller. Die z. T. stark mit Pflanzenharz bedeckten Stängel können die Ausbeute so noch vergrößern.

Bei Butter ist als Ausgangsbasis eine Ghee-Butter notwendig, da durch die lange Kochzeit das Milcheiweiß sonst verbrennen würde. Ghee-Butter ist zudem länger haltbar und bekömmlicher, falls jemand unter einer Lactoseintoleranz leidet. Besser jedoch ist es, gleich vegane Margarine zu verwenden, es spart Zeit, Geld und Ressourcen. Ghee-Butter kann bis 205 Grad erhitzt werden. Margarine und normale Butter sollten nicht höher als 150 Grad erhitzt werden!

Geklärte Butter kann selbst hergestellt werden. Das erfordert jedoch etwas Zeit und Geduld. Bei 250 g Butter ist ein Verlust von max. 80 g Milcheiweiß und Wasser einzukalkulieren (der abgesonderte Teil kann für Gemüse o. ä. möglichst in den nächsten Tagen verwendet werden). Dafür wird die Butter in einem Topf erwärmt; wenn sie anfängt zu schäumen, wird der Milcheiweißschaum mit einer Schaumkelle abgeschöpft. Dieser Ablauf wird so lange wiederholt, bis kein Schaum mehr auf der Oberfläche auftritt und auch das restliche Wasser verdunstet ist. Wenn nicht so viel Zeit ist, kann fertig geklärte Butter als Ghee im Asiashop oder auch als Butterfett/Butterschmalz im Supermarkt erworben werden.

Nützliche Helfer

Um die Hanfbutter/Hanfmargarine im Slow-Butter-Verfahren möglichst sicher herzustellen ist ein Schongarer (de.wikipedia.org/wiki/Schongarer) – auch Slow Cooker oder Crockpot genannt – empfehlenswert. Damit wird das Anbrennen der Hanfbutter, auch ohne Umrühren, vermieden. Das Gerät hat einen geringen Energieverbrauch, was bei einer empfohlenen Kochzeit von 8 bis 24 Stunden auch wünschenswert ist. Alle Geräte haben nur ein acht Stunden andauerndes Programm. Wenn die Slow-Butter 24 Stunden gekocht werden soll, muss in den zwei Pausen 1 EL destilliertes Wasser nachgefüllt und auch einmal umgerührt werden, da durch das Öffnen des Deckels Wasserdampf entweicht.

Selbstverständlich kann auch ein normaler Topf verwendet werden, nur muss dann öfter umgerührt und somit etwas mehr Wasser zugegeben werden.

Grundrezept Express-Butter/Hanfmargarine

1. Schritt
Zuerst das gut getrocknete Cannabis feinhäckseln und in einem Drittel der geschmolzenen Fettmenge 5 bis 10 Minuten simmern lassen. Je nach Geschmack die Pflanzenanteile absieben, wenn z. B. die Stängel mit verwendet wurden. Wenn ausschließlich feine Blüten verwendet wurden, ist ein Absieben nicht notwendig. Mit der restlichen Fettmenge auf etwa 40 Grad herunterkühlen.

2. Schritt
Wie im Rezept beschrieben, weiterverwenden.

GRUNDREZEPT

SLOW-BUTTER/HANFMARGARINE

500 g ungesalzene
Ghee-Butter
(ergibt etwa
480 g Weed-Butter)
oder
vegane Margarine,
Palmkernfett
verwenden.

250 g destilliertes
oder stilles Wasser
+ je 5 g Wasser
zum Nachfüllen
in den Pausen

THC-haltig:
30 g fein gemahlene
Cannabisblüten
oder
100 g fein gemahlene
Knippreste/Blätter

Nutzhanfblüten:
100 bis 150 g fein gemahlene
Pflanzenteile,
keine Samen.

Der Pflanzenanteil kann natürlich auch höher sein, dafür muss der Wasseranteil ebenso etwas erhöht werden. Bei der Wahldosierung in den Rezepten dann entsprechend die Stärke berücksichtigen.

1. Schritt
Zuerst das Cannabis gegebenenfalls bei 105 Grad 10 bis 20 Minuten im Backofen auf mittlerer Schiene decarboxylieren. Ist das Cannabis trockener, dann entsprechend kürzer, ist es frischer, länger im Backofen lassen.

2. Schritt
Das Pflanzenmaterial in das aufgelöste Fett geben, das Wasser hinzufügen und gut verrühren. Mit dem Deckel verschließen und im Schongarer mit der Schongarfunktion No. 1, auf 103 Grad für acht Stunden dreimal durchkochen lassen.

3. Schritt
Die fertig gekochte Hanfbutter/Hanfmargarine ein wenig auskühlen lassen, durch ein feines Haarsieb gießen. Die Pflanzenteile mittig auf ein feinmaschiges Küchentuch platzieren, die Zipfel zusammenlegen, mit einer Hand festhalten und drehen, um so das restliche Fett auszupressen. Die ausgekühlte Slow-Butter/Margarine mindestens sechs Stunden in den Kühlschrank stellen.

4. Schritt
Wenn sie gut durchgekühlt ist, setzt sich das Wasser nach unten ab. Nun den Fettkuchen mit einem Messer vom Rand trennen und als Ganzes herausnehmen, in einen Topf legen und bei kleiner Flamme noch einmal verflüssigen, gut umrühren, da sich unten die Harze konzentrieren. Danach portionsweise in Gläser o. ä. gießen. Im Gefrierfach hält das Produkt sehr lange frisch oder kann gleich im Rezept weiterverarbeitet werden. Das Kochwasser bitte weggießen!
Die abgesiebten, restlichen Pflanzenteile können noch einmal mit Wasser und Tee zu einem indischen Chai gekocht werden.

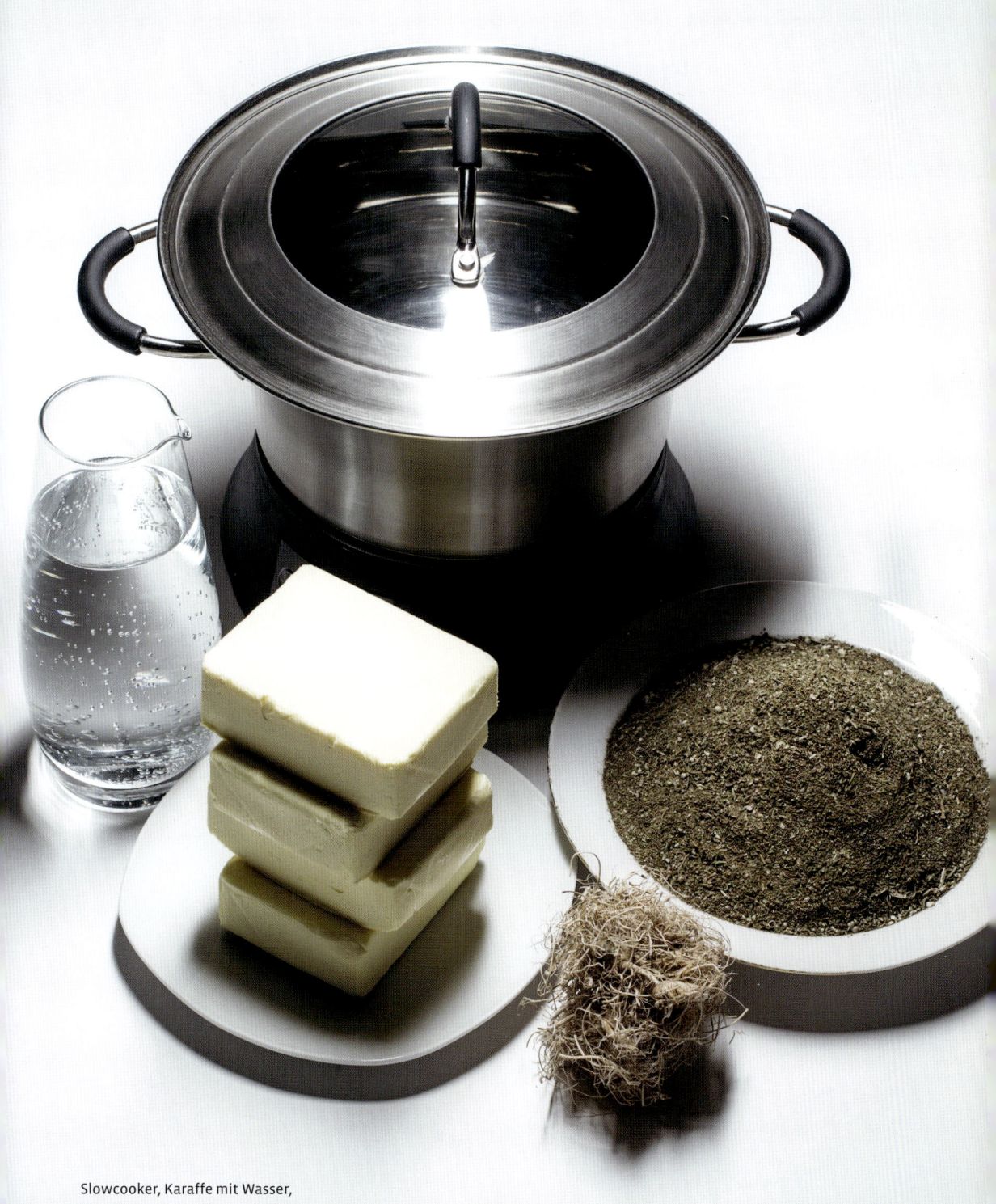

Slowcooker, Karaffe mit Wasser,
vegane Margarine, feingemahlene
Pflanzen- und Wurzelteile

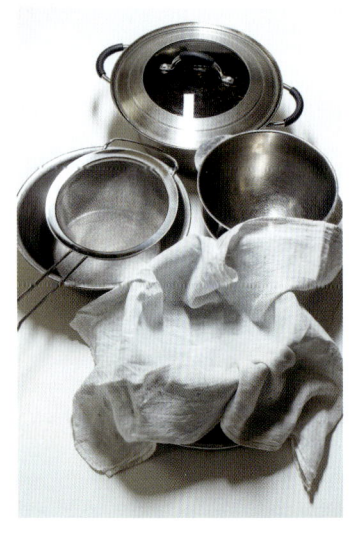
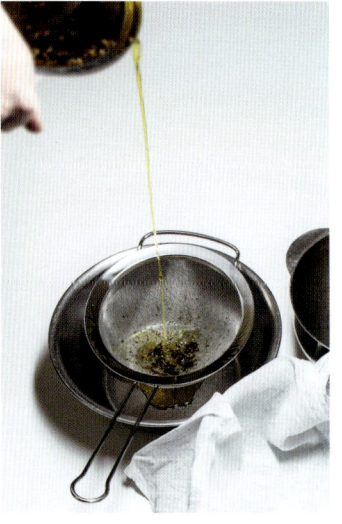
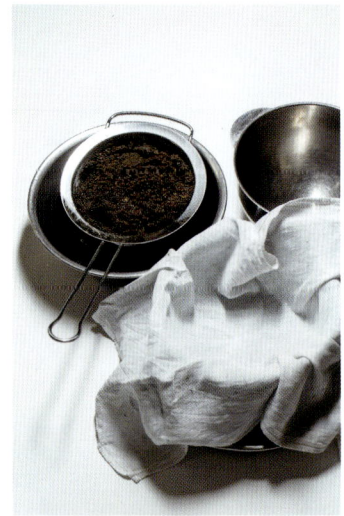

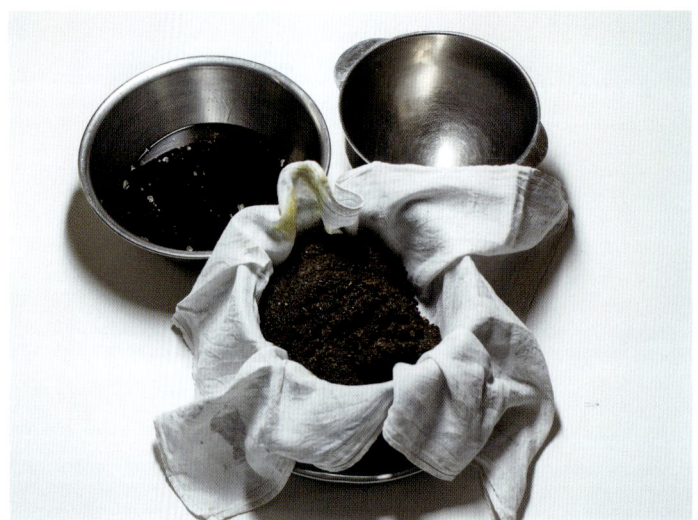
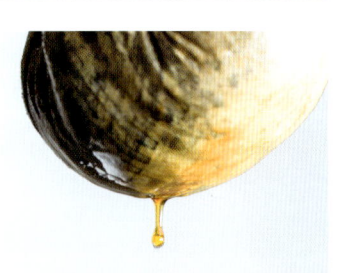

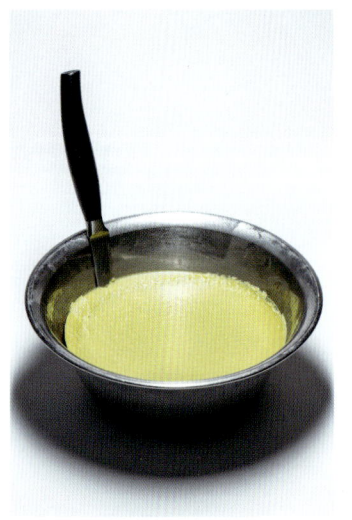
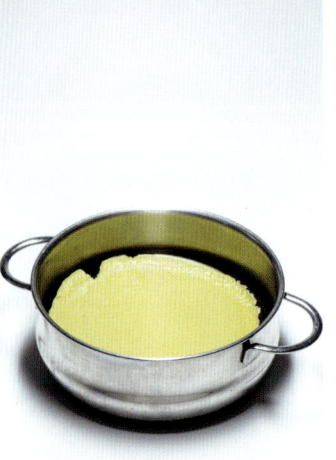
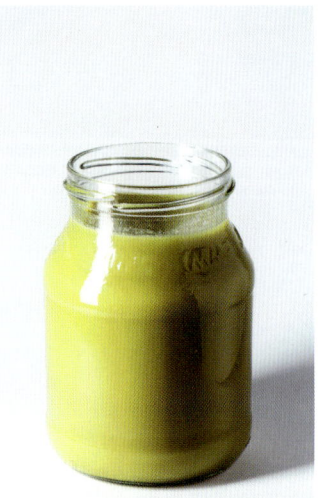

HANFBUTTER-VARIANTEN FÜR SLOW-BUTTER

Mit Cannabis oder Brennnesselwurzel. 5 bis 10 g (pro Kilo Fett)

Gut gereinigte, mit kaltem Wasser gewaschene und getrocknete Cannabis- oder Brennesselwurzel möglichst feingehäckselt zu den Pflanzenteilen in das flüssige Fett zum Auskochen geben.

Seit Jahrtausenden werden nicht nur Kraut, Blüten und Harz, sondern auch die heilsamen Cannabiswurzeln in der Volksheilkunde sehr geschätzt, denn sie enthalten zahlreiche Wirkstoffe, die medizinisch wertvoll, insbesondere gegen Schmerzen, sein können.

Der Sensiseeds Blog hat den Cannabiswurzeln einen Artikel gewidmet:
www.sensiseeds.com/de/blog/im-fokus-die-cannabiswurzeln

Verwendung von Olivenöl und anderen Ölsorten zur Herstellung von Cannabis-Speiseöl

Zur Verwendung in pikanten Gebäcken, Salatsaucen oder Gemüseshakes ist Olivenöl geschmacklich gut geeignet. Für die Verwendung in süßen Gebäcken, bevorzuge ich jedoch Hasel-, Mandel-, Distel- oder Kokos-Öl. Der kleine Nachteil vom Cannabis-Speiseöl ist, dass sich die Harze und feinen Pflanzenpartikel nach einer Weile auf dem Flaschenboden absetzen. Daher immer vor der Verwendung kurz schütteln oder noch einmal kurz in ein warmes Wasserbad stellen, dann löst und verteilt sich wieder alles. Nur bei Kokos-Öl verhält es sich anders, da es bei 25 Grad eine feste Konsistenz hat.

Um ein mit Cannabis infundiertes Speiseöl herzustellen, wird ein Behälter benötigt, der die Temperatur um die 100 Grad hält. Das Öl im Wasserbad erreicht so nur eine Temperatur von maximal 73 Grad. Zur Durchführung ist entweder ein Crockpot geeignet oder, wenn es ganz genau sein soll, ein mit digitaler Temperaturüberwachung kontrolliertes Wasserbad, in dem das Öl-Pflanzengemisch in einem Topf zwei Stunden lang ausgeköchelt wird.

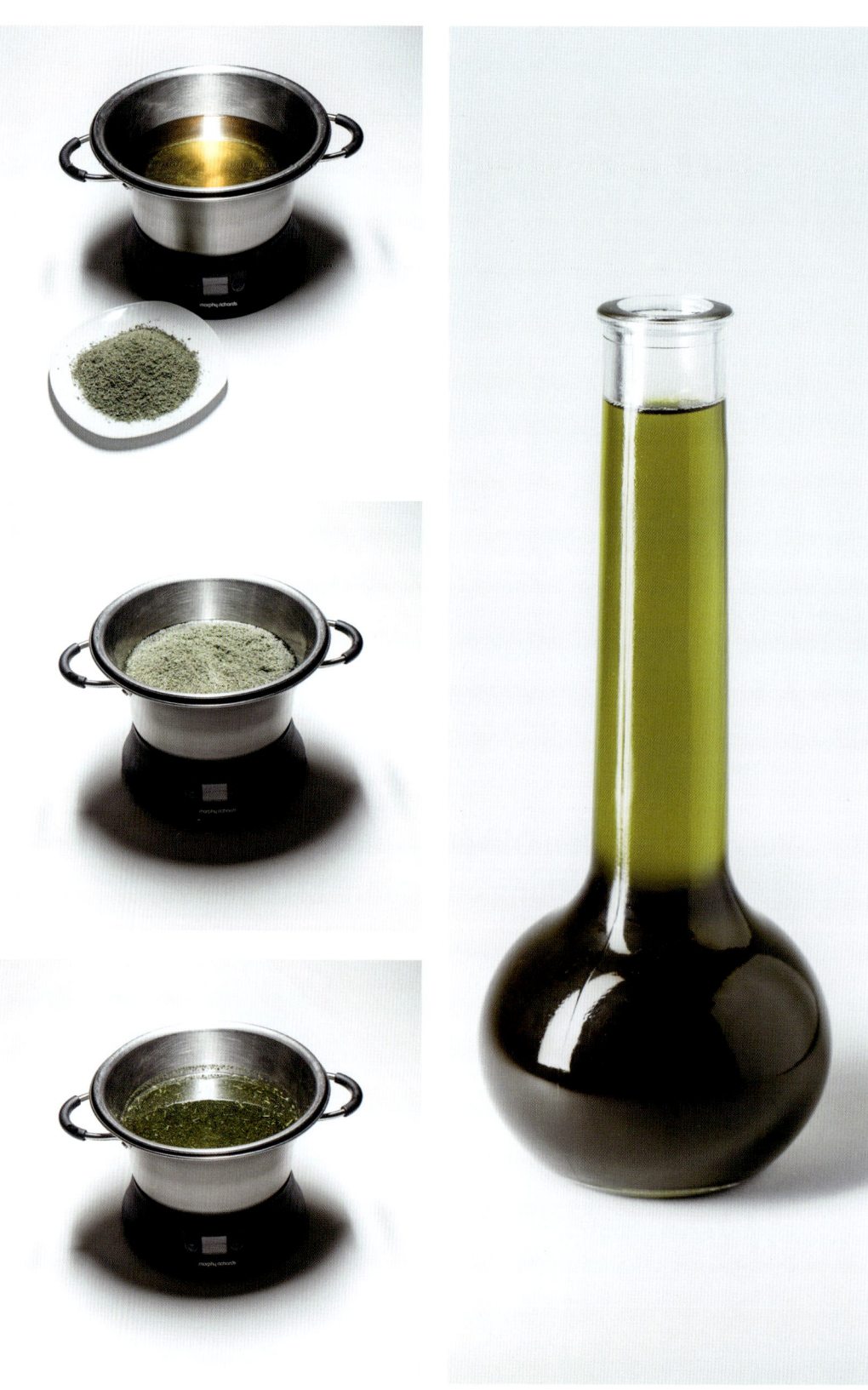

GRUNDREZEPT

CANNABIS-SPEISEÖL VON NUTZHANFBLÜTEN

1 l Öl
60 g fein gemahlene
    Cannabisblüten oder
180 g fein gemahlene Blätter

1 Liter Öl nach Wahl im Wasserbad auf knapp 100 Grad über zwei Stunden erhitzen. 60 g fein gemahlene Cannabisblüten oder 180 g fein gemahlene Blätter hinzugeben.

GRUNDREZEPT

CANNABIS-SPEISEÖL VON MEDZINALHANFBLÜTEN

1 l Öl
20 g fein gemahlene
    Cannabisblüten oder
60 g feingemahlene
    Knippreste/Blätter

1 Liter Öl nach Wahl im Wasserbad auf 100 Grad über 90 Minuten erhitzen. 20 g fein gemahlene Cannabisblüten oder 60 g feingemahlene Knippreste/Blätter hinzugeben.

Zudem lohnt es sich hier, auch die gemahlenen Stängel, welche auch mit Pflanzenharz versehen sind, zu verwenden. Nach dem Kochen die Pflanzenteile absieben. Wenn das Öl ausgekühlt ist, mithilfe eines Trichters in eine dunkle Flasche gießen und bei kühler Zimmertemperatur lagern.

Zur Weiterverwendung in pikanten Gebäcken, Salatsaucen oder Gemüseshakes ist Olivenöl geschmacklich gut geeignet. Für die Verwendung in süssen Gebäcken, bevorzuge ich jedoch Hasel- Mandel- Distel- oder Kokosöl (muss aber zuvor verflüssigt werden, da es bei 25 Grad eine feste Konsistenz hat). Der kleine Nachteil vom Cannabis Speiseöl ist, dass sich die Harze, feine Pflanzenpartikel nach einer Weile auf dem Flaschenboden absetzen. Daher immer vor der Verwendung schütteln oder noch einmal kurz in ein warmes Wasserbad stellen, dann löst und verteilt es sich wieder besser.

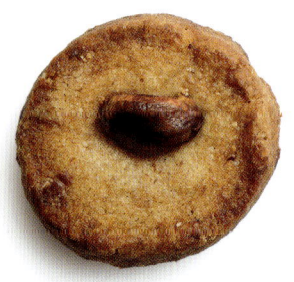

MEDICAL COOKIE 🍁

Ergibt etwa 60 Stück

100 g Rohrohrzucker
180 g Hanfmargarine
2 EL geschrotete Leinsamen
mit 60 ml
heißen Wasser
für Ei-Ersatz
200 g Vollkornmehl,
150 g Dinkelmehl (630)
Etwas Limettensaft,
2 EL Vanillezucker,
2 Prisen Meersalz

ZUM GARNIEREN:
Ahornsirup,
Mandeln
o. ä.

Zuerst den Ei-Ersatz herstellen: Leinsamen mit dem heißen Wasser vermischen und schaumig schlagen.

Den Ei-Ersatz mit der Hanfmargarine, dem Zucker und den Gewürzen gut verrühren.

Abschließend das Mehl kurz unterkneten. Sollte der Teig noch zu weich sein, ggf. noch etwas mehr Mehl hinzufügen, bis der Teig homogen ist.

Den Teig in zwei Hälften teilen und zu langen Würsten mit 5 cm Durchmesser rollen. Danach in Backpapier einrollen und zwei Stunden kühlstellen.

Jede Rolle in 30 Scheiben schneiden und auf ein mit Backpapier ausgelegtes Backblech legen. Im kurz auf 190 Grad vorgeheizten Backofen auf mittlerer Schiene 10 Minuten goldgelb backen.

Für die Garnierflüssigkeit 2 EL Ahornsirup mit 2 EL Wasser verrühren, mit einem Pinsel bestreichen, eine halbierte Mandel oder Walnuss belegen und leicht eindrücken.

Ggf. nach dem Backen mit einer Tinktur-Glasur versehen. Dafür 3 EL Tinktur mit 100 g Puderzucker verrühren und das ausgekühlte Gebäck damit bestreichen.

Anmerkung: Ohne Ei-Ersatz sind die veganen Mürbeteigplätzchen wesentlich zarter, als die mit normaler Butter gebackenen Kekse. Durch die Leinsamen werden die Plätzchen schön knackig, genau wie die mit Eiern.

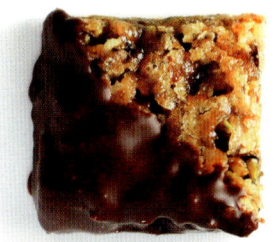

EDLE HANF-NUSSQUADRATE

Ergibt etwa 80 Stück

Teig:
2 EL geschrotete Leinsamen
    mit 60 ml
    heißem Wasser
    für Ei-Ersatz
120 g Hanfmargarine
100 g Rohrohrzucker,
1 Pck. Vanillezucker
2 Prisen Meersalz,
1 EL Limettensaft
300 g Dinkelmehl (630)
1 TL Natron

**ZUM BESTREICHEN
DES TEIGES:**
200 g Aprikosenkonfitüre

BELAG:
200 g Rohrohrzucker
2 EL Vanillezucker,
2 Prisen Meersalz,
1 Msp. Zimt
180 g Hanfmargarine
5 EL Hafermilch
1 Msp. Natron
    (Gerinnungshemmer)
100 g gehackte Mandeln
100 g gehackte Haselnüsse
50 g gemahlene Hanfsamen,
50 g ganze Hanfsamen
100 g grob gemahlene
    Pistazien

Zuerst den Ei-Ersatz herstellen: Leinsamen mit dem heißen Wasser vermischen und schaumig schlagen.

Den Ei-Ersatz mit der Hanfmargarine, Zucker, Gewürzen vermischen und verrühren. Abschließend das Mehl mit dem Natron zu einem glatten Teig verkneten.

Den Teig gleichmäßig auf einem mit Backpapier ausgelegten Backblech verteilen und andrücken. Oder mit dem Nudelholz ausrollen.

Danach mit der Aprikosenkonfitüre bestreichen.

Für den Belag die Hafermilch in einen Topf geben und mit der Hanfmargarine erhitzen. Nun den Zucker, Vanillezucker, die Gewürze und Natron dazugeben, aufkochen und unter gelegentlichem Rühren bei geringer Hitze 8 Minuten köcheln lassen. Den Topf vom Herd nehmen.

Die Nussmischung unterrühren und die Masse auf dem Teig gleichmäßig verteilen.

Im kurz vorgeheizten Backofen, auf mittlerer Schiene bei 160 Grad für 25 bis 30 Minuten hellbraun backen.

Die noch lauwarme Nussplatte in 3,5 x 3,5 cm große Quadrate schneiden.

TIPP: Wer Zeit hat und noch etwas Hüftgold vertragen kann, bepinselt die Rückseite der ausgekühlten Quadrate oder taucht sie diagonal in temperierte Kuvertüre oder fertige Schokoglasur.

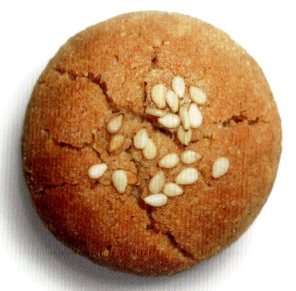

TAHIN DREAM CANNABISCOOKIES 🌿

Ergibt etwa 80 bis 90 Stück

200 g Hanfmargarine (ein
geringer Teil davon aktiv)
1 EL Limettensaft
2 Prisen Meersalz
80 g Rohrohrzucker
80 g Ahornsirup
20 g Vanillezucker
200 g Tahin/Sesampaste
250 g Dinkelmehl (630)
50 g Dinkelvollkornmehl
1 gehäuften TL Natron

ZUM GARNIEREN:
10 g Sesamkörner

Dieses Rezept möchte ich der vorbildlichen Cannabisfarm Tikum Olam (www.tikunolam.com) widmen, die die israelischen Patienten verantwortungsvoll mit medizinischem Cannabis und u. a. auch mit diesem Gebäck versorgt.

Das zimmerwarme Fett mit den Gewürzen und dem Süßanteil aufschlagen, danach die Sesampaste unterrühren.

Zum Schluss die Mehlmischung unterkneten.

Aus dem Teig zwei bis drei 30 cm lange Würste von 1,5 cm Durchmesser rollen. Eine Stunde kühlstellen.

Nun 1 cm große Stückchen schneiden. Daraus Kugeln formen und auf mit Backpapier ausgelegte Bleche legen, leicht andrücken, mit Wasser bepinseln und mit Sesamsamen bestreuen.

Im kurz vorgeheizten Backofen auf mittlerer Schiene bei 170 Grad in 15 Minuten goldbraun backen.

TIPP: Der Teig kann auch zu einem Rechteck geformt oder in kleine Würfel geschnitten werden.

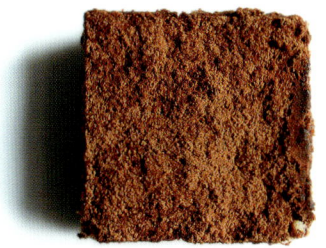

VEGANE BROWNIES ✿

Ergibt etwa 30 Stück

Für ein 36 x 30 cm großes
tiefes Backblech

250 g Zartbitterschokolade
300 g Hanfmargarine
3 EL geschrotete Leinsamen
mit 90 ml heißem Wasser für
Ei-Ersatz
200 g Rohrohrzucker oder
200 g Ahornsirup
1 EL Vanillezucker
2 Prisen Meersalz
Etwas Zimtpulver
200 g gehackte Mandeln oder
andere Nüsse
225 g Mehl (630)
½ TL Natron

FAKULTATIV:
75 g kandierten, gehackten
Ingwer

ZUM GARNIEREN:
etwas Kakaopulver

Die Schokolade im Wasserbad schmelzen.

Das weiche Hanffett mit dem Süßanteil, dem Vanillezucker und
den Gewürzen verrühren.

Die geschroteten Leinsamen mit dem heißen Wasser schaumig
schlagen und unter die Fettmasse rühren.

Nach und nach die flüssige, lauwarme Schokolade hinzugeben.

Die Masse sollte nicht mehr warm sein, wenn das mit Natron,
Nüssen und eventuell Ingwer vermischte Mehl kurz unterge-
rührt wird.

Die Masse auf ein mit Backpapier ausgelegtes Backblech gleichmäßig verteilen.

Auf mittlerer Schiene in den kalten Backofen schieben und bei
180 Grad etwa 25 Minuten backen.

Nach dem Auskühlen mit Kakao bestäuben.

Anschließend in 6 x 5 cm große Stücke einteilen.

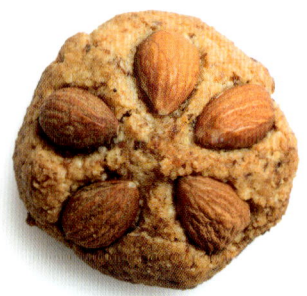

MARY-JANE-MAKRONEN ✿

Ergibt etwa 40 Stück.

3 EL geschrotete Leinsamen
    mit 90 ml
    heißes Wasser
    für Ei-Ersatz
50 g Hanfmargarine
180 g Marzipanrohmasse
50 g Rohrohrzucker
20 g Vanillezucker
2 Prisen Meersalz
3 EL Orangensaft
Etwas geriebene
    Orangenschale
100 g Kokosraspeln
100 g gemahlene Mandeln
35 g Speisestärke/
    Kartoffelmehl
1 TL Natron

Mehlfrei!

Die geschroteten Leinsamen mit dem heißen Wasser schaumig schlagen.

Die Marzipanrohmasse mit dem Fett weichkneten, sodass keine Stückchen mehr zu sehen sind, im Anschluss mit dem Ei-Ersatz verrühren.

Nun die Gewürze, Orangensaft und den Zucker unterrühren.

Die Kokosraspeln, gemahlene Mandeln, Speisestärke und das Natron vermischen, abschließend untermengen.

Um die leicht klebrige Masse besser verarbeiten zu können, zum Anfeuchten der Hände und für den Löffel eine Schüssel Wasser bereitstellen.

Mit einem Esslöffel die Masse portionsweise auf Bleche setzen und mit Mandeln garnieren.

Im kurz vorgeheizten Backofen bei 160 Grad auf mittlerer Schiene 20 Minuten hellbraun backen.

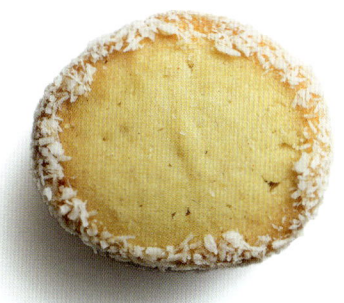

CANNADULCESSA 🌿🌿

Ergibt etwa 28 Stück

180 g Hanfmargarine
100 g Rohrohrzucker
3 EL Limettensaft
2 Prisen Meersalz
150 g Dinkelmehl (630)
200 g Maisstärke
1 TL Natron

FÜLLUNG:
Etwa 300 g Dulce de Leche
(siehe Seite 112)
oder Konfitüre

FÜR DEN RAND:
Kokosraspeln

Die Hanfmargarine mit dem Zucker und den Gewürzen verrühren.

Abschließend das mit der Maisstärke und dem Natron vermengte Mehl unterkneten.

Zwei Rollen mit dem Durchmesser von 5 cm formen und in Backpapier einrollen. Mindestens eine Stunde kühlstellen.

In gut 0,5 cm starke Scheiben schneiden und auf mit Backpapier ausgelegte Bleche legen.

Im kurz vorgeheizten Backofen bei 160 Grad etwa 15 Minuten auf mittlerer Schiene hellbraun backen.

Auf die Hälfte der ausgekühlten Plätzchen mit einem Teelöffel so viel Dulce de Leche auftragen, dass diese beim Zusammenfügen der Plätzchen etwas herausquillt.

Mit dem Finger außen herum gleichmäßig verteilen und sofort den Rand in die Kokosraspeln drücken, damit diese gut anhaften.

TIPP: Zum Befüllen eignet sich auch etwas Konfitüre, Schoko-, Hasel- oder Mandelmus. Wenn Konfitüre verwendet wird, klebt sie besser, wenn sie vorher mit einer Zuckerbeigabe kurz aufgekocht wird.

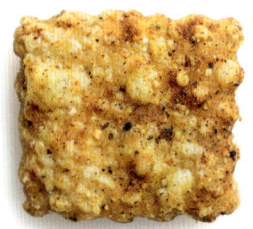

PIKANT: HANFIGES KÄSEGEBÄCK 🌿🌿

Ergibt etwa 120 Stück

200 g Hanfmargarine
    (ein Teil davon aktiv)
Je 2 Msp. Paprika und
    Pfeffer
½ TL Salz
2 EL Sojamilch o. ä.
2 EL geschrotete Leinsamen
    mit
60 ml heißem Wasser
    für Ei-Ersatz
300 g Dinkelmehl
    (630 und 1050 Mix)
30 g Speisestärke
35 g Maismehl
1 gestr. EL Natron
250 g geriebener,
    veganer Hartkäse

ZUM GARNIEREN:
Etwas Öl
80 g geriebenen Hartkäse
Etwas Salz, Curry,
    Paprika und Pfeffer

Die Hanfmargarine mit den Gewürzen, Sojamilch oder Wasser und Ei-Ersatz verrühren.

Mehl, Stärke, Natron und 170 g Käse vermischen.

Mit der Hanfmargarine verkneten.

Anschließend mindestens eine Stunde kühl stellen. Über Nacht gekühlter Teig lässt sich noch besser verarbeiten.

Den Teig auf einer bemehlten Fläche etwa 0,8 cm dick ausrollen.

Mit dem Öl bepinseln, anschließend mit dem Käse und den Gewürzen bestreuen und gut andrücken.

Den Teig in Quadrate, Dreiecke oder Rauten schneiden oder Plätzchen ausstechen. Die Plätzchen auf ein mit Backpapier versehenes Backblech legen.

Im kurz auf 180 Grad vorgeheizten Backofen auf mittlerer Schiene in 12 bis 18 Minuten goldbraun backen.

HANFNUSS-KUCHEN MIT FRÜCHTEN

**Springform,
26 cm Durchmesser**

200 g flüssige,
    etwa 36 Grad warme
    Hanfmargarine
200 g Rohrohrzucker
1 EL Vanillezucker
300 ml Haferdrink,
    natur oder Sojamilch
2 Prisen Salz
Etwas Zimtpulver
1 EL Limettensaft
200 g Grieß
1 EL Natron
70 g Mehl oder Speisestärke
150 g geriebene Hanfsamen
150 g geriebene Mandeln
    oder Haselnüsse

FÜLLUNG:
etwa 250 g vorbereitetes
    frisches oder
    aufgetautes Frosterobst
    nach Wahl

ZUM GARNIEREN:
etwas Puderzucker
    oder gemahlene
    Kokosflocken

Zuerst einen Bogen Backpapier in die Springform einspannen und den Rest davon abschneiden.

Die Hanfmargarine verflüssigen, den Zucker, die Gewürze, Limettensaft und die Hafermilch hinzugeben und gut verrühren.

Grieß, Natron, Mehl oder Stärke und den Nussmix vermengen und kurz unterrühren.

Danach in die Form gießen.

Die vorbereiteten Früchte in etwas Stärke wälzen. Nun gleichmäßig über die Fläche verteilen.

Mit ansteigender Hitze bei 200 Grad auf der mittleren Schiene in etwa 50 Minuten goldbraun backen und auskühlen lassen.

Den ausgekühlten Kuchen aus der Form schneiden und mit Puderzucker bestreuen.

Als weniger süße Variante gleich nach dem Backen mit fein gemahlenen Kokosflocken bestreuen.

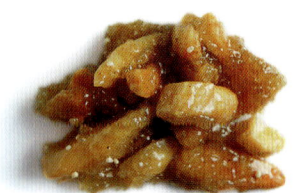

HANF-MANDEL-KONFEKT ✿✿✿

Ergibt etwa 60 bis 80 Stück

60 g Hanfmargarine
300 g Rohrohrzucker
3 EL Ahornsirup oder Honig
2 Prisen Meersalz
1 Msp. Zimtpulver
Etwas Vanille
200 g gestiftete Mandeln

FAKULTATIV:
2 EL hanfgrüner
    Alkoholauszug

ACHTUNG: Extrem süß!

Das Fett im Topf zerlassen, Zucker, Ahornsirup und Gewürze hinzufügen, bei mittlerer Temperatur rührend erhitzen, bis der Zucker sich gut aufgelöst hat. Nach etwa 10 Minuten die gestifteten Mandeln kurz unterrühren, zum Schluss kurz den Alkoholauszug unterziehen. Nun die Mandelhäufchen in kleinen Portionen auf die mit Backpapier ausgelegten Backbleche setzen. Im kurz vorgeheizten Backofen bei 180 Grad in 6 bis 8 Minuten goldbraun backen. Die Mandelhäufchen zerlaufen etwas, aber mithilfe eines Löffels und Messers können sie nach dem Backen wieder kreativ in Form gebracht werden. Es braucht allerdings etwas Geschick und ist nichts für schwache Nerven. Die Zuckermasse ist sehr heiß, daher bitte vorsichtig sein im Umgang mit der klebrigen Ware.

TIPP: Da der Zucker Feuchtigkeit zieht, am Besten luftdicht in einer Dose und nicht im Kühlschrank aufbewahren.

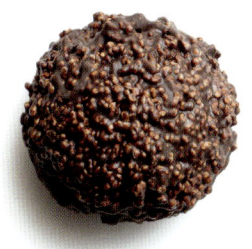

KICKBALL 🌿

Ergibt etwa 50 Stück

100 g gehackte Mandeln
1 EL Vanillezucker
80 g Hanfmargarine
80 g Ahornsirup
200 g Zartbitterschokolade
80 g gepufften Amaranth
80 g feine Haferflocken
100 g geschälte Hanfsamen

NACH WAHL:
Etwas Zimt, Koriander,
    Ingwerpulver
Eiskugelportionier o. ä.

Die Schokolade zerkleinern und im Wasserbad schmelzen. Die gehackten Mandeln mit einem EL Vanillezucker im Topf rösten.

Die Hanfmargarine verflüssigen, dabei nicht zu heiß werden lassen und den Ahornsirup und die Gewürze hinzugeben und verrühren.
Nun den Amaranth, die Haferflocken mit den Hanfsamen zu den Mandeln geben und gut vermengen.

Jetzt die flüssige Schokolade in die Fett-Ahornsirup-Mischung einrühren, bis sie schön glänzt.
Danach die festen Bestandteile gut unterrühren.

Mit dem Portionierer nach Wahl halbe Bälle abstechen und zum Trocknen auf Bleche legen und fest werden lassen.

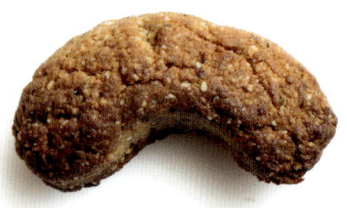

DATTEL-CASHEWMUS-KIPFERL ✤

Ergibt etwa 30 Stück.

200 g Cashewmus
4 EL aktiviertes
    Mandel- oder
    Kokos-Öl
100 g entsteinte Datteln
2 EL Limettensaft
Etwas Vanille,
Zimt,
2 Prisen Salz
300 g geriebene Mandeln
5 EL Speise- oder
    Kartoffelstärke

Zucker- und mehlfrei!

Die Datteln sehr fein schneiden oder pürieren. Cashewmus, Öl, Limettensaft, Gewürze hinzufügen und gut verrühren.

Mandelgrieß und Stärke vermengen und abschließend unterkneten. Daraus eine Rolle formen und in etwa 3 cm lange Stückchen schneiden.

Die Teiglinge in die Kipferlform bringen und auf ein mit Backpapier ausgelegtes Backblech setzen.

Im kurz vorgeheizten Backofen bei 180 Grad in etwa 18 Minuten hellbraun backen.

200 g Rohrohrzucker
    oder Ahornsirup
200 ml Öl
    Ein Teil davon kann
    Cannabis-Speiseöl sein
3 EL Vanillezucker
1 TL Zimt
2 Prisen Meersalz
Saft und Schale einer
    halben Orange
50 g Wasser
300 g frisch geraspelte
    Möhren
300 g Mehl
2 EL Natron
100 g gemahlene Mandeln

ZUM GARNIEREN:
Obst nach Wahl

ÖL-MÖHRENKUCHEN ✤

Springform, 26 cm Durchmesser

Zucker, Öl, Gewürze, Wasser kräftig verrühren.

Nun die geraspelten Möhren hinzugeben, kurz verrühren.

Danach das Mehl-Natron-Mandel-Gemisch gut unterrühren.

Mit dem Wahlobst belegen und dies leicht in die Masse eindrücken.

In den kalten Backofen stellen und bei 180 Grad mit ansteigender Hitze etwa 50 Minuten auf mittlerer Schiene hellbraun backen.

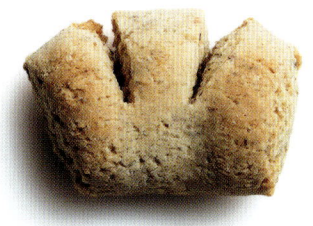

BADENER VEGANER 🌿

Ergibt etwa 60 Stück

Ein festes, ideales Transportgebäck

3 EL geschrotete Leinsamen
    mit
60 ml heißem Wasser
    für Ei-Ersatz
300 g Rohrohrzucker
3 EL Cannabis-Speiseöl
    (Mandelöl)
300 g Mehl
1 EL Natron
1 EL Limettensaft oder
1 EL geriebene
    Limettenschale
1 gehäufter EL Anispulver
2 Prisen Meersalz

Zuerst den Ei-Ersatz herstellen: Leinsamen mit dem heißen Wasser vermischen und schaumig schlagen.

Den Ei-Ersatz mit dem Öl, Zucker und den Gewürzen verquirlen. Zum Schluss das gesiebte Mehl unterkneten.

Abschließend etwa 2 cm starke, lange Rollen formen und in 3 cm lange Stückchen schneiden.

Auf die mit Backpapier ausgelegten Backbleche legen und an zwei Stellen mit einem spitzen Messer 0,5 cm kurz einritzen.

Im kurz vorgeheizten Backofen bei 190 Grad etwa 25 Minuten hellbraun backen.

TIPP: Ein heißes Getränk sollte zum Stippen bereitstehen.

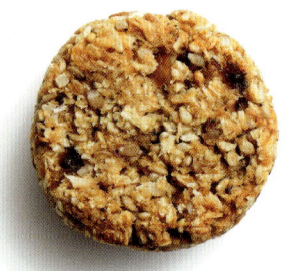

EXQUISITE ORIENTALER ☘

Ergibt etwa 100 Stück

150 g Sesam
150 g Kokosflocken
200 g Mehl
1 gestr. EL Natron
3 EL Cannabis-Speiseöl
    (z. B. Kokos-Öl)
1 TL Zimtpulver
2 Prisen Meersalz
50 g Ahornsirup oder
    30 g Vanillezucker
250 g Feigen
    eingelegt in
    200 ml Hafermilch o. ä.
2 EL Limettensaft

Sesam, Kokosflocken, Natron mit dem Mehl vermengen.

Das flüssige, etwa 36 Grad warme Öl mit den Gewürzen und den Süßungsmitteln verquirlen.

Die gehackten, in Hafermilch eingelegten Feigen unterrühren.

Mit der Mehlmischung verkneten.

Drei lange Rollen mit einem Durchmesser von etwa 3 cm formen und mindestens eine Stunde in den Kühlschrank legen.

Danach in Scheiben schneiden und diese auf mit Backpapier ausgelegte Backbleche legen.

Auf mittlerer Schiene im kurz vorgeheizten Backofen bei 200 Grad etwa 10 Minuten hellbraun backen.

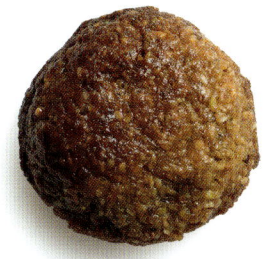

DARWAMESK ❦❦

**Als Gebäck ergibt
die Masse etwa 40 Stück**

Einen Spritzbeutel
mit großer Lochtülle

100 g geriebene Pistazien
100 g geriebene Mandeln
5 EL Ahornsirup
      oder Honig
6 EL Mandel-
      oder Kokos-Öl
      (Cannabis-Speiseöl)
3 EL Vanillezucker
2 Msp. Zimt
1 Msp. Kardamon
1 Msp. Muskatnuss
1 Prise Meersalz
1 EL Limettensaft

Bei Darwamesk handelt es sich um eine sagenumwobene Cannabissüßigkeit, die z. B. bei Charles Baudelaire und Th. Gautier (orig. 1846) Erwähnung findet. Ähnlich wie beim Majoon werden unterschiedliche Varianten genannt, die irgendwo zwischen Konfekt und Gebäck liegen.

Alle Zutaten gut verkneten.

Mit dem Spritzbeutel auf mit Backpapier ausgelegte Backbleche dressieren.

Es geht aber auch, die Masse häufchenweise mit einem Teelöffel auf die Bleche zu setzen.

Im kurz vorgeheizten Backofen auf mittlerer Schiene bei 180 Grad etwa 10 Minuten goldgrün backen.

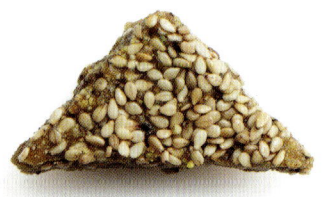

DARWAMESK 🌿🌿

**Ungebacken als Konfekt/
Raw Food**

100 g geriebene und
     geröstete Pistazien
100 g geriebene und
     geröstete Mandeln
3 EL Honig oder
     5 EL Ahornsirup
2-3 EL Cannabis-Speiseöl
20 g vegane Hanfmargarine
3 EL Vanillezucker
2 Msp. Zimt
1 Msp. Kardamon
1 Msp. Muskatnuss
1 Prise Meersalz

ZUM GARNIEREN:
100 g Sesamsamen

Einen Tag durchziehen und offen trocknen lassen!

Alle angegebenen Zutaten vermengen.

Kleine Kugeln formen und abschließend in den Sesamsamen rollen.

Oder ein Rechteck mit Sesamsamen auf einem Backblech etwa 15 cm x 20 cm groß aufstreuen, die Masse darauf verteilen und andrücken. Dann eine weitere Schicht Sesamsamen aufstreuen und so andrücken, dass eine gleichmäßige Stärke entsteht.

Mindestens eine Stunde in den Kühlschrank stellen.

In 3 x 3 cm große Quadrate einteilen und schräg halbieren.

HINWEIS: Raw Food bezeichnet nicht erhitzte, unverarbeitete Nahrungsmittel pflanzlicher Herkunft. Streng gesehen dürften die Pistazien und Mandeln demnach nicht erhitzt werden. Geschmacklich gesehen, ist es aber empfehlenswert.

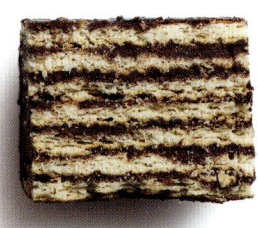

EISKALTER HUND 🌿

**Eine kleine Kastenform
30 cm x 11 cm**

200 g mildes Kokosfett
    (ungehärtet)
160 g Kakaopulver
300 g dunkle Kuvertüre
200 g Mandel oder
    Haselnussöl
    (ein Teil aktives
    Cannabis-Speiseöl)
8 EL Ahornsirup
1 EL Vanillezucker
    oder etwas
    Vanillearoma
1 Msp. Zimt
2 Prisen Meersalz
350 g vegane Butterkekse

Die Kuvertüre im Wasserbad schmelzen.

Die Kastenform mit einem Bogen Backpapier auslegen und etwas überstehen lassen.

Das Kokosfett leicht erhitzen, bis es flüssig ist. Nun das Öl, Ahornsirup und die Gewürze hinzugeben und verrühren.

Zum Schluss die flüssige Kuvertüre und das Kakaopulver unterrühren.

Nun eine dünne Schicht der Masse in die Kastenform gießen, eine Lage Kekse einlegen und so weiter verfahren, bis die Masse und die Kekse aufgebraucht sind. Die letzte Keksschicht sollte die restliche Masse bedecken.

Die Kekse haben in der Masse Auftrieb; um die Kekse bis zum Erhärten der Masse unten zu halten, bedarf es eines Hilfsmittels zum Beschweren, z. B. Besteck. Dazu das restliche Backpapier von beiden Seiten darüber schlagen und das Besteck auflegen.

Einen Tag im Kühlschrank aushärten lassen, dann gegebenenfalls in die gewünschten Tagesrationen schneiden und einfrieren.

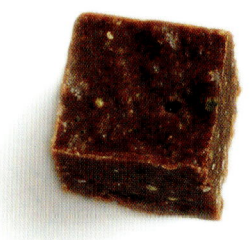

CANNA FUDGE 🌿

Ergibt etwa 52 Stück

50 g gemahlene Mandeln
50 g gemahlene Pistazien
1 EL Vanillepulver
100 g Kokos-Öl
    (ein Teil davon
    aktiviert)
100 g Zartbitterschokolade
50 g Datteln

NACH GESCHMACK:
Etwas Zimt,
Kardamon oder Minze

Eine kleine Kastenform, 30 cm x 11 cm

Die Datteln mindestens 30 Minuten in Wasser einweichen, abgießen und fein pürieren.

Währenddessen die Schokolade über dem Wasserbad schmelzen, die gemahlenen Mandeln mit den Pistazien und 1 EL Vanillepulver im trockenen Topf etwa 5 bis 8 Minuten rührend anrösten, bis es aromatisch duftet.

Das Kokos-Öl verflüssigen, falls es noch fest sein sollte.

Anschließend in die geschmolzene Schokolade einrühren und mit den Gewürzen abschmecken.

Die Datteln und die Mandel-Pistazienmasse ebenso unterrühren.

In die mit Backpapier ausgelegte Kastenform geben und in den Kühlschrank stellen.

Nach 2 Stunden ist die Schokoladenmasse gut fest und lässt sich einfach in 4 x 13 Würfel schneiden.

Danach im Kühlschrank aufbewahren.

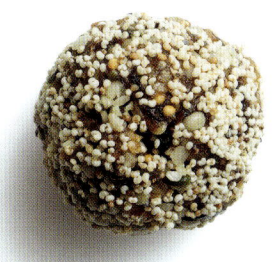

HANF-NUSS-FRUCHT-KUGELN

**Ergibt etwa 60 Stück
Durchmesser 3 cm**

150 g geröstete, gemahlene
    Nüsse nach Wahl
100 g geschälte Hanfsamen
50 g in Hanf-Tinktur
    oder Amaretto
1 bis 2 Tage vorher
    eingelegte Rosinen
100 g getrocknete Aprikosen
100 g getrocknete Feigen
100 g getrocknete Datteln
2 Msp. Zimtpulver
Etwas Kardamon
Etwas Muskatnuss
2 Prisen Meersalz
3 EL aktives Cannabis-
    Speiseöl oder
30 g Hanfmargarine

GARNIERUNG:
150 g Weißer Mohn
    oder gepuffter
    Amaranth

Die gerösteten Nüsse fein mahlen.

Die Aprikosen, Feigen und Datteln im Mixer pürieren oder sehr fein hacken.

Den Fettanteil leicht erhitzen und die Früchte und Rosinen hinzugeben, mit den Gewürzen abschmecken.

Nun die gerösteten Nüsse und die nicht erhitzten Hanfsamen hinzu, alles gut unterkneten. Aus der Masse etwa 3 cm große Kugeln formen und sie in Mohn oder Amaranth wälzen.

Die Gourmetkugeln über Nacht offen trocknen lassen.

Am Besten in einer Dose bei Raumtemperatur aufbewahren.

Tierisches Gebäck für geliebte, erkrankte Vierbeiner

Da auch Hunde z. B. an Krebs erkranken können, gibt es die Möglichkeit, diese ebenso mit Cannabis zu behandeln. Hier fordert ein US-Tierarzt die Freigabe von Cannabis zu medizinischen Zwecken, um Haustiere damit behandeln zu dürfen: www.vice.com/de/read/der-tierarzt-der-fordert-marihuana-fr-hunde-zu-medizinischen-zwecken-zu-legalisieren-0000464-v9n4

Bei Tieren bestimmt ebenso das Gewicht die Dosierung, das heißt, je leichter das Tier, desto geringer die Dosierung.

Als Faustregel gilt immer: erst sehr wenig verwenden, im Zweifel lieber nachlegen.

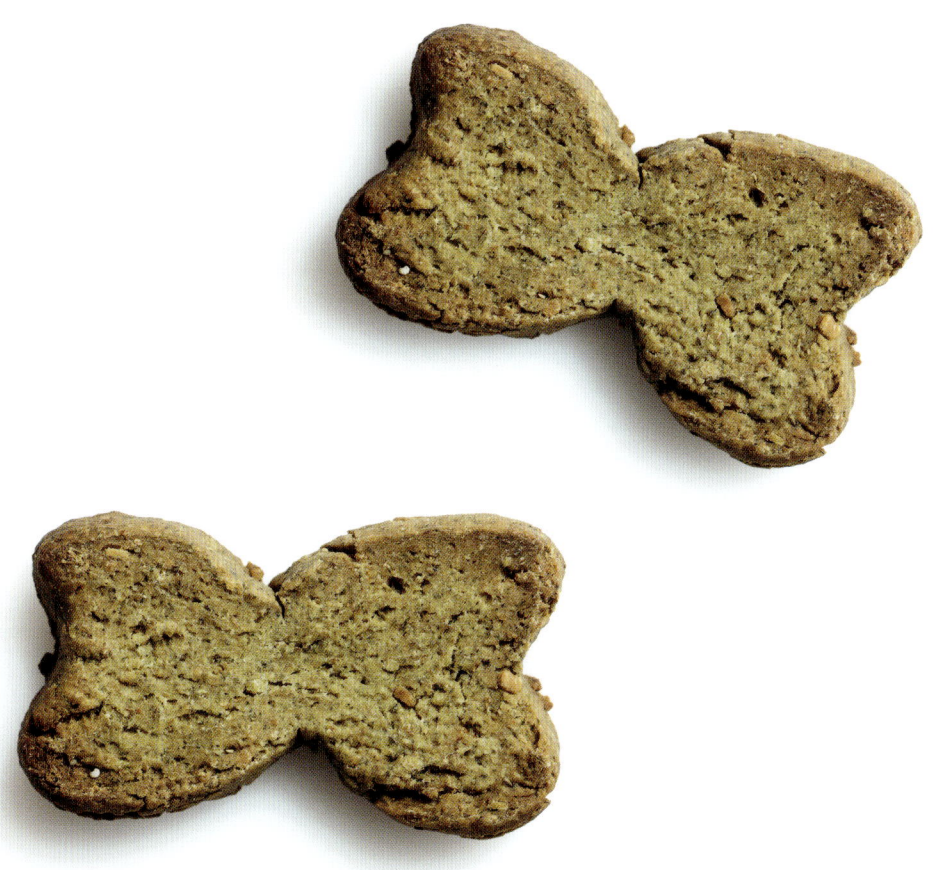

MEDIZINISCHE HANF-HUNDEKEKSE ✿

Ergibt etwa 60 Stück

1-2 EL Cannabis-Speiseöl
     oder -Margarine
50 g ausgekochte Hanfreste
250 g feine Haferflocken
300 g Wasser
300 g Vollkornmehl
2 EL Erdnussbutter
     (natur)
½ TL Meersalz

FAKULTATIV:
2-3 EL Cannabis-
     Glyzerin-Tinktur

Haferflocken, Hanfreste und Wasser im Mixer feinhäckseln, bis die Masse gut pulverisiert ist.

Vollkornmehl und Meersalz in einer großen Schüssel vermengen.

Das leicht erwärmte Hanffett mit der Erdnussbutter verrühren.

Anschließend mit dem Haferflockenmix und der Mehlmischung verkneten.

Sollte der Teig zu trocken sein, einfach noch etwas Wasser dazugeben.

Teig in gleichmäßig große Stangen rollen und in 1 cm dicke Scheiben schneiden. Wer künstlerisch begabt ist, formt die Enden knochenartig aus.

Im kurz vorgeheizten Backofen bei 200 Grad auf mittlerer Schiene in etwa 10 Minuten goldbraun backen.

Folgendes gilt es zu beachten: Hunde dürfen keine Schokolade, Kakaopulver oder Zucker bekommen.

Hinzufügen kann man alles, was der Hund noch besonders gern mag; zu berücksichtigen sind dabei schnell verderbliche Lebensmittel wie Fleisch und andere tierische Produkte.

Die gebackenen und ungebackenen Kekse können natürlich auch im Froster gelagert werden.

TIPP für Katzenliebhaber: Wenn kranke Katzen mit Cannabis behandelt werden sollen, ist eine sehr geringe Beigabe von alkoholfreien Cannabis-Tinkturen oder -Extrakten im herkömmlichen Futter womöglich sinnvoll. Bitte auch die Meinung des zuständigen Tierarztes einholen.

HANFBIER-BROT ✦

**Eine kleine Kastenform,
30 cm x 11 cm**

500 g Mehl
1 gestr. TL Meersalz
1 EL Natron
1 EL Rohrohrzucker
250-280 g Hanfbier/
     alkoholfreies Bier
1-2 EL Hanfmargarine
     in der Wahldosierung

Mehl, Meersalz, Natron trocken vermischen. Zucker, gewünschten Fettanteil und das Bier verquirlen.

Die Mehlmischung unterrühren und in die gut gefettete Kastenform füllen.

In den kalten Backofen stellen und mit ansteigender Hitze bei 200 Grad etwa 50 Minuten backen.

TIPP: Die Brotscheiben können auch gut mit "Smen a la Maroc" (marokkanischer Butter) bestrichen werden.

ORIENTALISCHE HANFMUFFINS ✦✦

**Ein Muffinblech,
12 Portionen**

500 g geschälte Kartoffeln
300 g geschälte Möhren
1 mittelgroße Zwiebel
180 g Kichererbsenmehl
30 g Mehl (405)
20 g Speisestärke
280 g Wasser
1 EL Natron
2 EL Hanfmargarine
     in der Wahldosierung
Kräuter der Provence
1 gehäufter EL Meersalz
1 gestr. TL Rohrohrzucker
Etwas Pfeffer, Chili,
Muskat, Cumin

FAKULTATIV:
Knoblauch, Ingwer,
feingehackte Kräuter

Die Kartoffeln und Möhren fein raspeln.

Den Knoblauch, Kräuter, Ingwer, Zwiebel fein hacken.

Die Gewürze und den Fettanteil hinzufügen, alles gut vermengen.

Mehl und Speisestärke mit dem Wasser verrühren und zu dem Kartoffelmix geben, ebenso vermengen.

Abschließend das mit Natron vermischte Kichererbsenmehl kräftig unterrühren und in die gut geölten Muffinformen einfüllen.

Im kurz vorgeheizten Backofen bei 200 Grad auf mittlerer Schiene etwa 40 Minuten knusprig braun backen.

TIPP: Dazu passt eine vegane Joghurt-Orangen-Sauce oder Chutney mit frischem Salat.

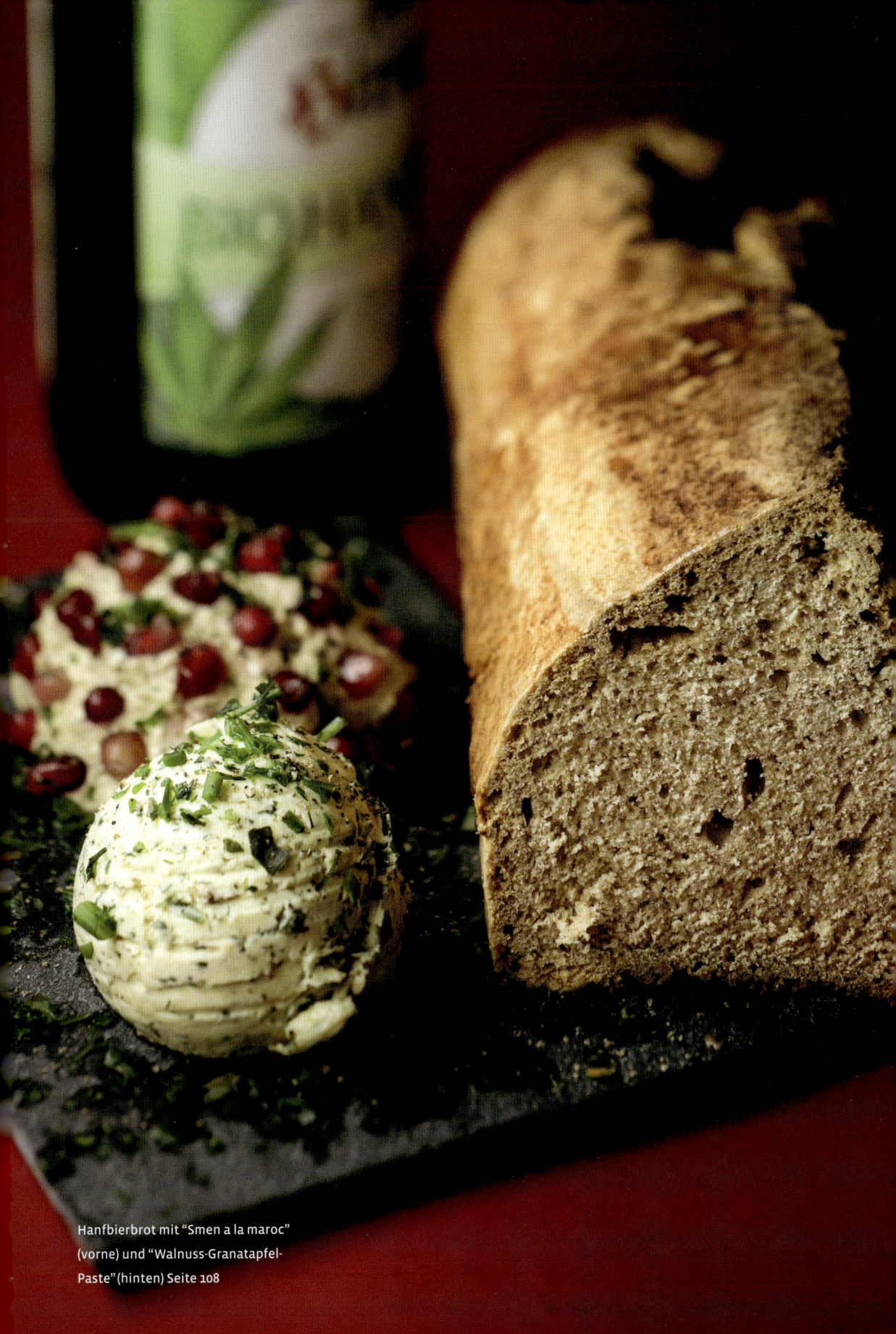

Hanfbierbrot mit "Smen a la maroc"
(vorne) und "Walnuss-Granatapfel-
Paste" (hinten) Seite 108

VEGANE CANNABIS-PIZZETTE ✿✿✿

Ergibt 12 Stück

130 g Weizenmehl (405) 130 g Vollkornmehl 200 g lauwarmes Wasser 40 g frische Hefe oder ein Päckchen Trockenhefe	Aus diesen Zutaten einen weichen Vorteig fertigen, 8 Minuten gehen lassen.

DEN TEIG VOLLENDEN MIT:

200 g Dinkel-/Weizenmehl
40 g Maismehl
5 EL Olivenöl
1 gehäuften TL Salz

Alles zum Vorteig geben und zu einem glatten Hefeteig verkneten. Falls der Teig zu fest ist, noch etwas Wasser zugeben.

Weitere 10 Minuten gehen lassen.

FÜLLUNG:

6 EL Tomatenmark
4 EL mit med. Cannabis
infundiertes Distel-Öl
2 grosse Zwiebeln
Etwa 450 g Gemüse nach
Wahl

Zwischendurch die Füllung zubereiten:

Gemüse reinigen und in möglichst kleine Stückchen schneiden.

Das Tomatenmark mit dem cannabishaltigen Speiseöl und den Gewürzen vermischen.

FAKULTATIV:

Etwas Räuchertofu o. ä.
Gewürze:
    Kräuter der Provence,
    Paprika, Salz, Pfeffer,
    Chili
frischer Ingwer/
    Knoblauch

Dann aus dem Hefeteig lange Würste rollen und in etwa 1 cm dicke Scheiben schneiden und etwas platt drücken.

Den Tomatenmark-Mix auf den Teiglingen mit dem Teelöffel verstreichen.

Nun das Gemüse etc. darauf verteilen.

ZUM BESTREUEN:

200 g geriebenen,
    veganen Käse

Auf Backbleche setzen und dann mit dem Käse bestreuen. Noch einmal mindestens 8 Minuten gehen lassen.

Im kurz vorgeheizten Backofen auf mittlerer Schiene bei 220 Grad etwa 15 Minuten backen.

PASSIVES BASILIKUM-HANF-PESTO ☘

6 große Portionen

1-2 Bund frisches Basilikum
    oder Koriander
3-8 g frisches Cannabis
100 g Pinien- oder
    Sonnenblumenkerne
1-2 Zehen Knoblauch
¼ l Olivenöl,
    evtl. etwas mehr
2 EL Essig
    (oder Hanf-Apfelessig)
und 2 EL Limettensaft
Salz, Pfeffer
1 Prise Rohrohrzucker
50 g veganen, geriebenen
    Hartkäse

FAKULTATIV:
2 EL Hanf-Apfelessig

Empfehlung für alle, die THCA und CBDA genießen und mehrere Tage bevorraten wollen: Cannabis-Pesto mit frischen Nutzhanf- und/oder Medizinalhanfblüten.

Pinien- oder Sonnenblumenkerne mit etwas Öl in einer Pfanne rösten und auskühlen lassen.

Das frische Cannabis von den Stängeln trennen und fein zermahlen.

Mit den Kernen, den abgezupften Basilikumblättern o. ä. und den Knoblauchzehen im Mixer zerkleinern, bis eine grüne Paste entstanden ist. Fein geriebenen Parmesan zugeben und nach und nach mit dem Öl zu einer guten Konsistenz mixen.

Mit Salz, Pfeffer, Essig und Limettensaft abschmecken.

GEWÜRZMARGARINE-BAGUETTE ☘

1 Baguette

Das Baguette in Scheiben schneiden, die Gewürzmargarine auf die einzelnen Scheiben einseitig auftragen und wieder zusammenfügen. Das Baguette in Backpapier einpacken und im Backofen knusprig backen und zu Vorspeisen oder veganem Grillgut genießen.

Möglichst keine Alufolie verwenden. Sie ist gesundheits- und umweltschädlich.

AKTIVE WALNUSS-GRANATAPFEL-PASTE ✿

200 g gemahlene Walnüsse
½ kleine Zwiebel
1 Knoblauchzehe
2 EL mit med. Cannabis
    infundiertes Olivenöl
¼ Granatapfel
1 EL Hanf-Apfelessig
    oder Weißweinessig
2 EL Mineralwasser,
    evtl. etwas mehr
Indische Gewürzmischung
    (Koriander, Curry,
    Bockshornklee)
Salz und Pfeffer

FAKULTATIV:
6 Tropfen Cannabis-Extrakt
    oder
2 EL flüssige Hanfmargarine

Die Knoblauchzehe in feine Stückchen schneiden und mit etwas Salz und dem Cannabis-Speiseöl zerquetschen.

Die Zwiebel kleinschneiden und mit den gemahlenen Walnüssen in eine Schüssel geben. Die flüssigen Zutaten mit den Gewürzen hinzufügen und mit dem Pürierstab zu einer Paste pürieren, bis diese eine weißliche Farbe angenommen hat.

Den Granatapfel schälen und die Granatapfelsamen in die fertige Paste geben und mit einem Löffel unterheben.

SMEN A LA MAROC ✿

220 g vegane Margarine
30 g Hanfmargarine
½ EL Meersalz
1 EL Limettensaft
1 EL getrocknete Kräuter
    der Provence oder
    4 EL frische Kräuter
Etwas gemahlenen Pfeffer
1 Msp. edelsüßes
    Paprikapulver
1 Prise Cayennepfeffer
1 Prise Zimt

FAKULTATIV:
2 Zehen Knoblauch

Die Zehen feinschneiden und mit Meersalz und 1 EL Cannabis-Speiseöl zerquetschten.

Das Fett sollte Zimmertemperatur haben, wenn alle Zutaten einfach verknetet werden sollen.

Die Gewürzmargarine kann als Basis zum Anbraten von Gemüse verwendet werden.

Mit getrockneten Kräutern kann die Butter länger aufbewahrt werden.

Siehe dazu auch die Rezeptempfehlung:
„Gewürzmargarine Baguette" auf Seite 107

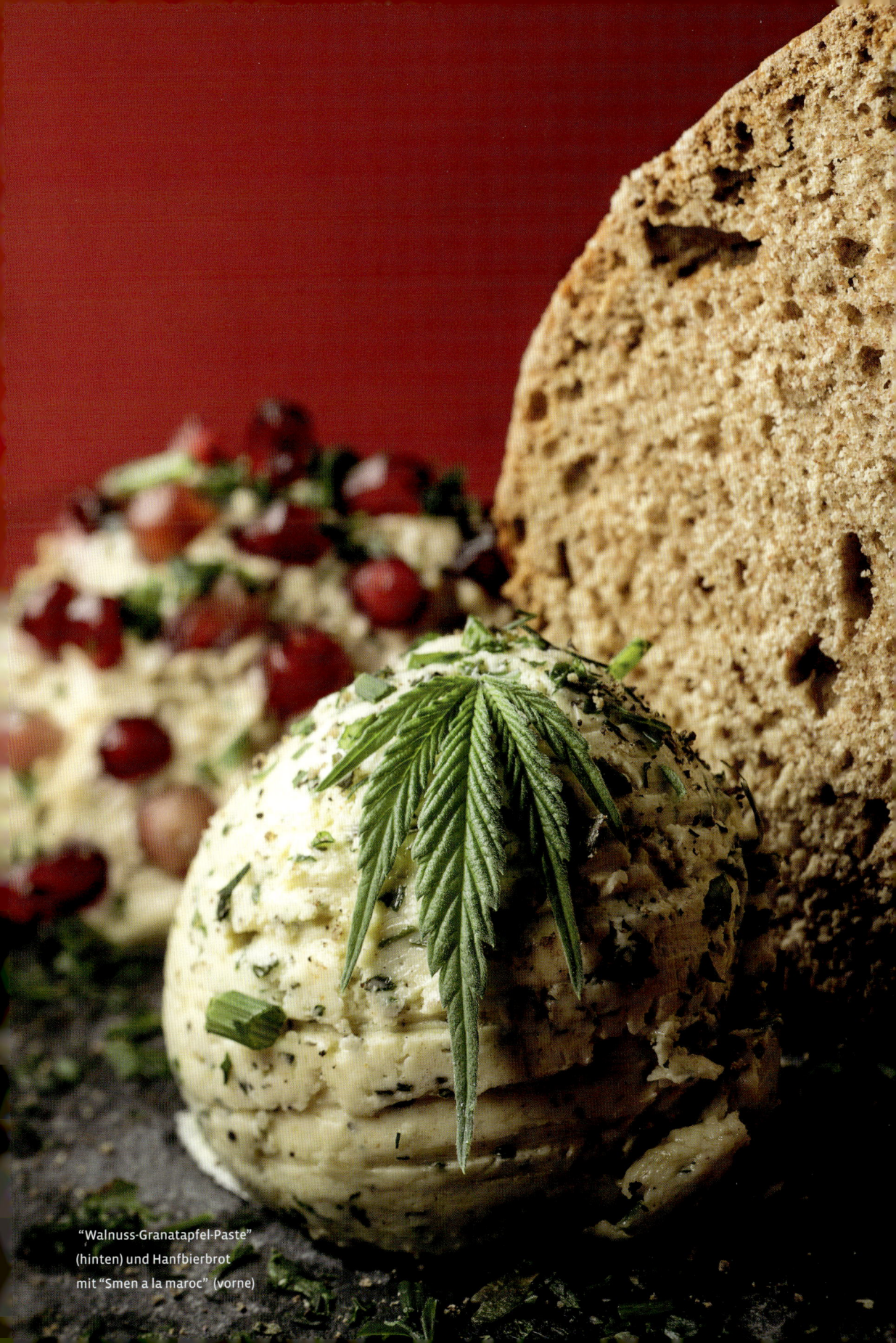

"Walnuss-Granatapfel-Paste"
(hinten) und Hanfbierbrot
mit "Smen a la maroc" (vorne)

AKTIVES PESTO ROSSO 🌿

8 Portionen

100 g Pinien- oder
   Sonnenblumenkerne
180 g getrocknete, in Öl
   eingelegte Tomaten
2 EL Tomatenmark
¼ l mit med. Cannabis
   infundiertes Olivenöl,
   evtl. etwas mehr
2 Zehen Knoblauch
2 EL Orangen- oder
   Limettensaft (Essig)
Etwas Salz und Pfeffer
50 g geriebenen, veganen
   Hartkäse

FAKULTATIV:
2 EL Hanf-Apfelessig,
Etwas Chili
Koriander oder
frischen Ingwer

ZUM GARNIEREN:
Einige Blätter Basilikum
Frische, halbierte
   Cocktailtomaten

Pinien- oder Sonnenblumenkerne mit etwas Öl in einer Pfanne rösten und auskühlen lassen.

Die getrockneten Tomaten mit dem Tomatenmark pürieren.

Dann die gerösteten Kerne mit dem Öl und den Knoblauchzehen im Mixer zerkleinern, bis eine homogene Paste entstanden ist.

Zum Schluss den geriebenen Parmesan zugeben und nach und nach mit dem Essig, Limettensaft zu einer guten Konsistenz mixen.

Mit Salz, Pfeffer etc. abschmecken und eventuell noch etwas Öl zugeben.

TIPP: Im Glas mit einer Schicht Olivenöl bedeckt, kann das Pesto länger aufbewahrt werden!

CHUTNEY ✿✿

250 g Hokkaido-Kürbis
1 rote Zwiebel
1 saurer Apfel
50 g getrocknete
    Mangostückchen
25 g Rosinen
50 g getrocknete Cranberries
50 g getrocknete Blaubeeren
100 ml Granatapfelsaft
½ l klaren Birnensaft
250 ml stilles Mineralwasser
100 ml Hanf-Apfelessig
1 EL Meersalz
8 g bunte Pfefferkörner
4 Nelken, 8 Sternanis
½ TL Zimt
150 g Gelierzucker vermischt
mit Rohrohrzucker

Für 3 große Gläser:

Mango, Kürbis, Quitte, Zwiebel, Apfel in mundgerechte Stückchen schneiden.

Einen halben Liter Birnensaft, 100 ml Granatapfelsaft und 250 ml Wasser in einen großen Topf gießen.

Dann die Mango-, Kürbis-, Quitte-, Zwiebelstückchen mit den Gewürzen im Topf mit der Flüssigkeit zum Kochen bringen.

Nun 10 Minuten köcheln lassen, dann erst den Beerenmix, die Apfelstückchen und den Hanf-Apfelessig zugeben.

Alles gut verrühren, im Anschluss den Gelierzucker einrühren und weitere 15 Minuten kochen lassen.

Wenn die Kürbisstückchen leicht „al dente" sind, hat alles die perfekte Konsistenz.

CANNABIS-TOMATEN-AVOCADO-STARTER ✿

Für 4 Personen

1 weiche Avocado
1 mittelgroße Tomate
1 Knoblauchzehe
1 EL mit med. Cannabis
infundiertes Olivenöl
Meersalz, Pfeffer, etwas
Limettensaft
1 kleines Baguette

Die Knoblauchzehe mit etwas Salz und dem Cannabis-Speiseöl zerquetschen. Eine Avocado halbieren, den Stein entfernen, das Fruchtfleisch in eine Schale geben und mit einer Gabel moussieren.

Die Tomate ohne Strunk zwei Minuten ins kochende Wasser geben, häuten, Flüssigkeit weglassen und feinhacken, gemeinsam mit der Knoblauchpaste zum Avocadopüree geben und abschmecken.

Das Baguette in Scheiben schneiden und mit der Guacamole bestreichen.

DULCE DE LECHE / MILCHMARMELADE 🌿🌿

Für 2-3 große Gläser:
800 ml Soja-, Reis- oder
    Hafermilch bzw.
    eine Mischung daraus
200 ml Kokosmilch
150 g Ahornsirup
1 EL Vanillezucker,
    eine Vanilleschote
1 gestr. TL Meersalz
1 Msp. Natron
    (Gerinnungshemmer)

FAKULTATIV:
etwa 1 EL Hanf- oder
    Haschmargarine

Vegane Variante der Milchkaramellcreme aus Südamerika

Alles in den Schongarer geben und verrühren, kurz aufkochen {Anbratfunktion 15 Minuten} dann die Schongarfunktion 1 einschalten und 3,5 Stunden ohne Deckel einkochen. Die letzten 30 Minuten häufig umrühren, damit die Creme im normalen Topf nicht anbrennt. Im Schongarer kann es nicht passieren, jedoch ist ein Umrühren auch hier nicht verkehrt, da die Karamellcreme so schneller einreduziert ist. Die Creme schmeckt köstlich und kann auch als Aroma oder Sauce für Eis, Desserts und Gebäck verwendet werden.

THC-AKTIV-TIPP: Dafür in den letzten 20 Minuten etwa 1 EL vegane Hanfmargarine oder Haschmargarine in der Wahldosierung hinzufügen und abschließend mit einkochen.

SCHOKOMUS MIT HASCHISCHGRUSS 🌿

100 g vegane Margarine,
Butter oder Kokosfett
1 g Haschisch
400 g Kuvertüre nach Wahl
350 ml Sojamilch oder Sahne
Etwas Vanillezucker
2 Prisen Meersalz
2 Prisen Zimtpulver

Die vegane Margarine o. ä. schmelzen. Das Haschisch erwärmen, zerbröseln und im Fett auflösen. Die Kuvertüre zerkleinern. Die Sojamilch zum Kochen bringen und den Herd ausstellen. Die Kuvertüre, Gewürze und das aktivierte Fett einzeln dazugeben und so lange rühren, bis sich alles gut in der Flüssigkeit aufgelöst hat.

In Gläser abfüllen, auskühlen lassen und verschließen.

EISKONFEKT-VARIATION 🌿🌿

Eiskonfekt-Förmchen

Die Masse eignet sich auch gut für Eiskonfekt, dafür den Flüssigkeitsanteil auf 250 g verringern. Mit einen Spritzbeutel in Eiskonfekt-Förmchen füllen. Eine halbe Stunde anziehen lassen und dann in den Froster stellen.

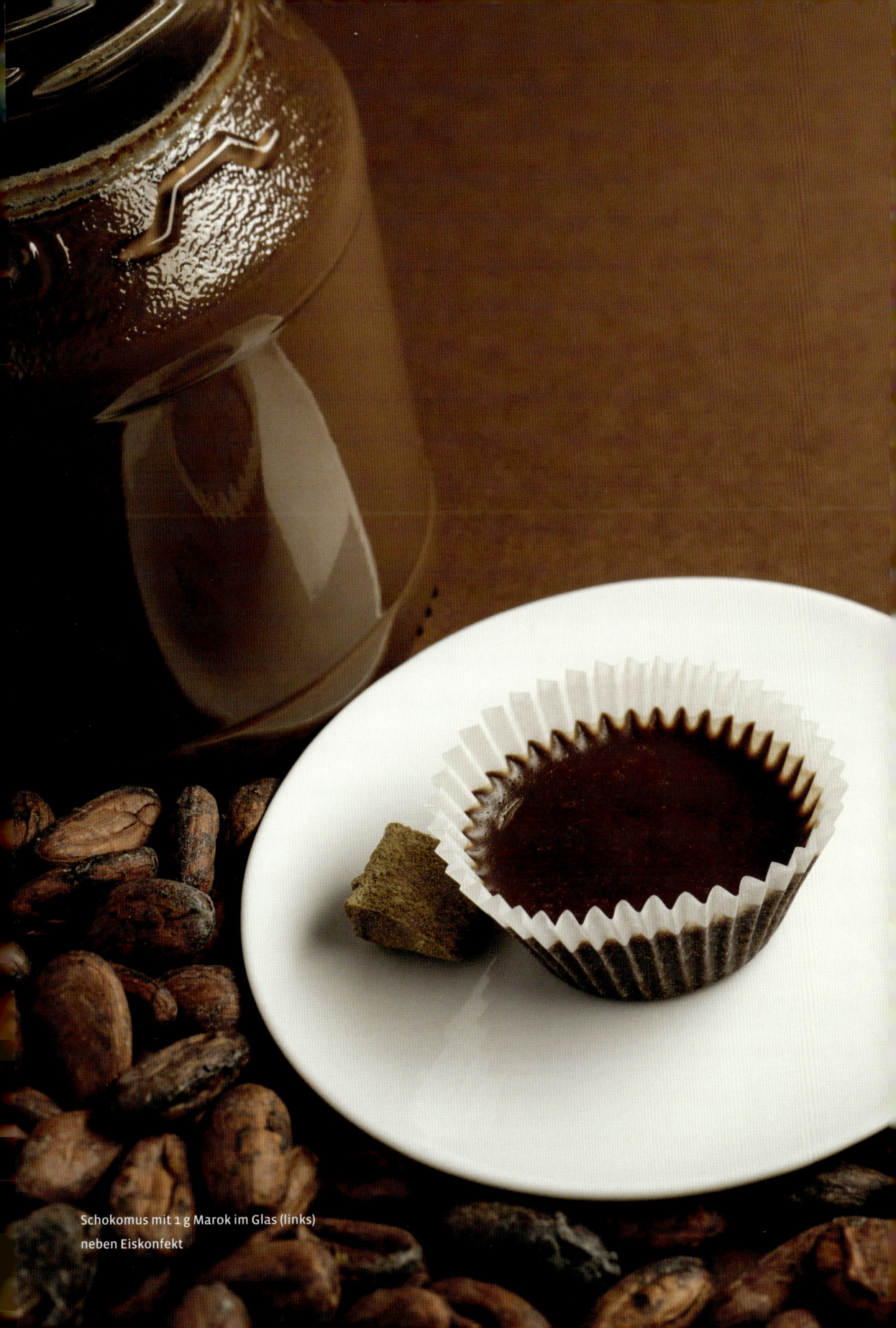

Schokomus mit 1 g Marok im Glas (links)
neben Eiskonfekt

HANF-MANGO-KONFITÜRE ✿

Für 1-2 Gläser

500 g frische,
        geschälte Mango
1 Vanillestange
20 g Vanillezucker
3 g Agar-Agar
Cannabis-Extrakt,
        Dosierung je nach
        gewünschter Stärke

Die Mangos schälen, in Stückchen schneiden, in den Kochtopf geben und pürieren. Die Vanillestange aufschlitzen, mit dem Vanillezucker und dem Agar-Agar-Pulver gut verrühren und etwa 10 Minuten kochen. Erst in den letzten zwei Minuten die Cannabis-Tinktur einkochen.

ACHTUNG: Durch den Alkoholanteil im Cannabis-Extrakt wallt die Konfitüre etwas auf, daher einen größeren Topf wählen und bei der Zugabe vorsichtig sein. Die fertige Konfitüre in zwei heiß ausgespülte Gläser geben, verschließen und diese fünf Minuten auf den Kopf stellen.

CANNA-MANGO-LASSIE ✿

Für 4 große Gläser

2 reife, geschälte Mangos
1 EL Rosenwasser
Etwas gemahlenen
        Kardamom und
        Nelkenpulver
1-2 EL Rohrohrzucker oder
        2 EL Ahornsirup
250 g vegane Buttermilch
(1 EL Hanf-Apfelessig
1 EL Limettensaft
250 ml Sojamilch)
650 g veganen Naturjoghurt

FAKULTATIV:

4 Tropfen Cannabis-Tinktur,
        wenn kein Hanf-Apfel-
        essig vorhanden ist

Zuerst die vegane Buttermilch zubereiten. Dafür wird der Hanf-Apfelessig mit dem Limettensaft und der Sojamilch verrührt. Zehn Minuten gerinnen lassen.

In der Zwischenzeit die Mangos vorbereiten und in den Mixer geben.

Alle Gewürze, inkl. Tropfen, der süßen Zutaten, dem Joghurt und der mittlerweile veganen Buttermilch, zufügen.

Nun alles gut zwei Minuten durchmixen.

Weitere Infos, warum Mango mit Cannabis besonders erheiternd sein kann:

www.hanfplantage.de/cannabishigh-durch-mango-verbessern-mycren-terpen-11-07-2012

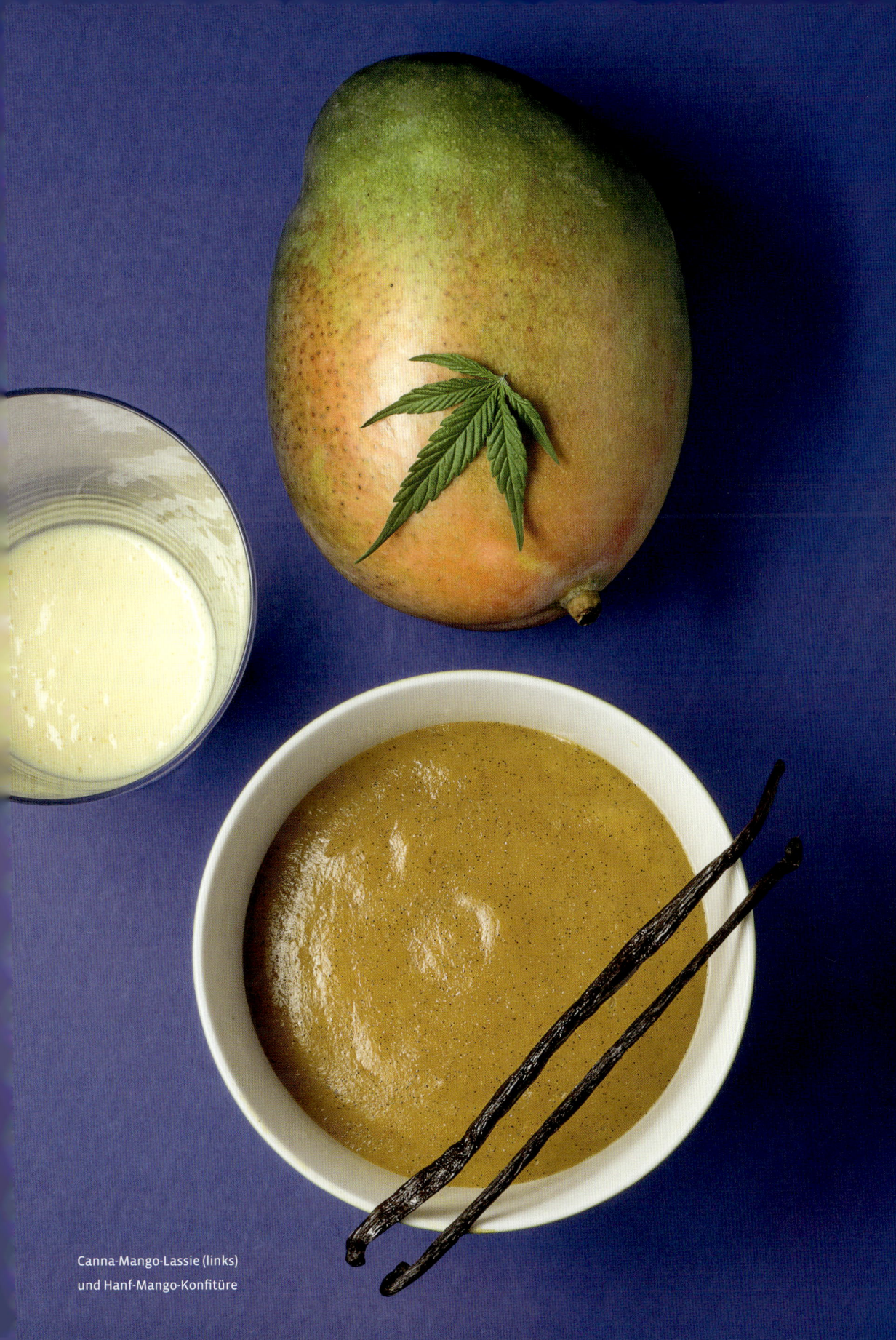

Canna-Mango-Lassie (links)
und Hanf-Mango-Konfitüre

Empfohlene Hanfmenge:
1 g; ergibt 8 Portionen,
pro Portion 0,13 g

DESSERTS

VEGANES ERDBEER-CANNAMISU ✷✷

BISKUITMASSE:
130 g Rohrohrzucker
20 g Vanillezucker
2 Prisen Salz
2 EL Limettensaft
8 EL Mandel- oder
     Haselnussöl (oder mit
     aktiviertem Speiseöl)
250 ml Wasser
     mit Kohlensäure
250 g Dinkelmehl (630) oder
Weizenmehl (405)
1 gestr. TL Natron

ERDBEERPÜRREE:
für die Biskuitböden:
300 g frische oder
     aufgetaute Erdbeeren
1 EL Limettensaft
1 EL Vanillezucker
10 g Ahornsirup

CREMEMASSE:
200 g vegane Margarine
(ein Teil davon aktiviert)
oder 1 g Cannabis
     (wer es hat: den
     Strawberry-Strain)
800 g Seidentofu
60 g Rohrohrzucker
     oder Ahornsirup
1 Vanilleschote
30 ml Orangensaft
30 ml Amaretto

ZUM BESTÄUBEN:
4 EL Kakao

2-teilige, ovale Glas- oder Springform von 24 cm Durchmesser

Den Zucker und die Gewürze mit dem Öl aufschlagen. Nun das Wasser einrühren.

Das mit Natron vermengte Mehl hinzufügen und einige Minuten stark aufschlagen, damit die Masse gut aufgeht. Danach in den gefetteten Boden und Deckel der Glas- oder Springform füllen.

Auf mittlerer Schiene bei 180 Grad mit ansteigender Hitze etwa 25 Minuten goldgelb backen und auskühlen lassen.

Die Erdbeeren mit dem Limettensaft, Vanillezucker und Ahornsirup pürieren.

Die Wahlform mit dem Tortenboden auslegen, Springformboden mittig halbieren.

Fett und Seidentofu sollte Raumtemperatur haben. Das fein gehackte Cannabis ohne Stumpf und Stiel in 50 g der flüssigen Margarine mindestens fünf Minuten simmern lassen oder direkt Hanfmargarine verwenden. Nun das restliche Fett hinzugeben und verflüssigen. Danach den Vanillezucker und die ausgekratzte Vanilleschote einrühren und etwas abkühlen lassen. Seidentofu, Orangensaft und den Amaretto mit dem Handmixer gut aufschlagen. Die Hanfmargarine einrühren, bis eine steife, cremige Masse entstanden ist.

Das Erdbeerpüree mit einem Schneebesen unter die Hälfte der Crememasse ziehen und auf den vorbereiteten Boden geben. Den zweiten Boden auflegen, eindrücken und abschließend die Tofumasse darauf verteilen.

Mindestens 5 Stunden in den Kühlschrank stellen und vor dem Servieren mit Kakao bestäuben.

TIPP: Die Hälfte der Crememasse ergibt auch ein einfaches Dessert für 4 Personen. Garniert mit ein paar Erdbeeren ist es sehr schnell zubereitet und sieht lecker aus.

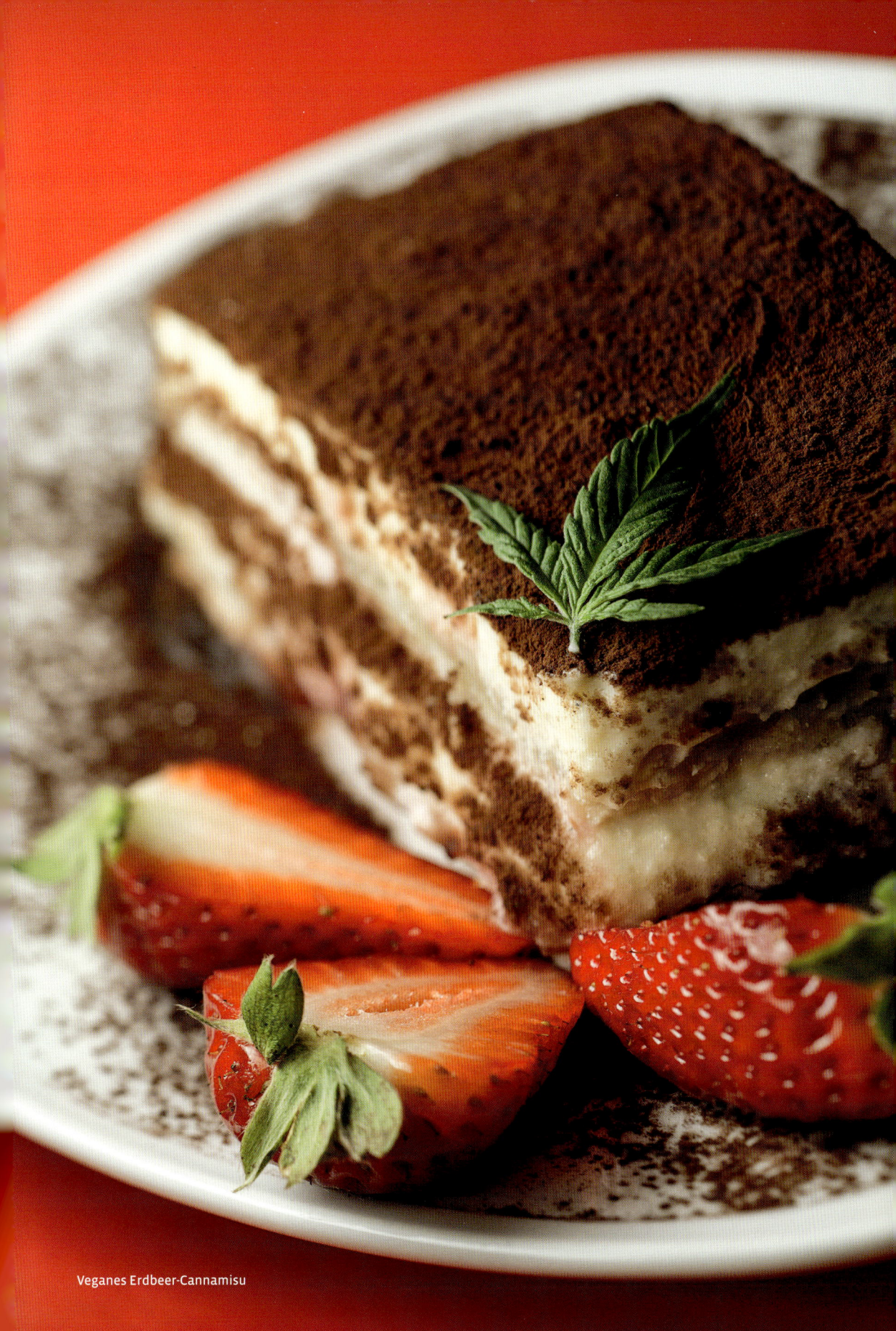

Veganes Erdbeer-Cannamisu

VEGANE MOUSSE AU SHIT CHOCOLATE ⚘⚘

Für 4-6 Personen:
Empfohlene
Haschischmenge: 0,5 g;
pro Portion etwa 0,1-0,05 g

400 g Seidentofu
200 g Zartbitterschokolade
20 g Margarine
1 g Haschisch
20 g Vanillezucker
20 g Ahornsirup
2 EL Mandel- oder
    Sesammus (Tahin)
1 Prise Salz
1 kleine Tasse Espresso
    oder starker Kaffee
1 Schnapsglas Amaretto
    oder Cognac

ZUM GARNIEREN:
Geraspelte Schokolade
    oder Puderzucker

Die Schokolade zerkleinern und im Wasserbad schmelzen.

Das Fett im Topf schmelzen. Das Haschisch erwärmen und im Fett auflösen, dabei nicht zu stark erhitzen. Anschließend auskühlen lassen.

Den Seidentofu mit dem Vanillezucker, Salz, Mus, Ahornsirup und Fettanteil gut verrühren, bis die Masse schön glatt ist.

Den Espresso und den Likör in die aufgelöste Schokolade einrühren, bis diese schön glänzt.

Danach in die Seidentofumasse einrühren; die Masse sollte lauwarm sein.

Die Mousse in Portionengläser füllen oder alles in eine Schüssel geben.

Im Kühlschrank mindestens 4 Stunden kühl stellen.

Vor dem Servieren mit Schokoladenraspeln garnieren. Oder ein Hanfblatt auflegen und mit Puderzucker bestäuben; das Hanfblatt anschließend vorsichtig wieder abheben.

TIPP: Das Haschisch kann auch durch 20 g Hanfmargarine (z. B. je nach Potenz, 1 bis 5 Gramm davon aktiv) ersetzt werden.

WARME ERDBEEREN- ODER KIRSCHEN-SAUCE MIT CANNABIS ❦

6 Portionen

250 g frische oder
    gefrorene Erdbeeren
    oder
    250 g Sauerkirschen
50 g Cannabis-Sirup
    oder Rohrohrzucker

FAKULTATIV:
1-2 EL Cannabis-Tinktur

Die Früchte vorbereiten und pürieren. Die Beeren ggf. durch ein Sieb passieren.

Den Zucker oder den Sirup mit einem knappen EL Wasser im großen Topf zum Kochen bringen und zwei Minuten einkochen lassen.

Den Herd ausschalten, anschließend die Cannabis-Tinktur einrühren und erkalten lassen. Abschließend erst das Fruchtpüree unterrühren.

WARME CANNABIS-SCHOKOLADENSAUCE ❦

8 Portionen

¼ l vegane Sahne
2-4 EL Cannabis-Sirup
    oder Ahorn-Sirup
1 Vanilleschote
1 Prise Salz
200 g dunkle Kuvertüre

FAKULTATIV:
1 g Haschisch

Das Haschisch erwärmen, zerbröseln und in der Sahne auflösen. Die Kuvertüre über dem Wasserbad schmelzen. Die Sahne mit dem Sirup in einen großen Topf geben, die aufgeschnittene Vanilleschote ausschaben und alles aufkochen lassen. Die Vanilleschote aus der Sahne nehmen.

Die heiße Sahne wird nach und nach in die geschmolzene Schokolade gerührt, bis sie schön homogen ist.

KALTE CANNABIS-SCHOKOLADENSAUCE ❦

8 Portionen

¼ l vegane Sahne
2-4 EL Cannabis-Sirup
    oder Ahorn-Sirup
1 Vanilleschote
1 Prise Salz
100 g dunkle Kuvertüre

FAKULTATIV:
1-2 EL Hanf-Butter

Die Kuvertüre über dem Wasserbad schmelzen. Die Sahne mit dem Sirup und der Hanf-Butter in einen großen Topf geben, die aufgeschnittene Vanilleschote ausschaben und alles aufkochen lassen. Die Vanilleschote aus der Sahne nehmen. Dann die heiße Sahne nach und nach in die geschmolzene Schokolade rühren.

Nach dem Auskühlen in den Kühlschrank stellen.

Smoothies / Oldschool: Shake!

Grundsätzlich kann jedes Obst oder fast jedes Gemüse, möglichst als saisonale Bioqualität, verwendet werden. Am Besten schmeckt es, wenn ein Teil süßes und ein Teil saures Obst auch mal mit Gemüse gemischt wird. Auch verschiedene Mus-Sorten, Saaten, Nüsse, Haferflocken, Keimlinge, frische Kräuter und Gewürze eignen sich gut als nährstoffreiche Zutaten. Einfach die Dinge auswählen, die einem am besten schmecken und gut tun, gesünder kann ein Tag nicht beginnen. Insbesondere für Patienten und Raucher ein Muss!

AKTIVER OBST-SHAKE ☘

Eine Portion

1 kleinen entkernten Apfel
½ entkernte Birne
½ Banane
Etwa 50 g gefrorene Beeren
(Der gesamte Obstanteil
sollte etwa 250 g betragen)
3 EL Soja- oder Naturjoghurt
Etwa 80 ml Wasser,
    kohlensäurefrei
1-2 Tropfen Tinktur
    oder frisches,
    nüchternes Cannabis
Eine Handvoll geschälte
    Hanfsamen
Zimtpulver

FAKULTATIV:
Ein kleines Stückchen
    Ingwer
oder 30 g Spirulina*,
    pulverisiert

Alle Zutaten in den Hochleistungsmixer geben und mindestens 1,5 bis 2 Minuten durchshaken.

* Die Algen haben einen hohen Anteil an Proteinen, B-Vitaminen, Vitamin E und Mineralien (z. B. Calcium, Magnesium). Dies macht es zu einem echten Powergetränk. Der hohe Eisenanteil kann über das pürierte Obst, insbesondere über das Vitamin C, besser vom Körper aufgenommen werden.

Schon nach einer Woche täglichen Genusses wird eine deutliche Verbesserung der Körperaktivität spürbar sein.

Prost! Auf eine bessere Gesundheit!

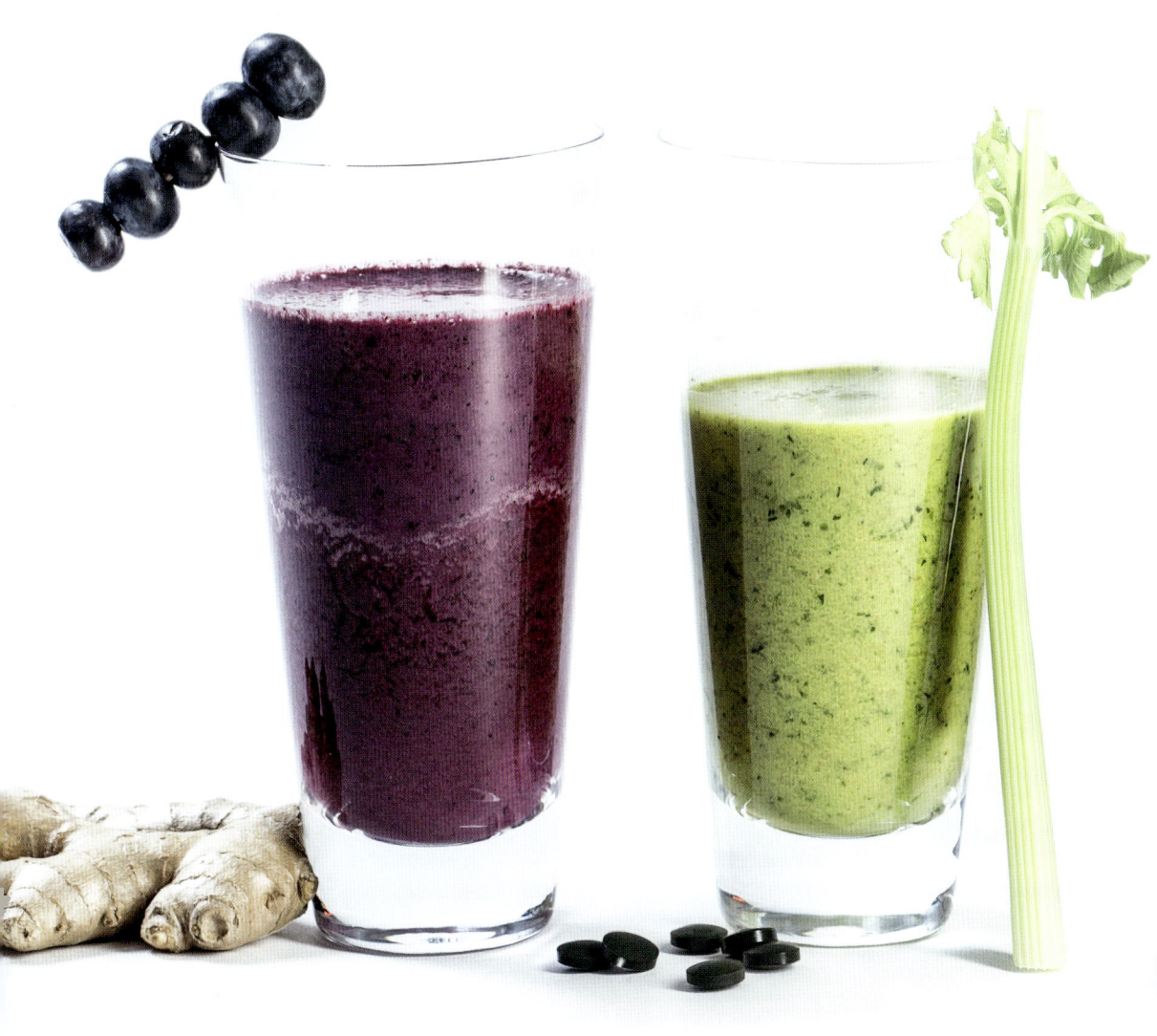

Aktiver Obst-Shake (links)
und Aktiver Gemüseshake

AKTIVER KAROTTEN-SHAKE ❦

Ein großes Glas

1 mittlere Karotte
1 kleiner Apfel
200 ml Orangensaft
1 EL mit med. Cannabis
    infundiertes Speiseöl
Eine Handvoll geschälte
    Hanfsamen

FAKULTATIV:
1 kleines Stück frischen
    Ingwer hinzufügen

Die Karotte, den Apfel, nur wenn sie stark verschmutzt sind, schälen (denn unter der Schale befinden sich die meisten Vitamine). Besser ist es, eine Gemüsebürste zu verwenden. Alle Zutaten in den Mixer geben und mindestens 1,5 bis 2 Minuten durchshaken.

PASSIVER HANF-SAFT VON FRISCHEN PFLANZEN ❦

Ein großes Glas

100 g Bio-Hanfblüten
    und -blätter
1 Karotte
½ Orange
1 kleiner Apfel
Etwas frischer Ingwer
1 EL Hanföl

Einige Patienten und Ärzte aus den USA schwören auf die heilende, nicht-berauschende Wirkung von frischen Hanfpflanzen. Dafür können auch aussortierte männliche Cannabispflanzen und Nutzhanfpflanzen verwendet werden. Dafür wird ein Entsafter benötigt. Wer nicht immer den Zugang zu frischem Pflanzenmaterial hat, kann den Saft in Eiswürfelbehältern aufbewahren, so ist die tägliche Portionierung auch einfacher. Da der Saft pur etwas streng schmeckt, empfiehlt sich eine geschmackliche Aufwertung, z. B. mit Karotte, Apfel, Orange, Tomate, Ingwer etc.

Pflanzenteile zehn Minuten einweichen. Die Pflanzenteile in den Entsafter geben und auspressen. Das Obst und Gemüse im Anschluss entsaften, so geht nichts vom wertvollen Cannabis verloren. Zum Schluss noch 1 EL Hanföl dazugeben, kurz verquirlen, eingießen und genießen.

AKTIVER GEMÜSE-SHAKE ♣

Zwei große Gläser

½ Stange Staudensellerie
1 kleine Karotte
100 g frische Mangold-,
    Spinat-, oder
    Brennnesselblätter
2 Radieschen oder Rübchen
20 g Gurke
2 EL Petersilie
(Der gesamte Gemüseanteil
sollte etwa 250 g betragen)

Etwa 100 ml Orangen-,
    Tomaten-, oder
    Gemüsesaft
Etwa 100 ml Mineralwasser
1 EL Cannabis-Speiseöl
    oder frisches,
    nüchternes Cannabis
Eine Handvoll geschälte
    Hanfsamen,
Salz und Pfeffer

FAKULTATIV:
Etwas Thymian,
    gut bei Halsschmerzen,
    Bronchitis u. ä.

Alles in den Hochleistungsmixer geben und mindestens 1,5 bis 2 Minuten durchshaken.

Wenn der Shake etwas gekühlt sein soll, den Saft oder das Wasser vorher in Eiswürfelbehälter füllen und jeweils 2 bis 3 Eiswürfel mit pürieren.

TIPP: Mit Kokosmilch kann ein höherer Sättigungsgrad erreicht werden.

CANNABIS-SIRUP ❦❦

Ergibt etwa 600 ml

20 g getrocknete Blüten
    und Blätter
½ l destilliertes oder
    stilles Mineralwasser
200 g pflanzliches Glyzerin
340 g Ahornsirup oder
    Rohrohrzucker
    (länger haltbar)
60 g Glukosesirup

Die Blüten und Blätter werden fein zermahlen und in einen Topf gegeben. Die Pflanzenanteile gegebenenfalls etwa 2 Minuten auf kleiner Flamme trocken im Topf erhitzen und gut rühren. Abkühlen lassen, anschließend heißes Wasser über die Pflanzenteile geben, kurz köcheln lassen und den Herd ausstellen. Mit verschlossenem Deckel 12 Stunden ziehen lassen.
Den Sud durch ein Sieb geben und gut auspressen. Ein weiteres Mal durch Teefilterpapier* gießen, welches in einem kleinen Sieb liegt. Mit dem Süßanteil, dem Glyzerin und Glukosesirup in zwei Stunden ohne Deckel zu einem Sirup einkochen.

*Sollte es sich um THC-haltige Pflanzenteile handeln, sammeln sich auf dem Teefilterpapier die Harzkristalle, bei einer eingesetzten Menge von 20 g können gut 0,5 g feinstes Harzpulver (wenn es das Ausgangsmaterial hergibt) auf diese einfache Art und Weise gewonnen werden.

TIPP: Der Glukosesirup ist notwendig, wenn der Sirup länger gelagert werden soll, da er schon nach 2 bis 3 Tagen anfängt, auszukristallisieren, d. h. der Zucker wechselt vom flüssigen in den festen Zustand. Vor der Verwendung des Glukosesirups die Hände gut mit Wasser anfeuchten und dann erst aus dem Behältnis entnehmen.

HANF-APFELESSIG ❦

Ergibt etwa 500 ml

Große, dunkle Flasche
Trichter

½ l naturtrüben
    Bio-Apfelessig
20-30 g getrocknete,
    gemahlene Hanfblüten
    und -blätter

Die Blüten und Blätter werden fein zermahlen und in einen Topf gegeben. Die Pflanzenanteile etwa 2 Minuten auf kleiner Flamme trocken im Topf erhitzen, gut rühren und den Herd ausschalten, abkühlen lassen. Nun mit dem Essig aufgießen und im verschlossenen Topf einen Monat an einem warmen Ort durchziehen lassen.
Dann den Essig durch ein feines Sieb geben. Anschließend noch einmal durch feines Teefilterpapier (zur Not Teebeutel opfern) gießen, um noch letzte Pflanzenpartikel auszufiltern.
Mit der Hilfe eines Trichters in eine dunkle Flasche abfüllen.

TIPP für Gurgellösung:
1 EL Heilessig und 5 EL gekochten Hanftee vermischen und zum Gurgeln bei Halsschmerzen verwenden.

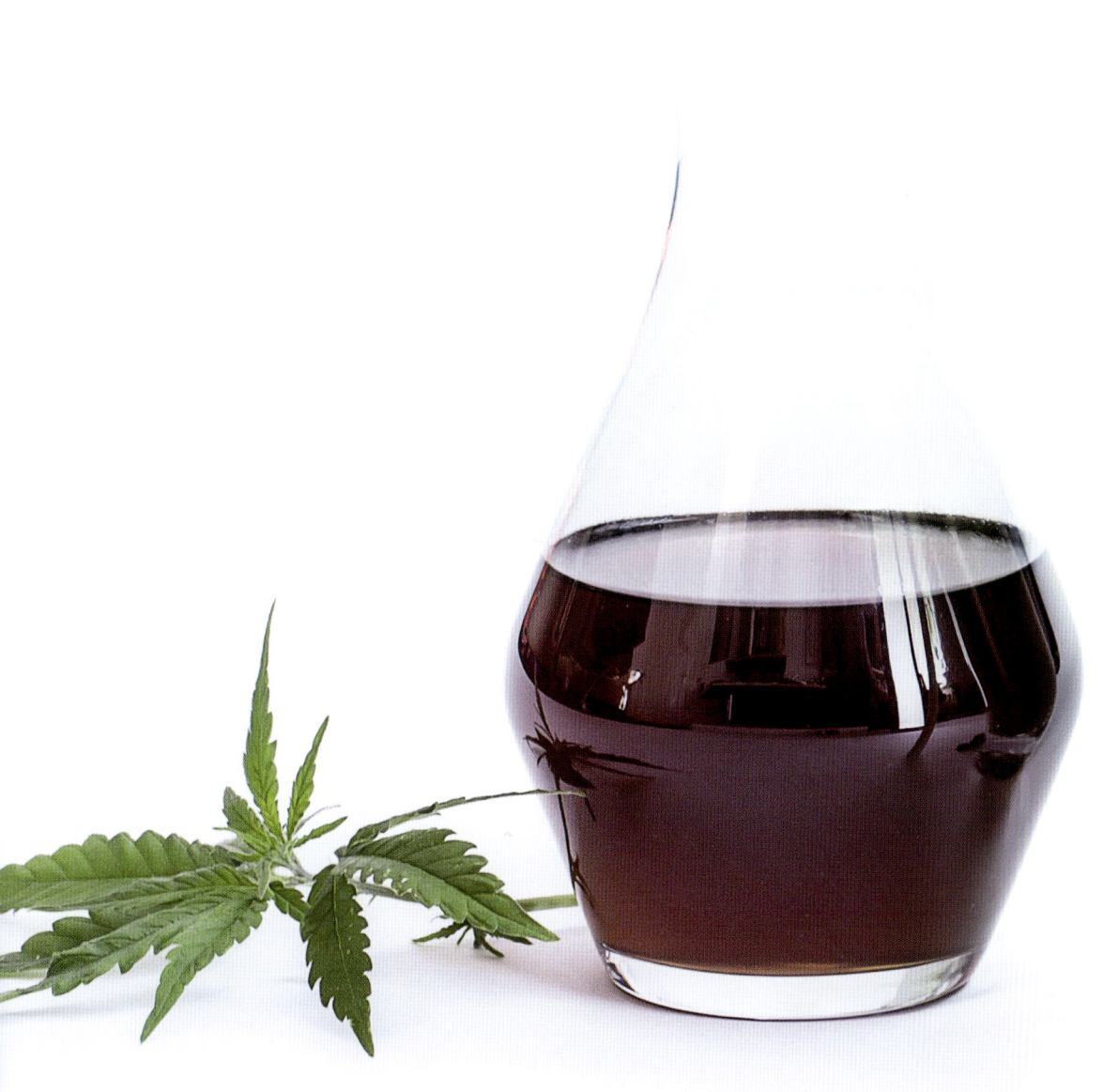

Hanf-Apfelessig

ALKOHOLFREIE GLYZERIN-CANNABIS-TINKTUR

Für 1 verschließbares Glas

Die Größe des Glases
bestimmt die Menge

Getrocknetes Cannabis,
decarboxyliert

Pflanzliches Glyzerin

Das Cannabis sehr fein zermahlen und das Glas fast komplett damit befüllen. Nun vorsichtig das Glyzerin einfüllen, sodass die Pflanzenteile damit bedeckt sind. Das Glas einmal täglich um-drehen.

Nach 3 Tagen noch ein wenig Glyzerin nachfüllen, da das Cannabis dann erst richtig durchgezogen ist.

Mindestens zwei Monate durchziehen lassen!

Danach den Glasinhalt durch ein feines Leinentuch abseihen und gut auspressen. Oder durch einen 190 Mikron starken Ice Bag oder Bubble Bag gießen und kräftig auspressen, danach in eine saubere Flasche abfüllen.

Die gewonnene Tinktur sollte dunkelgrün-amberfarben sein und eine dickflüssige Konsistenz haben.

Internetquellen dazu:
www.dragonspice.de/glycerin-pflanzlich-86-ph-eur-dab.html?lis ttype=search&searchparam=glyzerin

CANNABIS-TINKTUR ALS SÜSSUNGSMITTEL, ZUR EINNAHME ODER IN EXPRESS CANNA CREME ⚘

Dosierungsbeispiele:

VARIANTE 1	**VARIANTE 2**	**VARIANTE 3**
15 ml in ungesüßtem Grapefruitsaft	1-2 Tropfen unter die Zunge	1 TL morgens, nach dem Zähneputzen zur Verwendung im Mundraum

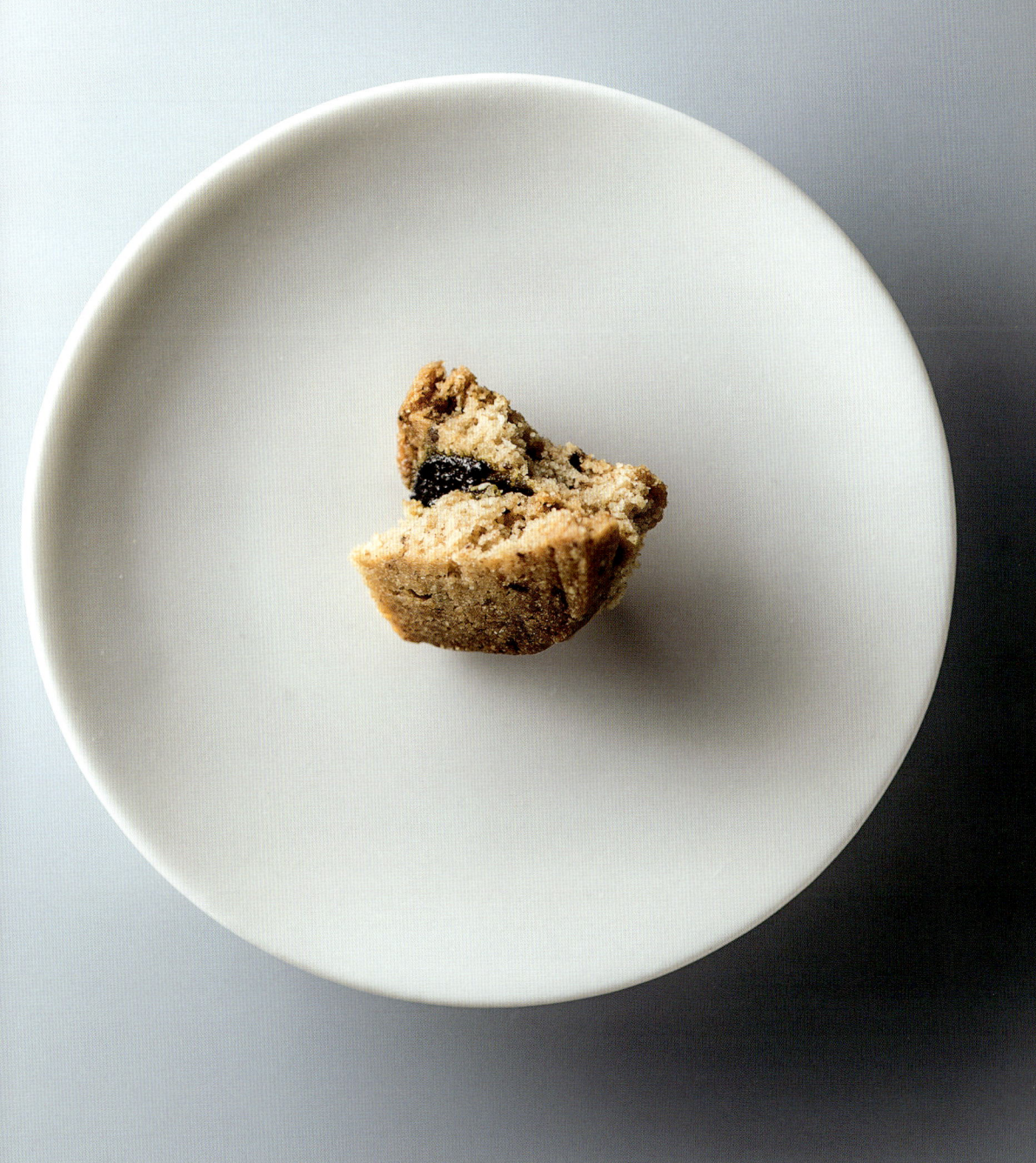

Mürbeteig Keks mit CBD-Extrakt
(siehe dazu Seite: 133, unten)

EINFACHE, ALKOHOLHALTIGE TINKTUR (50 ML)

Dafür möglichst reinen Alkohol (KbA) 96,5 Prozent, jedoch mindestens 70 Prozent Ethanol (keinen Isopropylalkohol!) verwenden.

12 g getrocknetes, fein zermahlenes Pflanzenmaterial (Blüten und Blätter)

Bitte Decarboxilierung auf S. 73 beachten!

Pflanzenteile in ein Schraubglas geben und mit 50 ml Alkohol begießen. Bei Raumtemperatur lagern und ein- bis zweimal täglich schütteln.

Nach 3 Tagen durch ein Tuch oder Sieb geben und in eine kleine, braune Flasche abfüllen.

Die Pflanzenteile können erneut mit Alkohol begossen werden, die Tinktur im zweiten Aufguss ist etwas schwächer, aber dennoch wirksam.

Wenn der Alkoholanteil ohne Hitze reduziert werden soll, wird der Auszug in eine kleine Schale mit einer großen Oberfläche gegeben und etwa zwei bis fünf Stunden an einen gut belüfteten, dunklen Ort gestellt, der sicher vor Feuer und Kinderhänden ist.

ANWENDUNG NACH DER BACHBLÜTEN-THERAPIE

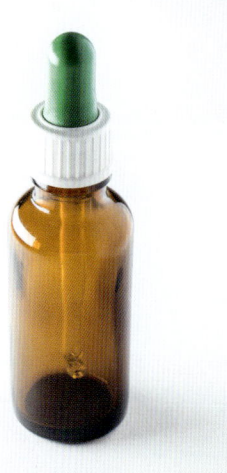

Bachblüten-Mischung für eine 30-ml-Tropfpipetten-Flasche herstellen.

3 Tropfen von der ausgewählten Cannabisblüten-Tinktur in die Flasche geben. Den weiteren Inhalt der Flasche mit stillem Mineralwasser füllen. Zur besseren Haltbarkeit kann die Flasche zu einem knappen Viertel mit Alkohol (z. B. Grappa, Obstbrand) aufgefüllt werden.

STANDARDDOSIERUNG:
4-mal täglich 4 Tropfen direkt auf die Zunge

Nach Bedarf kann die Tropfenanzahl und Einnahmehäufigkeit erhöht werden. Wenn sich die Wirkung voll entfalten soll, behält man die Tropfen vor dem Herunterschlucken einige Minuten lang im Mund.

ERWÄRMTE ALKOHOLHALTIGE TINKTUR ALS LOW-BUDGET-DESTILLATION ☘☘

Benötigte Materialien:

Ein Stövchen, einen Topf
mit dem etwaigen
Durchmesser des
Stövchens
Eine Tasse, die in die Mitte
des Topfes passt,
und in der Höhe
etwa 5 cm unter
dem Topfrand endet
Ein Stückchen Qualitäts-
Frischhaltefolie,
die den Durchmesser
des Topfes etwa 5 cm
überlappt
Ein Gummiband, welches
die Folie um den
Topfrand befestigt
Eine Glasmurmel
2 Teelichter
1 kleines braunes
Fläschchen für
die Tinktur
Minitrichter oder Pipette
zum Umfüllen
der fertigen Tinktur
in die Flasche

Die getrockneten und fein gemahlenen Pflanzenanteile decarboxyliert in mindestens 70-prozentigem Alkohol etwa 3 Tage bei Raumtemperatur in einem geschlossenen Gefäß durchziehen lassen.

Dafür 4 bis 6 Teile Alkohol (100 bis 150 ml) mit einem Teil Hanfblüten (25 g) oder zwei Teilen Knippresten/Trimm (50 g) ansetzen. Kurz: Die Pflanzenanteile mit Alkohol bedecken.

Den durchgezogenen Pflanzenauszug absieben und gut auspressen. Den Topf auf das Stövchen stellen, die Tasse in den Topf stellen. Den Pflanzenalkoholauszug in den Topf gießen.

Die Folie über den Topf legen und mit dem Gummiband am Topfrand befestigen.

Den Mittelpunkt der Folie, der sich über der Tasse befindet, leicht herunterdrücken und dort die Murmel platzieren.

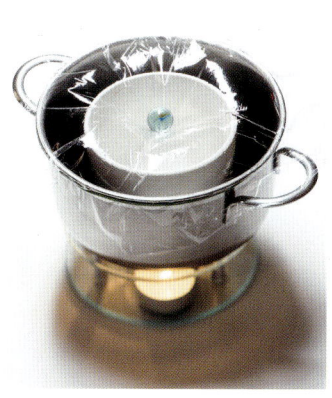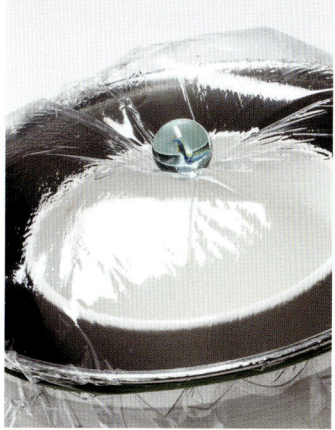

Nun das Teelicht anzünden und in das Stövchen stellen. Nach einer Weile bläht sich die Folie über dem Topf auf und muss samt Murmel noch einmal etwas nachjustiert und heruntergedrückt werden, damit der Alkohol gut in die Tasse tropfen kann. Wenn die gewünschte Konzentration erreicht ist, kann die Tinktur in eine braune Flasche abgefüllt und der zurückgewonnene Alkohol wieder verwertet werden.

ALKOHOLHALTIGER CANNABIS-EXTRAKT/-ÖL AUS NUTZHANFBLÜTEN ☘☘☘

Mit Hilfe eines Wasser-Destilliergerätes 4 l herstellen

ZUTATEN:
2 l reinen Alkohol (KbA)
96,5 Prozent,
        jedoch mindestens
        70 Prozent Ethanol
(keinen Isopropylalkohol
        verwenden!)
200 g getrocknete,
        fein zermahlene
        Faserhanfblüten

ARBEITSMATERIAL:
Mundschutz für die
        Verabeitung in
        geschlossenen Räumen
Glas- oder Metallschüssel,
Mörser oder Rührlöffel,
Salatschleuder,
Kanister o. ä.
Sieb, feines Tuch oder
        einen 190 Mikron
        starken Ice- Bag
        bzw. Bubble Bag
Spritze, Silikon-, oder
        Plastikverpackung
        für das fertige Produkt

Gegenüber der Reiskocher-Methode von Rick Simpson hat dieses Gerät den Vorteil, dass es sicherer und ökonomischer (Alkohol-rückgewinnung) genutzt werden kann.

Nur der Auslass des Gerätes ist nicht akzeptabel. Daher ist es empfehlenswert, sich im Baumarkt etwa einen Meter langen Schlauch (0,8 cm Durchmesser) für knapp einen Euro zu beschaffen.

Der gereinigte Schlauch lässt sich einfach auf den Auslass stecken und mit dem anderen Ende in ein beliebiges Gefäß leiten.

Dies hat den Vorteil, dass nur die Hälfte des teuren Alkohols verloren geht.

Der original beiliegende Auslass ist dann überflüssig, weil damit sehr viel Alkohol daneben geht.

Um das Gerät zu testen und auch, um eventuelle Produktions-rückstände zu beseitigen, wird vor Inbetriebnahme ein Probe-durchlauf mit 2 Litern Wasser empfohlen. Zudem ist es ratsam, mit diesem Gerät in einem Durchgang mindestens 2 Liter Alko-holextrakt durchlaufen zu lassen, da es ökonomischer ist. Es ist sicherer, maximal 3,8 Liter in das Gerät zu füllen.

Zuvor für eine gute Belüftung des Raumes sorgen oder besser an der frischen Luft arbeiten! Die Dämpfe sollten möglichst nicht eingeatmet werden.

Die Zubereitung

Der schnelle Weg

Die Pflanzenteile mit der Hälfte des Alkohols (etwa 18 Grad) bedecken und mit einem großen Mörser oder Holz-Rührlöffel etwa 5 Minuten in einer großen Metall- oder Glasschüssel gut durcharbeiten. Den ersten Auszug durch ein Sieb abgießen.

Pflanzenteile wieder zurück in die Schüssel geben und mit dem restlichen Alkohol begießen und wiederholt verfahren.

Der gründliche Weg

Die mit Alkohol begossenen Pflanzenanteile im geschlossenen Behälter 3 Tage bei Raumtemperatur durchziehen lassen. Täglich ein- bis zweimal schütteln. Den Auszug durch ein feines Haarsieb abgießen, danach ein zweites Mal filtrieren (z. B. durch ein Kaffee- oder Teefilterpapier).

Mithilfe einer Salat- oder Mini-Wäscheschleuder kann auch aus gut ausgepresstem Pflanzenmaterial (2 l) noch viel Pflanzenalkoholauszug herausgeschleudert werden. Dafür das Pressbündel mit einer Hanfschnur oder dickem Gummiband gut umwickeln, sodass die Hanfreste nicht entweichen können, und es in die Schleuder legen. Eine Runde kräftig ausschleudern und ein- bis zweimal wiederholen. Nun den alkoholischen Auszug ins Destilliergerät gießen, den Schlauch auf den Auslass stecken, gut verschließen und einschalten.

Ein Kanister sollte bereitstehen, um den Alkohol aufzufangen.

Wenn ein Durchgang mit 2 Litern nach etwa 35 Minuten fast erledigt ist, das Gerät ausschalten und vor dem Öffnen sicherheitshalber noch etwa 5 Minuten auskühlen lassen. Es lässt sich etwas schwer öffnen, dabei ist darauf zu achten, dass der Kopf abseits des Dampfes ist, der aus dem Inneren des Gerätes aufsteigt.

Um den Extrakt rückstandsfrei vom Alkohol zu reinigen, gibt es zwei Möglichkeiten: den nicht zu stark einreduzierten Inhalt mit einigen Tropfen destillierten Wassers (verhindert ein Anbrennen) in einen kleinen Topf geben und auf eine Heizplatte bei geringer Hitze, z. B. Warmhalteplatte einer Kaffeemaschine oder auf ein Stövchen stellen. Es kann etwas dauern, bis keine Blasen mehr aus dem Extrakt aufsteigen.

Je nach Ausgangsmaterial kann pro Liter Cannabisauszug nach der Destillation eine stark reduzierte Menge Cannabis-Extrakt von etwa 10 bis 15 g produziert werden. Der Vorteil dieser Methode ist, dass auf diese Weise etwa ½ Liter Alkohol pro Liter Cannabisauszug zurückgewonnen und weiterverwendet werden kann.

Wenn der Extrakt mehr in flüssiger Form und mit Alkoholanteil gewünscht wird, muss das Destilliergerät bei einer Menge von 2 Litern nach etwa 25 Minuten ausgeschaltet werden.

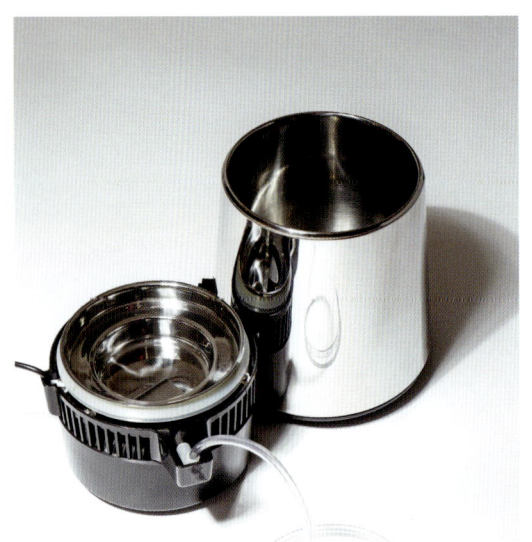

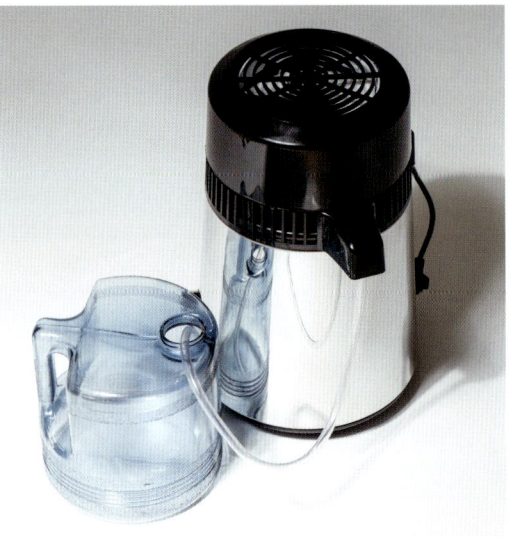

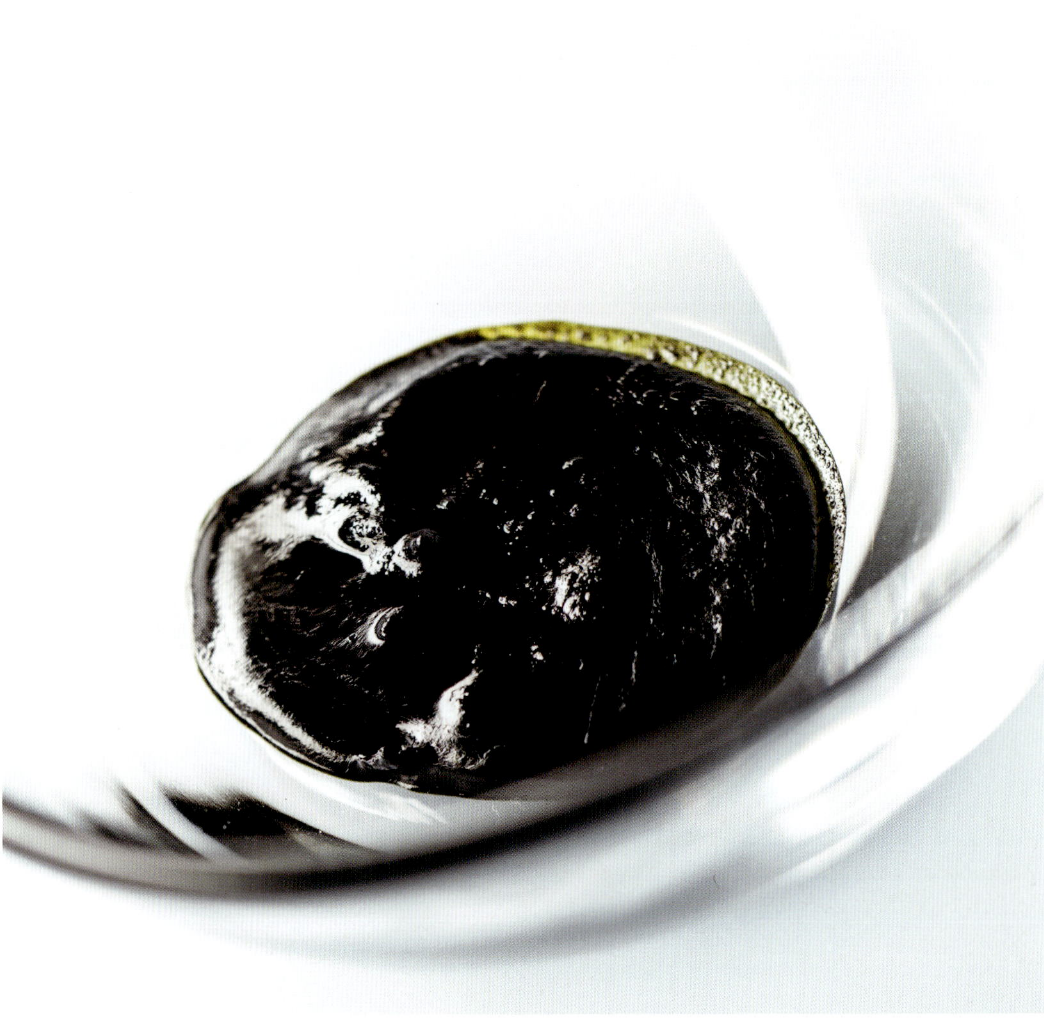

Der Umgang und die Dosierung mit einer noch leicht flüssigen Form ist einfacher, kann aber physische Nachteile haben. Denn auch verdünnte Lösungen von Ethanol in Wasser können schon bei Konzentrationen von wenigen Volumenprozenten (ab etwa 0,5 bis 1 Promille im Blut) physiologische Effekte zeigen und zu Schwindel, Übelkeit, Orientierungsstörung, Redseligkeit und gesteigerter Aggressivität führen. Um die Alkoholmenge zu reduzieren, können Tinkturen und Extrakte auch in sehr heißen Tee gegeben oder einige Minuten in der gewählten Flüssigkeit eingekocht werden, es wird aber nicht der gesamte Alkohol dadurch entfernt werden können.

Der CBD-Extrakt ist durch den restlichen Ethanol-Anteil wasserlöslich, wenn der THC-Gehalt nicht über 0,5 Prozent liegt, es lässt sich so einfach in vielen Rezepten verarbeiten.

Der Laborbefund der Sorte „Finola (Rohware) mit 1,8 Prozent CBD und 0,18 Prozent THC ergab nach der Extraktion: 16,2 Prozent CBD und 0,4 Prozent THC.

Sicherheitshinweise

Der Umgang mit hochprozentigem Alkohol ist immer feuergefährlich; während des Durchlaufs darf auch in der gut belüfteten Umgebung nicht geraucht werden.

Die Destillation sollte nicht außer Acht gelassen werden.

Bitte auch die Hinweise zu Wasserdestillatoren auf Seite 149 unter „Geeignete Geräte" beachten.

Lagerung

Um die fertig gestellten Tinkturen und Extrakte vor Oxidation zu schützen, sollten sie in einem eigenen Behälter im Eisfach gelagert werden.

Unbedingt vor dem Zugriff von Kindern schützen!

Tipp zur Einnahme von CBD-Extrakt

Niedrig dosiertes THC-haltiges Gebäck, z. B. ein Medical Cookie, in zwei Hälften teilen, dann auf die eine Seite etwas vom Extrakt auftragen, die zweite Hälfte oben drauf legen, leicht zusammendrücken und verzehren. (Siehe Foto auf Seite 127)

Tikum Olam vermischt den fertigen Extrakt mit Olivenöl in einem Mixer. Es ist auch möglich, weitere Speiseöle dafür zu verwenden. Hanföl ist natürlich eine sehr gesunde Alternative, dabei muss allerdings berücksichtigt werden, dass es sehr schnell ranzig werden kann. Daher ist es nach der Zubereitung notwendig, es kühl und dunkel, z. B. im Kühlschrank, zu lagern und es schnell zu verbrauchen.

Markus Berger

EXTRAKTION VON CANNABIS

Cannabis-Extraktion mit dem Glätteisen

Cannabis-Extrakte sind stark wirksame Cannabisprodukte, Superkonzentrate, wenn man so will, und sie werden vornehmlich von der Dabber-Szene verwendet. Dabbing ist ein Hype, der aus den USA kommt, und das Vaporisieren von Haschischölen mittels spezieller Dabbing-Pfeifen, -Bongs und anderer Rauchgeräte für Cannabisöl meint. Gerade für Patienten ist das eine wirkungsvolle Angelegenheit, sind doch das traditionelle Haschischöl wie auch die modernen Cannabis-Extrakte (BHO, siehe unten) die potentesten Produkte, die wir derzeit aus Cannabis herstellen können. Deshalb widmen wir dieses kleine Kapitel der Extraktion von Marijuana und Haschisch.

Bevor wir uns im nachfolgenden Abschnitt anschauen, wie die Cannabis-Extraktion von Butan Honey Oils (BHO) mit einem professionellen Extraktor vonstatten geht, erläutern wir an dieser Stelle einführend eine Methode, die von jedermann durchgeführt werden kann, die keine Geldmengen, kein Lösungsmittel und keine komplizierten Gerätschaften erfordert und die so simpel wie effektiv ist. Wir sprechen von einer Technik, bei der im Grunde genommen eine Art Bügeleisenpresse verwendet wird, um den öligen Cannabis-Extrakt aus kleinen Mengen Marijuana oder Haschisch zu melken – das Ganze kommt aus den USA, ist derzeit ein richtiger Trend und nennt sich Rosin-Technik.

Die Rosin-Technik bedient sich eines Glätteisens, wie es meist Frauen und Friseure für das Haarstyling verwenden. Mit Hilfe dieses Bügeleisens fürs Haar lassen sich die in den Cannabisprodukten enthaltenen Harztropfen „melken" und richtiggehend auspressen, und das, ohne dass irgendwelche Lösungsmittel benötigt werden, ohne dass eine Explosionsgefahr besteht und ohne Gefahr zu laufen, giftige Rückstände im fertigen Cannabis-Extrakt zu haben. Die Rosinextraktion wurde in den USA entwickelt und ist auch derzeit (Stand August 2015) noch nicht vollends ausgereift, weil schlicht keine großen Mengen Cannabis extrahiert werden können, sondern meist nur Kleinstmengen.

Das englische Wort „rosin" bezeichnet ein Harz (wie auch die Vokabel „resin") und auch Kolophonium, also feste Rückstände einer Baumharzdestillation, die meist von Koniferen stammen. Die Bezeichnung „rosin oil" ist gebräuchlich für Terpentinöl.

Schauen wir uns nun an, wie genau die Rosinextraktion mit Cannabis funktioniert. Es ist so simpel und gefahrlos, dass jeder es nachmachen kann. Das einzige Risiko, das bei der Anwendung dieser Methode akut besteht, ist, dass man sich die Finger verbrennen kann. Mit ein bisschen Achtsamkeit ist diese Gefahrenquelle aber keine besonders bedrohliche.

Die Rosinextraktion mit Marijuana

Um Cannabisblüten zu extrahieren, braucht man neben dem Glätteisen nur noch ein Stück Back- oder Pergamentpapier. Im Idealfall nimmt man ein Glätteisen, bei dem man die Temperatur einstellen kann. Man wählt für Cannabis eine Temperatur zwischen 150° und 180° Celsius, standardmäßig können 150° Celsius eingestellt werden. Das funktioniert und ist die schonendste Variante.

Man komprimiert also eine Cannabisblüte von etwa 0,2 bis 0,3 Gramm zwischen den Fingern, sodass ein fester kleiner Cannabisball dabei herauskommt. Den legt man nun in ein einmal gefaltetes Backpapier. Schließlich legt man das vorgeheizte Glätteisen an und drückt für 3 bis 4 Sekunden so fest zu, wie man kann. Nach erfolgreicher Extraktion ist ein Zischen zu vernehmen, und es löst sich eventuell ein kleines Dampfwölkchen. Nun sollte man sofort aufhören zu drücken und das Glätteisen zur Seite legen. Es hat seinen Dienst getan, der Vorgang ist jetzt abgeschlossen. Klappt man das Backpapier nun auf, kann man das gepresste Cannabis entnehmen und sieht das extrahierte Öl. Das kann mit einer Rasierklinge zusammengekratzt oder direkt mit einem Dabbingnagel aufgenommen werden, und fertig ist das selbstgemachte Wax.

Bei manchen Fragen, die sich um die Rosin-Technik drehen, streiten die Praktiker noch. Kein Wunder, ist diese Methode auch noch recht neu und darf noch weiter entwickelt werden. So ist es zum Beispiel fraglich, wie viel Druck auf das Material ausgeübt werden sollte. Es ist noch umstritten, ob man lieber das maximal verfüg- und einsetzbare Gewicht – also zum Beispiel den eigenen Körper, indem man sich auf das Glätteisen stellt – oder vielleicht doch nur den Druck nutzt, den man mit den Fingern aufzubringen in der Lage ist.

Eine ähnliche Frage betrifft auch die Zeit: Es gibt Anwender, die üben nur 2 Sekunden Druck auf das Material aus, setzen dann ab und drücken anschließend weitere 2 Sekunden und so weiter und so fort, bis das Öl komplett aus dem Cannabis gemolken und ausgepresst ist.

Rosinextraktion mit Haschisch

Haschisch kann ebenso verwendet werden, wenn auch bei diesem Material einiges anders zu machen ist: Das Haschisch muss nicht zerbröselt werden, obwohl auch Skuff und andere feine Haschischqualitäten verwendet werden können. Weil das klebrige Haschisch im Backpapier zerschmelzen würde und anschließend nicht vom extrahierten Öl getrennt werden kann, benötigt man ein weiteres Hilfsmittel, nämlich Polyester- bzw. Polyamid-Mikronstoff mit einer Filtrationsgröße von 25 Mikron, wie er zum Beispiel als Wasserfilter verwendet und auch als Zubehör von Bubble-Bag-Sets mitgeliefert wird. Der Stoff sorgt dafür, dass am Backpapier tatsächlich nur das extrahierte Öl kleben bleibt.

In diesen Mikronstoff legt man also sein Haschisch, dreht das Ganze ordentlich zu und legt dann das im Mikrontuch befindliche Hasch in das vorbereitete gefaltete Backpapier. Und dann kann es auch schon losgehen. Die empfohlene Temperatur für die Rosin-Hasch-Extraktion ist 120° Grad. Anders als beim Cannabis, wo man – wie wir oben gelernt haben – in der Regel 3 bis 4 Sekunden Druck auf das Cannabismaterial ausübt, wird das heiße Glätteisen bei der Haschextraktion immer nur kurz zusammengepresst, dafür aber mehrfach. Während dessen kann man schon sehen, wie immer mehr Öl sich im Backpapier ansammelt. Wenn man fertig ist, kann man das nun ausgelaugte Hasch im Mikrontuch ein wenig durchrühren oder zerbröseln und den Vorgang wiederholen. Es ist erstaunlich, wie viel Öl auch beim zweiten Durchgang als Endergebnis resultiert!

Wir haben gesehen: Die Extraktion von Cannabisöl ist kein Hexenwerk und wirklich sehr einfach. Mit einem bisschen Übung wird es jedem rasch gelingen, sich in kurzer Zeit über passable Ergebnisse zu freuen. Die Rosinextraktion ist gerade für Cannabispatienten eine nützliche Technik.

Wir hatten weiter oben bereits über das Problem der nur kleinen Extraktmengen gesprochen. Es gibt die Möglichkeit, mit speziellen Gerätschaften auch deutlich größere Mengen Rosinextrakt zu produzieren: Anstelle des Glätteisens haben findige Experimentatoren nämlich schon Oliven- und T-Shirtpressen und ähnliche Maschinen probiert – und es funktioniert genauso.

Wie genau die Technik der Rosin-Extraktion funktioniert, kann in einer Folge der Drug Education Agency (DEA) auf Youtube angeschaut werden:

www.youtube.com/watch?v=cKanxPPtkjg

Kathrin Gebhardt

Maschinelle Cannabis-Extraktion
am Beispiel eines DME-Extraktors

Bei sachgemäßem Gebrauch eines Dimethylether-Extraktors ist es möglich, auf sichere Art und Weise schnell ein ungiftiges, ertragreiches essentielles Öl zu extrahieren.

Anmerkung zuvor:

Flüssiggas-Extraktoren sind nicht für den illegalen Gebrauch gemacht. Die jeweiligen gesetzlichen Bedingungen des Landes, in dem die Extraktion vollzogen wird, sind zwingend zu beachten. Die Extraktion von Pflanzenmaterial mit tiefkaltem Gas (minus 30 °Celsius) kann ein gefährlicher Prozess sein. Die Anwendung der Produkte unterliegt der alleinigen Haftung des Anwenders. Flüssiggas-Extraktoren erst ab 18 Jahren benutzen!

Sicherheitshinweise:

Die Extraktion mit Gas ist immer ein gefährlicher Prozess, daher ist es dringend notwendig, die Extraktion im Freien in einer gut belüfteten Umgebung, fern von Funken, Flammen und elektrischen Geräten durchzuführen. Dabei auf keinen Fall rauchen! Die verwendete Aerosoldose darf nicht über 50 Grad warm werden, da sie sonst explodieren kann.

- Nur reinen Dimethylether (DME) verwenden.
- Da Funken entstehen können, dürfen während der Extraktion keine elektronischen Geräte, wie z. B. Handys, Tablets etc., in der Nähe sein.
- Schutzbrille, -handschuhe und Atemschutz tragen. Dämpfe sollen nicht eingeatmet werden.
- Keine lockeren Pullover, nur eng anliegende Kleidung tragen.
- Nie in der Nähe von Kindern verwenden, alle verwendeten Materialien von Kindern fernhalten.

Einige Pflanzen enthalten toxische Öle oder wurden evtl. mit Chemikalien besprüht, daher nur Kräuter aus sicheren Quellen verwenden, da sich im Öl sonst Verunreinigungen befinden könnten.

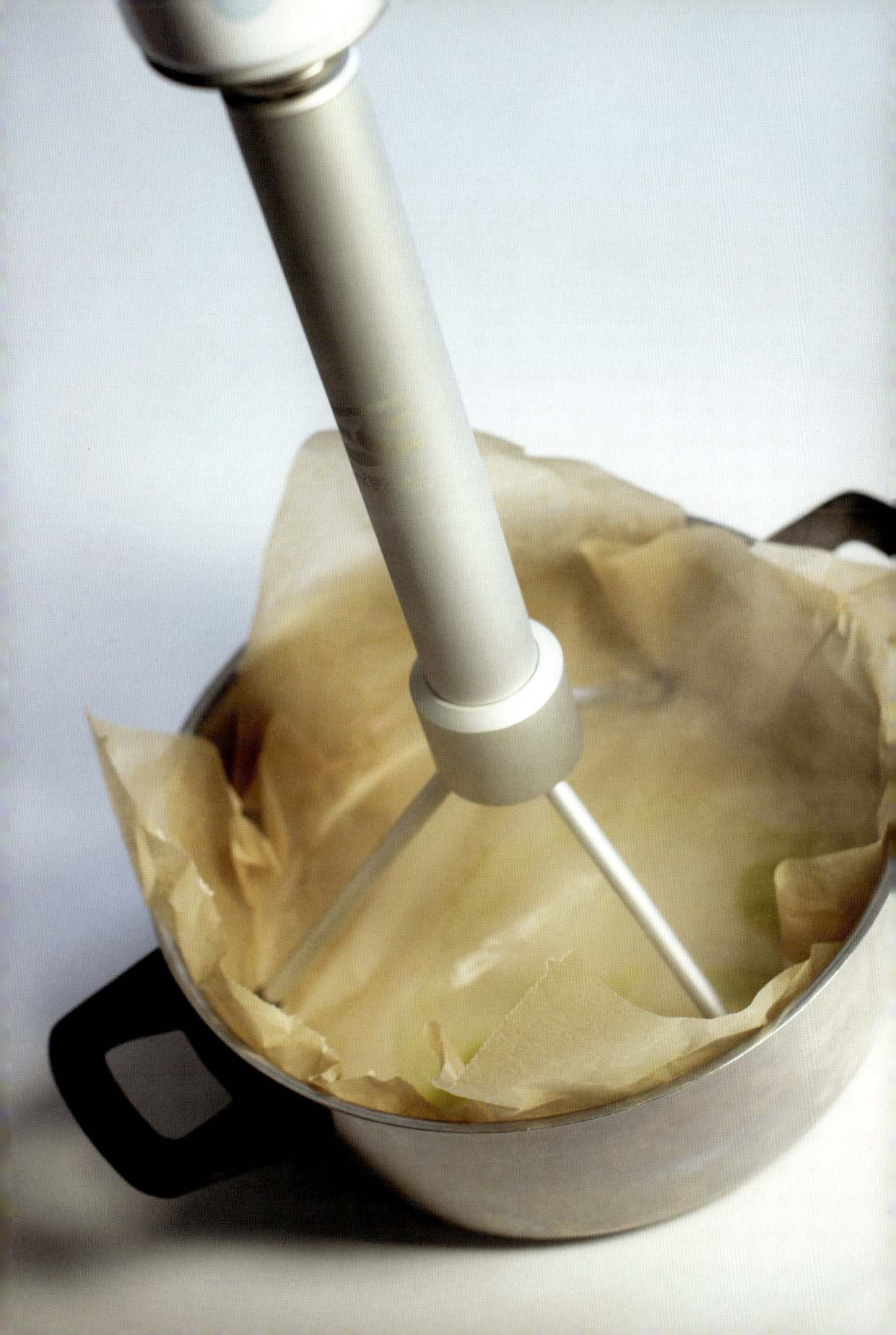

DAS REZEPT

Es gibt zwei Ziele, die mit dieser Extraktionsweise erreicht werden können:

A. Für die beste Qualität, insbesondere für Geschmack und Geruch

1. Jede Pflanze hat einen idealen Erntezeitpunkt, an dem sie die meisten aromatischen Öle entwickelt. Die Zeit in den frühen Morgenstunden oder nach einem kühleren Zeitraum von mehreren Tagen hat sich als optimal erwiesen.

2. Nur die besten Teile der Pflanzen verwenden, z. B. die Blüten und ausgewählte Blätter. Diese werden fein geschnitten und nicht gegrindet. In dieser Form werden sie für zwei bis drei Tage an einem Ort getrocknet, der nicht über 25 Grad warm wird, damit möglichst wenig von den ätherischen Ölen verloren geht. Für die Extraktion nur gut getrocknetes Material verwenden, da zu frisches Material den Prozess blockieren könnte und der Vorgang dann nicht gut genug funktioniert.

3. Nun das getrocknete Material mithilfe eines mittig gefalteten Backpapiers in den Extraktor einfüllen und nur leicht eindrücken. Die Füllmenge sollte etwas unter der möglichen Höchstmenge liegen (z. B. 40 g beim Standard- und 80 g beim Professional-Modell). Den gut verschlossenen, befüllten Extraktor eine gute Stunde einfrieren, um die Extraktion von ungewollten Stoffen zu verhindern und die Erwärmung des Gases zu minimieren.

4. In der Zwischenzeit einen großen Topf mit einem hohen Rand mit einem Backpapier auskleiden und für die Extraktion vorbereiten. Dies erleichtert später die Entnahme des Öls.

5. Jetzt den befüllten Extraktor aus dem Gefrierfach nehmen und die Standbeine einstecken, im Topf platzieren. Das ebenso gekühlte Gas nun auf den Einlass des Extraktors stecken und möglichst gerade halten. Zu Beginn einige wenige Sprühstöße geben und 20 Sekunden warten, um den Extraktor auf Betriebstemperatur (-30° Celsius) abzukühlen. Darauf folgend den gesamten Inhalt des Gases einpressen, bis die Dose leer und der Extraktor ausgetropft ist. Die Farbe der flüssigen Lösung ist ein guter Indikator für die Qualität und Ölmenge, die extrahiert wird. Sobald sie klar wird, ist ihre Extraktion beendet.

6. Drücken der Dose stoppen, sodass der Gasstrom aufhört. Bevor man die Dose aus dem Extraktor entfernt, ist es dringend notwendig, 30 Sekunden zu warten, um sicherzustellen, dass der Druck im Extraktor ausreichend gefallen ist.

7. Die ersten Mengen, die aus dem Extraktor fließen, sind von der besten Qualität (ohne Wachs), es ist mit den Backpapierbogen auch möglich, mehrere Margen mit verschiedenen Eigenschaften zu sammeln, indem der Prozess unterbrochen und das Backpapier ausgetauscht wird.

8. Je nach Außentemperatur, Menge und Luftzufuhr verdampft die DME-Flüssigkeit in 1 bis 4 Stunden. Sobald das verbliebene Öl dick wird, kann man es durch das Backpapier leicht teilen, wenn es kühl ist.
Mittels Wärme-/Kältebehandlung via Gefrierschrank, Heizung, Tiefkühltruhe etc. kann der Reinigungsprozess beschleunigt werden. Zu beachten gilt dabei, dass bei Wärme die Farbe des Öls sich ins Braune ändern kann und dass die leicht flüchtigen Terpene aus dem Öl verdampfen.
Besser ist es, das Öl als dünne Schicht auf einem Backpapier oder „Slick Sheet" – Silikonmatte – um die 20 Grad an einem trockenen, sauberen, dunklen und gut belüfteten Ort zu stellen, damit sich das restliche DME verflüchtigen kann.

Mittels einer Vakuummaschine ist es möglich, auf die schnellste Art und Weise eine bestmögliche Reinigung durchzuführen und somit Extrakte zu erzeugen, die dann besonders gut schmecken und riechen. Vakuummaschinen sind von verschiedenen Anbietern erhältlich.

Allgemein ist beim Reinigungsprozess zu beachten, dass das als dünne Schicht verstrichene Extrakt nicht zu kühl gereinigt wird (min. 20° Celsius), da ansonsten der restliche DME im Extrakt „eingeschlossen" wird und nicht oder nur sehr langsam verflüchtigen kann. Ebenfalls sollten die Extrakte **nicht** über 40° Celsius gereinigt werden, da sich ab dieser Temperatur mehr Terpene verflüchtigen.

Um das Endprodukt einfacher vom Backpapier zu entfernen, kann es kurz ins Eisfach gelegt werden. Das Öl ist jetzt einsatzbereit.

B. Für den größtmöglichen Ertrag

Hier bleibt das Verfahren gleich, nur das Pflanzenmaterial muss anders behandelt werden.

Dafür das Pflanzenmaterial an einem gut belüfteten, kühlen, dunklen und trockenen Ort etwa 15 Tage trocknen. Wenn die Stängel beim Biegen knacken, hat es den richtigen Trockenheitsgrad erreicht. Blüten und Blätter sollen eine krispe Beschaffenheit haben. Wenn kleine Stängel verwendet werden, sollte der Anteil nicht zu hoch sein. Die ausgewählte Menge zur Extraktion fein grinden (mahlen), bis sie pulverisiert ist.

HINWEIS: Backpapier ist mit einer wachsähnlichen Schicht überzogen. Dieses Wachs gerät in die Extrakte. Da Backpapier lebensmittelecht ist, ist es nicht weiter problematisch. Silikon Slick Sheets jedoch haben diesen Nachteil nicht.

Utensilien zur Hautcreme-Herstellung

Für die Herstellung von Cremes werden folgende Utensilien gebraucht:

Kaffee-, Tee-Filterpapier
Kleine Spritze
Digitales Thermometer, fakultativ
Glasrührer
Kleiner und großer Trichter
Kleines Haarsieb
Topf
Messbecher
Pipette
Cremetöpfe
Feinwaage

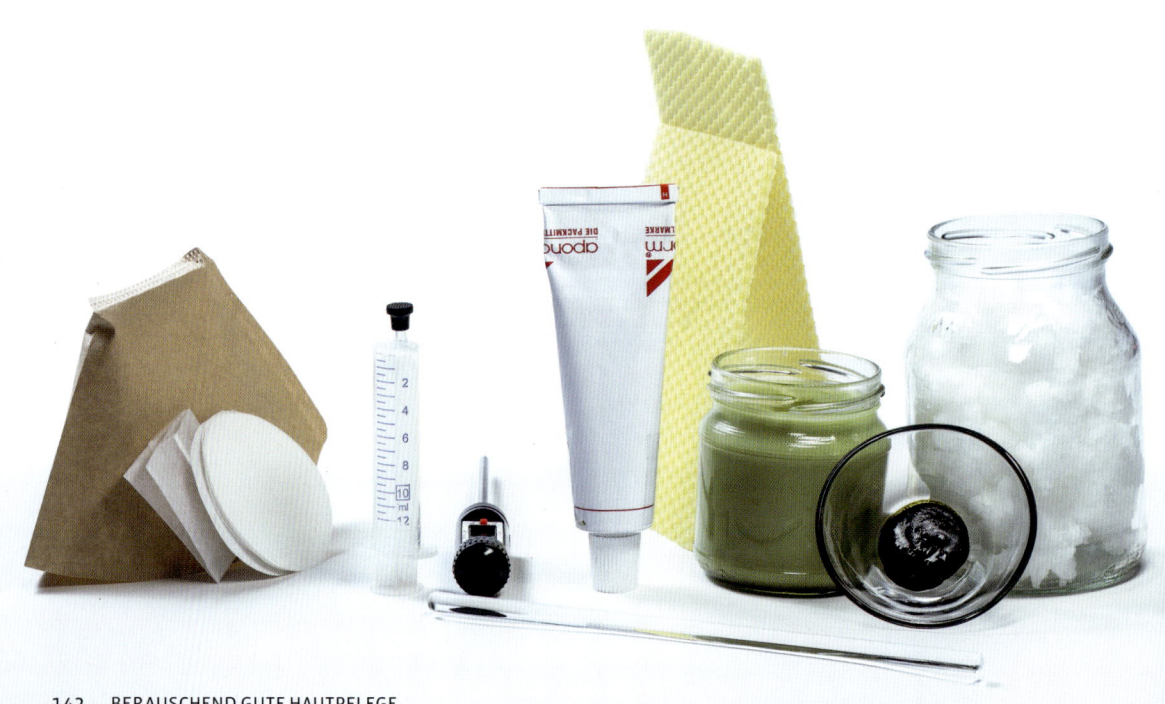

CANNABIS-MASSAGEÖL ⚘

98 g Kokos-Öl
2 g Bienenwachs
   oder Carnaubawachs
   (vegan)
20 ml mit medizinischem
   Cannabis infundiertes
   Speiseöl

FAKULTATIV:
1-5 Tropfen DMSO
   (Dimethylsulfoxid)
   oder eine Kapsel
   flüssiges Tocopherol
   (Vitamin E)

Zuerst das Wachs in einem kleinen Topf oder im Schongarer bei geringster Temperatur verflüssigen. Danach das bereits aktivierte Cannabis-Speiseöl einrühren und auf etwa 40 Grad abkühlen lassen. Oder gleich aktiviertes Kokos-Öl verwenden.

Wenn noch Vitamin E mit in die Creme soll, können die Kapseln mit einem Nadelstich ausgeleert und ebenso abschließend eingerührt werden.

TIPP: Zum besseren Eindringen der Wirkstoffe in die Haut, kann vor direkter Verwendung: pro 10 g Grundcreme max. 5 g DMSO (99 Prozent) in das flüssige, jedoch nicht zu warme Massageöl eingerührt werden. Bitte vorher dazu weitere Infos nachlesen (und vor der Verwendung einen Verträglichkeitstest an der Arminnenseite vornehmen.

HINWEISE:
Zu Massagezwecken ist diese Creme sehr gut geeignet.

Die Glyzerin-Cannabis-Tinktur ist zum Einrühren in diese Creme ungeeignet.

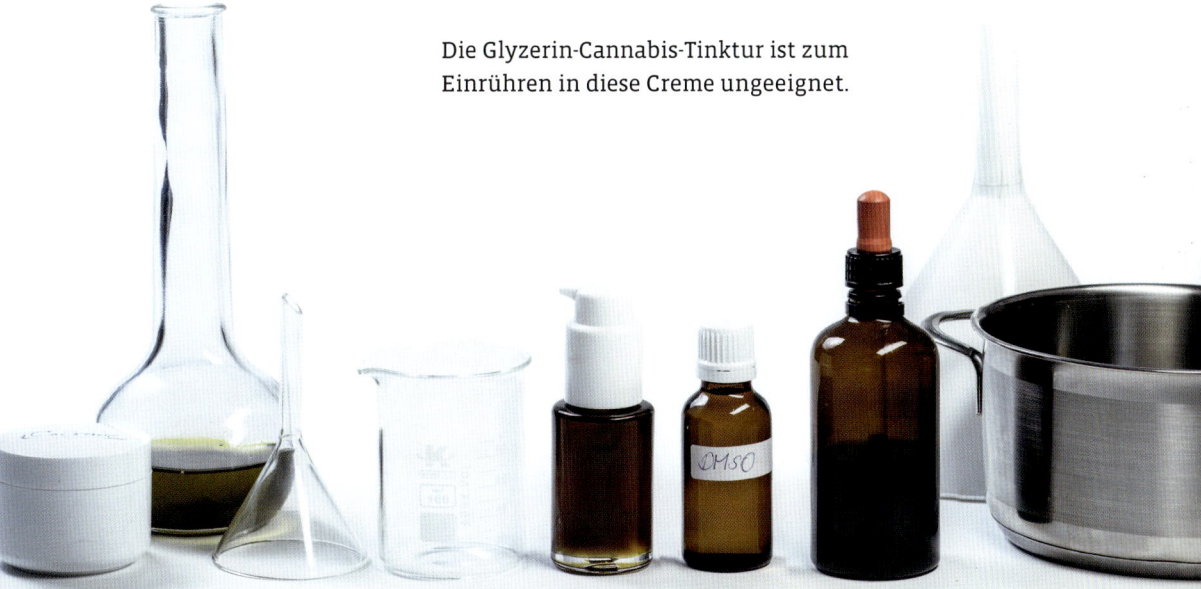

EXPRESS CANNA CREME ✤

VARIANTE 1
10 g Basiscreme DAC mit
10-20 g Glyzerin-Cannabis-
Tinktur verrühren.

VARIANTE 2
10 g Basiscreme DAC mit
1 g alkoholhaltigem
Cannabis-Extrakt/-Öl
verrühren. (Siehe rechts)

CANNABIS-GEL ✤✤

Einen Tag Vorbereitungszeit

100 ml Cannabis-Auszug
(10 g Blätter und
100 ml destilliertes
Wasser)
20 ml Tinktur
(20 ml reinen Alkohol,
mind. 70 Prozent
und 1 gehäufter EL
geriebene Cannabis-
blüten)
1 gestr. TL Gelbildner
(Sodium Carbomer)

Einen gehäuften EL geriebene Cannabisblüten mit 20 ml Alkohol ansetzen und mindestens 24 Stunden durchziehen lassen. Oder gleich 20 ml Cannabis-Tinktur verwenden.

Die Blüten und Blätter werden fein zermahlen in einen Topf gegeben. Die Pflanzenanteile etwa 2 Minuten auf kleiner Flamme trocken im Topf erhitzen und dabei gut rühren. Da das Wasser sonst im Topf extrem aufwallt, kurz etwas abkühlen lassen. Anschließend 100 ml warmes Wasser über die Pflanzenteile geben, kurz köcheln lassen und den Herd ausstellen. Mit verschlossenem Deckel 12 Stunden ziehen lassen.

Den Sud vor der endgültigen Verwendung durch ein feines Sieb geben und die Reste gut mit der Hand auspressen, damit nichts verloren geht.

50 ml des Cannabis-Auszugs leicht erwärmen und einen gestrichenen Teelöffel Gelbildner mit dem Schneebesen einrühren. Die gesamte restliche Flüssigkeit hinzugeben. Zehn Minuten mit gelegentlichem, kräftigem Rühren quellen lassen und in eine Dose abfüllen.

Das Gel ist im Kühlschrank etwa ein halbes Jahr haltbar.

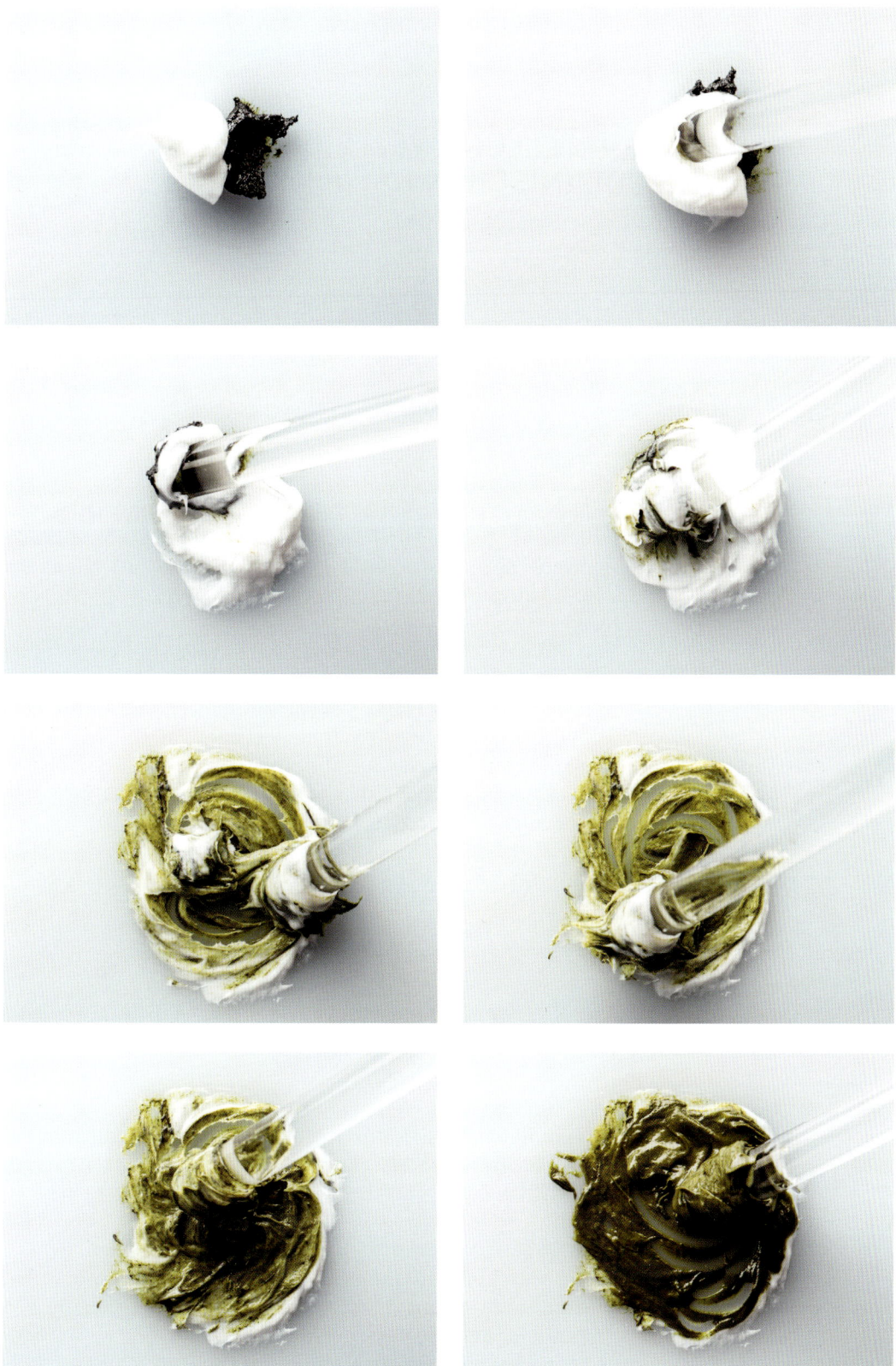

HERSTELLUNG VON EIGENEN MEDIZINISCHEN KAPSELN ✿✿✿

Ergibt etwa 12 Kapseln (Größe 00).

10 g Hanffett oder
    Cannabis-Speiseöl
    plus
1 bis 2 g Extrakt

Zum Befüllen der Kapseln eignet sich besonders gut eine Spritze (20 ml) aus der Apotheke.

Eine Kapselmaschine erleichtert das Befüllen, z. B. mit Hanfmargarine oder infundiertem Kokos-Öl.

Eine mögliche Rezeptur könnte auch eine Kombination von CBD und THC in Kapseln sein. Dafür ein mit Faserhanf infundiertes Speiseöl herstellen, welches im Anschluss mit einem THC-haltigen Extrakt 1:5 (max.) vermischt wird.

Dafür das Fett leicht erwärmen, dass es flüssig, aber nicht zu heiß ist. Dann den Extrakt auf einer abgerundeten Messerspitze leicht über einer Flamme erwärmen, danach im Fett mit dem Glasrührer einrühren, bis es homogen ist, auf 36 Grad (Körperwärme) abkühlen lassen. Mit einer Spritze aufziehen und in die Kapseln einfüllen, alles verschließen und im Kühlschrank, jedoch nicht im Eisfach aufbewahren.

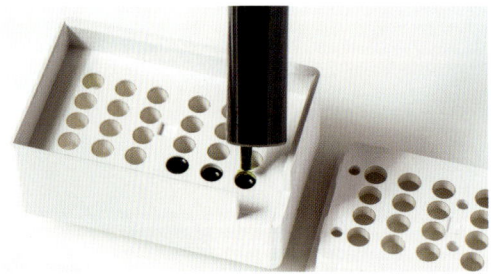 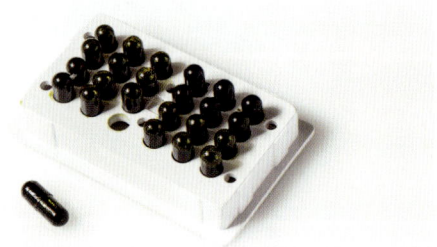

Beim holländischen Unternehmen Azarius, aber auch in der Apotheke können verschiedene Größen an veganen Kapseln bestellt werden.

HINWEIS:
Die Maschine muss mit der richtigen Kapselform bestückt werden, da es sonst nicht richtig funktioniert! Übersicht von Kapselformen und -maschinen:
https://azarius.de/smartshop/herbs/capsule_machines/

CANNABIS-ZÄPFCHEN 🌿🌿

4 Portionen a 0,1 g

0,4 g Hanfmargarine
40 g Kokos-Öl
0,4 g Bienen- oder
    Carnaubawachs
    (vegan)

Zum Befüllen:
eine Spritze

Wachs im kleinen Topf schmelzen. Kokos-Öl und Hanffett hinzugeben und ebenso verflüssigen. Mit dem Glasrührer immer gut rühren, dabei nicht zu heiß werden lassen.

Auf etwa 36 Grad auskühlen lassen.

Dann mithilfe einer Spritze die entsprechende Menge aufziehen und in die Profi-Hülsen füllen. Die Enden verschließen. Danach ins Gefrierfach legen. Eine Stunde vor dem Gebrauch aus dem Gefrierfach nehmen und die Verpackung entfernen.

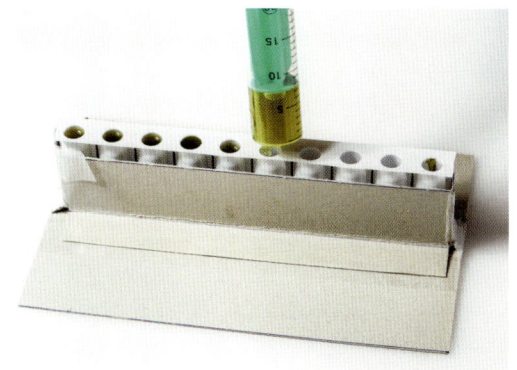 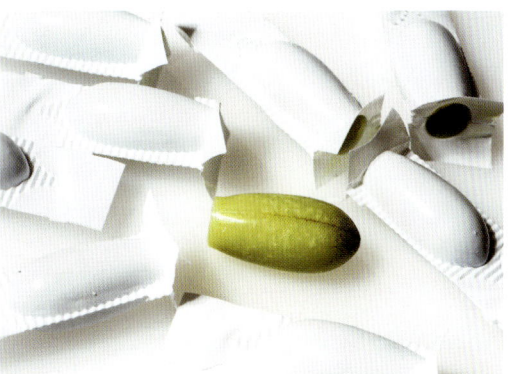

Mehr über Zäpfchen mit Cannabis erfahren:
www.cannabis-oel.de/zaepfchen/

Zäpfchen-Hülsen bestellen: www.brennessel-muenchen.de/verpackungs-und-labormaterial/zaepfchenformen

Hinweise für Küche und Bäckerei

Alle Rezepte in diesem Buch können auch 1:1 mit **nicht-veganen Lebensmitteln** hergestellt werden. 1 EL geschrotete Leinsamen mit 30 ml heißemWasser als Ei-Ersatz = 1 Ei.

Der **Ausmahlungsgrad** vom Mehl zeigt an, wie hoch die Ausbeute bei der Getreideverarbeitung in der Mühle war. Bei Type 405 beträgt die Ausbeute etwa 50 bis 60 Prozent. Bei Type 550 beträgt die Ausbeute etwa 75 Prozent. Bei Type 1050 etwa 83 Prozent. Beim Vollkornmehl wird das gesamte Korn vermahlen, es hat einen geringen Kleberanteil und sollte daher mit 405er- oder 550er-Typen gemischt werden. Dadurch schmeckt das Gebäck auch um ein Vielfaches attraktiver, ist insgesamt nährstoffreicher und somit gesünder.

Es war einmal ... ein vorgeheizter Backofen

Bei Rühr-, Sand-, Biskuitmassen und Hefeteigen sind die Ergebnisse saftiger in der Krume, wenn sie nicht im vorgeheizten Backofen, sondern mit ansteigender Hitze gebacken werden. Daher erst den Backofen einschalten, wenn die Gebäckmasse/Teiglinge fertiggestellt ist/sind.

Zuckeralternativen

Für Rührmassen und weiche Gebäckarten eignen sich (nach Verträglichkeit sortiert) Reissirup, Kokosblütenzucker und Ahornsirup.

Birkenzucker (Xylit) sollte wegen seiner leicht abführenden Wirkung nur bis zu 10 Prozent in verarbeiteten Lebensmitteln ausmachen.

Stevia, das Honigblatt (nicht zum Backen geeignet), lässt sich gut in natürlicher Form zum Süßen von Tee verwenden, ist aber wegen seines lakritzähnlichen Geschmacks bei Gourmets nicht so beliebt.

Agaven-Dicksaft/-Sirup, Apfel- und Birnen-Dicksäfte, Dattel- und Johannisbrot-Sirup enthalten einen weitaus höheren Fruktoseanteil als herkömmlicher Zucker. Sie können den Dünndarm sehr stark belasten, führen oft zu Blähungen und Durchfall. In einer Studie von 2013 (jama.jamanetwork.com/article.aspx?articleid=1555133&resultClick=3) wird nachgewiesen, dass Fruktose auch Übergewicht und Diabetes fördern kann.

Für rösche (knusprige) Gebäcke, wie z. B. Mürbeteige, ist Kokosblütenzucker (niedrigster Glykämischer Index) bis zu 10 Prozent vom Gesamtgewicht am besten geeignet.

Laut WHO wird seit 3/2015 empfohlen, nicht mehr als 25 Gramm Zucker (etwa 6 TL) pro Person und Tag in verarbeiteten Lebensmitteln zu verwenden. Die DGE empfiehlt max. 50 Gramm.

Wer eine Zuckerentwöhnung (de.wikihow.com/Zuckerentzug-durchstehen) anstrebt, sollte sie schrittweise herunter pegeln, da Zuckerentzug zu körperlichen Entzugserscheinungen führt.

Vanillezucker selbst herstellen

Bei dem in den Rezepten verwendeten Vanillezucker handelt es sich um Rohrohrkristallzucker, der mit Vanille versetzt ist. Er lässt sich einfach selbst herstellen, indem aufgeschnittene Vanilleschoten in Zucker einlegt werden, bis dieser das feine Vanillearoma angenommen hat.

Backtriebmittel

Seit einigen Jahren bevorzuge ich aus kulinarischen und gesundheitlichen Gründen Haushaltsnatron, da Backpulver Zusätze wie phosphathaltige Säuerungsmittel oder z. T. auch aluminiumhaltige Verbindungen enthält. Bei einem Massengesamtgewicht von einem Kilo Teig verwende ich einen gestrichenen EL Natron. Mürbeteige benötigen kein bzw. sehr wenig Backtriebmittel. Schwere Teige wie Lebkuchen oder Schokoladengebäck können auch einen gehäuften EL Natron vertragen.

Hefe aus biologischer Produktion hat weniger Triebkraft als herkömmliche Hefe, d. h. Biohefe etwas großzügiger dosieren. Mit Trockenhefe kann man auch mal Pech haben, daher ist es ratsam, erst einen Vorteig mit einem Drittel der Mehlmenge zuzubereiten, dann kann besser reagiert werden, wenn die Trockenhefe ihre Aufgabe nicht erledigt.

Kräuter der Provence und Cannabis

Gemahlene Knippreste und Blätter lassen sich gut mit Kräutern der Provence 1:1 vermischen und zum Anbraten von Gemüse verwenden.

Geeignete Geräte

Schongarer, auch Crockpot genannt, je nach Größe bis zu 5 Liter Inhalt, etwa 80 bis 90 Euro. Die einzelnen Programme des Schongarers (getestet mit dem Flavour Saver von Morphy Richards):

Anbrat-/Bräunungsfunktion	100 Grad	00:15 Std.
Verwendung der 1,5 Std. Garfunktion	109 Grad	01:30 Std.
Die Schongarfunktion, No. 1	103 Grad	08:00 Std.
Die Schongarfunktion, No. 2	66 Grad	06:00 Std.
Die Schongarfunktion, No. 3	58 Grad	04:00 Std.

Die Temperaturen können leider nicht individuell eingestellt werden. Die Zeiten können nur durch Ausschalten verkürzt werden.

Wasserdestillatoren gibt es in verschiedenen Preiskategorien. Die günstigsten kosten um die 100 Euro. Bei diesen ist darauf zu achten, dass sie gut verschließbar sind, d. h., das Gerät muss schwer zu öffnen sein. Ansonsten hält es dem entstehenden Innendruck nicht stand, und die Flüssigkeit entweicht. Bei einem Probedurchlauf mit Wasser wird es sich schnell zeigen, ob das Gerät tauglich ist, ansonsten besser umtauschen.

ANHANG

Preisbeispiele und Bezugsquellen für CBD

Deutschland

Verordnen kann CBD als Medikament Dr. Franjo Grotenhermen, www.dr-grotenhermen.de
Preise für reines CBD (zu zahlen an die Hachtor-Apotheke, rezeptpflichtig!):

5 % ige CBD- Lösung	20 ml	1000 mg	120,00 € (inklusive Versand)
	40 ml	2000 mg	220,00 € (inklusive Versand)
	60 ml	3000 mg	320,00 € (inklusive Versand)
	80 ml	4000 mg	420,00 € (inklusive Versand)

Die Firma Hanf-Zeit bietet für Patienten nach Vorlage eines ärztlichen Nachweises einen Sonder-
rabatt auf alle CBD Extracte und Öle. Diese sind als reines Nutzhanfextract in 8% und 20 % oder
als Massageöl in 1%, 1,7% und 2,9% erhältlich.

Eine kleine Auswahl rezeptfreier Lösungen

2,9-prozentige CBD- und unter 0,2-prozentige THC-Lösung, 10 ml, 500 mg, 32,90 € (ohne Versand)
Hanf-Zeit verwendet für CBD-Master-Massage-Öl:Hanfsamenöl, Sonnenblumenöl und CBD.
www.hanf-zeit.com/cbd-master-massage-oel-10ml-2-9-cbd.html

6-prozentige CBD- und 0,3-prozentige THC-Lösung, 30 ml, 1500 mg, 90 € (ohne Versand)
Dupetit verwendet für Canna® Cannabis tops extrakt: Hanfsamen-, Weizenkeim-,
Bio-Granatsamen- oder Bio-Arganöl
www.dupetit.de

3 bis 24-prozentige CBD-Lösungen, 10 ml, 20,00 – 119,00 € (zzgl. Versand) Enecta z.B.
verwendet zur Verdünnung Hanföl. Es gibt auch Salbe oder 99 prozentige CBD-Kristalle.
https://hanfstark.de

3 bis 15-prozentige CBD-Lösungen, 10 ml, 19,00 – 170,00 € (zzgl. Versand bis 50 €)
Zudem gibt es CBG- Cannabigerol Tropfen,Terpene und Aromablüten.
https://www.tomhemps.com

2,5 bis 50-prozentige CBD-Lösungen + Hanföl, 10ml, 16,50 – 149,90 € (zzgl. Versand bis 50 €)
https://www.bushdoctor.at

http://medicalhemp.de

Niederlande

2,3-prozentige CBD- und 0,173-prozentige THC-Lösung, 10 ml, 500 mg, 22 € (ohne Versand)
Hier wird das Mediweed mit Olivenöl verdünnt, um unter den gesetzlichen Grenzwert
für den Verkauf zu gelangen.
www.zamnesia.de/cbd-ol/2983-golyoli.html

10-prozentige CBD-Lösung aus CO_2-Extrakt und zur Verlängerung wird Hanföl verwendet,
10 ml, 79,90 € (zzgl. Versand bis 80 €)
https://www.seriousseeds.com/cbd-products

Dänemark

3-prozentige CBD-Lösung, 30 ml, 300 mg, 39,00 € (inklusive Versand)
Endoca verwendet zur Verdünnung Hanföl.
www.endoca.com/Products

Österreich

www.medihemp.at/
www.hanfstation.at/cbd-extrakte.html
http://1000seeds.info/wordpress/product/full-hemp-oil-24-cbd-5-oder-10ml

Schweiz

Bahnhof Apotheke Langnau Manfred Fankhauser: www.panakeia.ch
Fourtwenty Trading: www.fourtwenty.ch/search.html?term=CBD
Cibdol CBD-Öl: www.cibdol.com/de
Kanna Swiss: http://www.tamarheadshop.ch/cbd/extrakte
Biocan.ch: https://biocan.ch

Slowakei

CBD-Liquids: www.cbdepot.eu/products

Weitere nützliche Adressen zum Thema:

www.stichtingmediwiet.nl

Preisangaben: Stand 12/18

Bezugsquellen für Hanf-Lebensmittel

www.powercorn.de
www.hanf-zeit.com

Bezugsquellen und Bewertungsmöglichkeiten für medizinische Hanfsamen

EU: http://de.seedfinder.eu/research/medical/
USA: www.leafly.com/start-exploring

Faser- und Industriehanfsorten und ihr CBD-Gehalt

Hanfsorten	CBD-Gehalt in Prozent
Beniko	0,7-2,5
C.S.	2,6-2,7 / 2-4
Fedora 17 /19	1,4
Felina 34 / 32	1,3 / 1,6
Ferimon	1,1-1,6
Fibranova	2,2
Finola	2-4
Futura / 75	1,2 / 2,4
Kompolti	1,3-2,1
Kompolti hibrid TC	0,79
Lovrin 110	1,3
Secuieni Jubileu	1,14
Tiborszallasi	0,6-2,4
Uniko B	1,2
USO-31	1,4

In der EU nicht gestattet: (Schweiz gestattet)

Bialobrzeskie	1,3
Carmagnola	2,6-2,7 / 2-3

Vollständige Sortenliste: http://www.ble.de/DE/02_Kontrolle/11_Nutzhanf/hanf_inhalt.html

Über die Autoren

Dr. Franjo Grotenhermen

Jahrgang 1957, Studium der Medizin in Köln, Promotion zum Dr. med. mit summa cum laude. Klinische Tätigkeit in Innerer Medizin, Chirurgie und Naturheilverfahren. Ärztliche Praxis in Rüthen (NRW) mit dem Schwerpunkt Therapie mit Cannabis und Cannabinoiden. Vorsitzender der im Jahre 1997 gegründeten Arbeitsgemeinschaft Cannabis als Medizin (ACM) und Geschäftsführer der im Jahre 2000 gegründeten Internationalen Arbeitsgemeinschaft für Cannabinoidmedikamente (IACM). Er ist Herausgeber der IACM-Informationen, die 14-tägig in sechs Sprachen (Englisch, Deutsch, Französisch, Spanisch, Niederländisch und Italienisch) im Internet erscheint und Herausgeber der Zeitschrift CANNABINOIDS, die auf der Internetseite der IACM veröffentlicht wird. Er ist Mitarbeiter des Kölner nova-Instituts in der Abteilung nachwachsende Rohstoffe und Autor einer Vielzahl von Artikeln und Büchern zum therapeutischen Potenzial der Hanfpflanze und der Cannabinoide, ihrer Pharmakologie und Toxikologie. Er ist ein Experte und Gutachter zu diesen Themen für Privatpersonen, pharmazeutische Firmen, Gerichte und internationale Institutionen.

www.cannabis-med.org

Markus Berger

Jahrgang 1974, ist selber Cannabispatient und Inhaber einer Ausnahmeerlaubnis der deutschen Bundesopiumstelle zum medizinischen Gebrauch von Cannabisblüten. Markus Berger ist Ethnopharmakologe und -botaniker, Drogenforscher, Buchautor, Übersetzer, Lektor, Referent und Veranstalter innerhalb der psychonautischen Bewegung. Berger hat über 20 Bücher und mehr als 2000 Fachartikel zur Drogenforschung und Ethnobotanik veröffentlicht sowie zahlreiche Werke ins Deutsche übertragen, beispielsweise Ed Rosenthals Marijuana-Growers Handbuch. Er ist darüber hinaus Mitbegründer und Veranstalter mehrerer Kongresse und Veranstaltungen zur psychoaktiven Kultur sowie Produzent und Moderator von diversen psychonautischen Online-TV-Formaten auf Youtube, zum Beispiel der Drug Education Agency (DEA) und der Nachtschatten Television.

www.markusberger.info

Kathrin Gebhardt

ist gelernte Konditorin, Ernährungsberaterin, vegetarische und vegane Köchin. Seit 2014 ist sie Erlaubnisinhaberin nach § 3 Abs. des BtMG, als selbst betroffene Patientin hat sie sich intensiv mit Selbstmedikamentierung und dem Herstellen von Cannabisprodukten befasst. Kathrin Gebhardt ist außerdem Autorin des Buches Backen mit Hanf, das zuerst im AT Verlag erschienen war und jetzt zum Programm des Nachtschatten Verlags gehört. Die Berlinerin engagiert sich seit vielen Jahren, um eine Freigabe der Kulturpflanze Hanf zu bewirken. Schon mit jungen Jahren entdeckte sie ihre Leidenschaft für vegetarische und bewusstseinserweiternde Speisen. Sie verbindet und verdichtet als Konditorin, Köchin, Ernährungsberaterin und Mitbegründerin des Hanf Museums Berlin ihre Talente.

www.hempasspice.net

Danksagung

Die Autoren danken insbesondere dem Verleger Roger Liggenstorfer sowie dem gesamten Team des Nachtschatten Verlags und dem Lektorat und der Grafik für die Unterstützung und Veröffentlichung dieses wichtigen Buchwerkes, das der Öffentlichkeit zugänglich sein sollte.

Wir danken dem Fotografen Mike Rufner für seine hervorragende Bebilderung und außerdem weiteren Unterstützern, die bei der Erstellung dieses Bandes eine enorme Hilfe waren: dem Hanf Museum Berlin, der Firma Hanf-Zeit, dem Unternehmen Azarius, der Dexso GmbH, den Saatgutproduzenten Paradise Seeds und Dutch Passion.

„Cannabin" Solution, Tower City,
Pennsylvania, USA, ca. 1918,
zu sehen in der Dauerausstellung
des Hanf Museum Berlin.

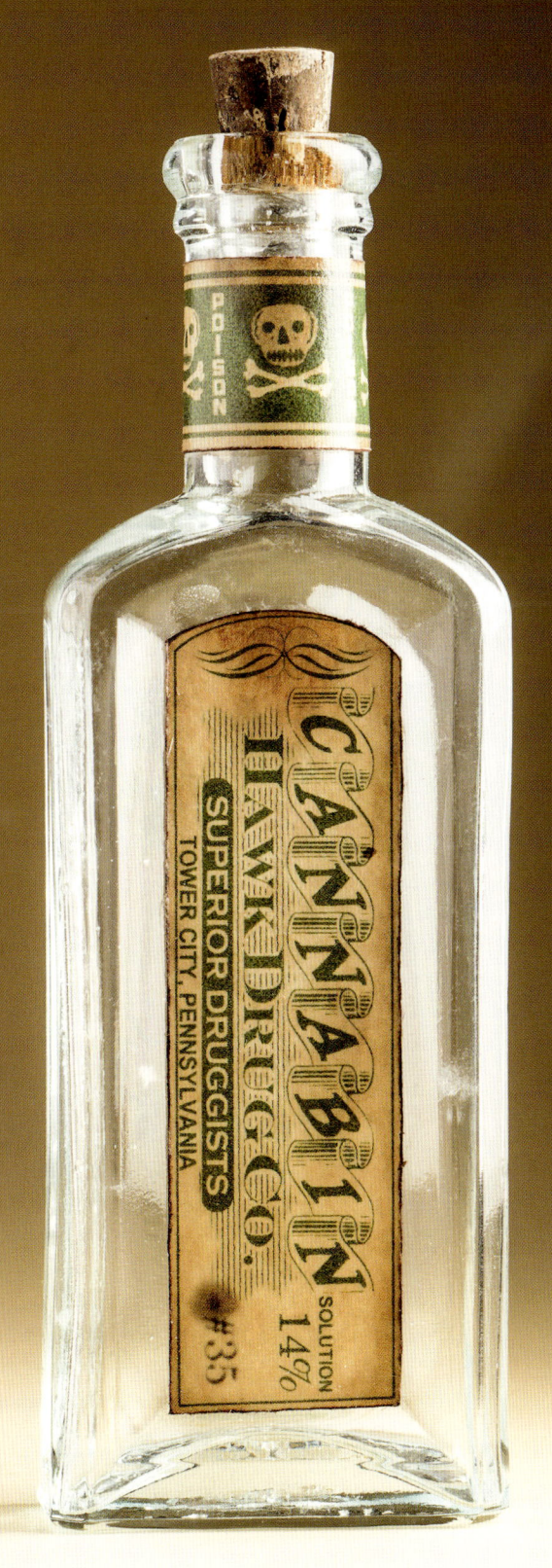

Dr. Franjo Grotenhermen

Literatur

Avraham Y, Grigoriadis N, Poutahidis T, Vorobiev L, Magen I, Ilan Y, Mechoulam R, Berry E. Cannabidiol improves brain and liver function in a fulminant hepatic failure-induced model of hepatic encephalopathy in mice. Br J Pharmacol 2011;162(7):1650-8.

Belendiuk KA, Babson KA, Vandrey R, Bonn-Miller MO. Cannabis species and canna-binoid concentration preference among sleep-disturbed medicinal cannabis users. Addict Behav 2015;50:178-81.

Bergamaschi MM, Queiroz RH, Chagas MH, de Oliveira DC, De Martinis BS, Kapczinski F, Quevedo J, Roesler R, Schröder N, Nardi AE, Martín-Santos R, Hallak JE, Zuardi AW, Crippa JA. Cannabidiol reduces the anxiety induced by simulated public speaking in treatment-naïve social phobia patients. Neuropsychopharmacology 2011;36(6):1219-26.

Bergamaschi MM, Queiroz RH, Zuardi AW, Crippa JA. Safety and side effects of cannabidiol, a Cannabis sativa constituent. Curr Drug Saf 2011;6(4):237-49.9.

Bisogno T, Hanus L, De Petrocellis L, Tchilibon S, Ponde DE, Brandi I, et al. Molecular targets for cannabidiol and its synthetic analogues: effect on vanilloid VR1 receptors and on the cellular uptake and enzymatic hydrolysis of anandamide. Br J Pharmacol 2001;134:845-52.

Brunt TM, van Genugten M, Höner-Snoeken K, van de Velde MJ, Niesink RJ. Therapeutic satisfaction and subjective effects of different strains of pharmaceutical-grade cannabis. J Clin Psychopharmacol 2014;34(3):344-9.

Buccellato E, Carretta D, Utan A, Cavina C, Speroni E, Grassi G, Candeletti S, Romualdi P. Acute and chronic cannabinoid extracts administration affects motor function in a CREAE model of multiple sclerosis. J Ethnopharmacol 2011;133(3):1033-8.8.

Campos AC, Ferreira FR, Guimarães FS. Cannabidiol blocks long-lasting behavioral consequences of predator threat stress: possible involvement of 5HT1A receptors. J Psychiatr Res 2012;46(11):1501-10.

Campos AC, Brant F, Miranda AS, Machado FS, Teixeira AL. Cannabidiol increases survival and promotes rescue of cognitive function in a murine model of cerebral malaria. Neuroscience 2015;289:166-80.

Chagas MH, Crippa JA, Zuardi AW, Hallak JE, Machado-de-Sousa JP, Hirotsu C, Maia L, Tufik S, Andersen ML. Effects of acute systemic administration of cannabidiol on sleep-wake cycle in rats. J Psychopharmacol 2013;27(3):312-6.

Chagas MH, Zuardi AW, Tumas V, Pena-Pereira MA, Sobreira ET, Bergamaschi MM, Dos Santos AC, Teixeira AL, Hallak JE, Crippa JA. Effects of cannabidiol in the treatment of patients with Parkinson's disease: An exploratory double-blind trial. J Psychopharmacol 2014;28(11):1088-98.

Consroe P, Sandyk R, Snider SR. Open label evaluation of cannabidiol in dystonic movement disorders. Int J Neurosci 1986;30(4):277-82.

Crippa JA, Derenusson GN, Ferrari TB, Wichert-Ana L, Duran FL, Martin-Santos R, Simões MV, Bhattacharyya S, Fusar-Poli P, Atakan Z, Santos Filho A, Freitas-Ferrari MC, McGuire PK, Zuardi AW, Busatto GF, Hallak JE. Neural basis of anxiolytic effects of cannabidiol (CBD) in generalized social anxiety disorder: a preliminary report. J Psychopharmacol 2011;25(1): 121-30.

Crippa JA, Hallak JE, Machado-de-Sousa JP, Queiroz RH, Bergamaschi M, Chagas MH, Zuardi AW. Cannabidiol for the treatment of cannabis withdrawal syndrome: a case report. J Clin Pharm Ther 2013;38(2):162-4.

Cunha JM, Carlini EA, Pereira AE, Ramos OL, Pimentel C, Gagliardi R, Sanvito WL, Lander N, Mechoulam R. Chronic administration of cannabidiol to healthy volunteers and epileptic patients. Pharmacology 1980;21(3):175-85.

Dalton WS, Martz R, Rodda BE, Lemberger L, Forney RB. Influence of cannabidiol on secobarbital effects and plasma kinetics. Clin Pharmacol Ther 1976;20(6):695-700.

Das RK, Kamboj SK, Ramadas M, Yogan K, Gupta V, Redman E, Curran HV, Morgan CJ. Cannabidiol enhances consolidation of explicit fear extinction in humans. Psychopharmacology (Berl) 2013;226(4):781-92.

De Carvalho CR, Takahashi RN. Cannabidiol disrupts the reconsolidation of contextual drug- associated memories in Wistar rats. Addict Biol, 1. Feb. 2016 {Im Druck}

De Filippis D, Esposito G, Cirillo C, Cipriano M, De Winter BY, Scuderi C, Sarnelli G, Cuomo R, Steardo L, De Man JG, Iuvone T. Cannabidiol reduces intestinal inflammation through the control of neuroimmune axis. PLoS One 2011;6(12):e28159.

De Petrocellis L, Ligresti A, Schiano Moriello A, Iappelli M, Verde R, Stott CG, Cristino L, Orlando P, Di Marzo V.

Non-THC cannabinoids inhibit prostate carcinoma growth in vitro and in vivo: pro-apoptotic effects and underlying mechanisms. Br J Pharmacol 2013;168(1):79-102.

Dirikoc S, Priola SA, Marella M, Zsürger N, Chabry J. Nonpsychoactive cannabidiol prevents prion accumulation and protects neurons against prion toxicity. J Neurosci 2007;27(36):9537-44.

Dudášová A, Keir SD, Parsons ME, Molleman A, Page CP. The effects of cannabidiol on the antigen-induced contraction of airways smooth muscle in the guinea-pig. Pulm Pharmacol Ther 2013;26(3):373-9.

ElBatsh MM, Assareh N, Marsden CA, Kendall DA. Anxiogenic-like effects of chronic cannabidiol administration in rats. Psychopharmacology (Berl) 2012;221(2):239-47.

Elbaz M, Ahirwar D, Xiaoli Z, Zhou X, Lustberg M, Nasser MW, Shilo K, Ganju RK. TRPV2 is a novel biomarker and therapeutic target in triple negative breast cancer. Oncotarget, 27. Mai 2016 {im Druck}

Esposito G, Scuderi C, Valenza M, Togna GI, Latina V, De Filippis D, Cipriano M, Carratù MR, Iuvone T, Steardo L. Cannabidiol reduces Aβ-induced neuroinflam-mation and promotes hippocampal neurogenesis through PPARδ invol-vement. PLoS One 2011;6(12):e28668.

Fairbairn JW, Liebmann JA, Rowan MG. The stability of cannabis and its preparations on storage. J Pharm Pharmacol 1976;28(1):1-7.

Farrimond JA, Whalley BJ, Williams CM. Cannabinol and cannabidiol exert opposing effects on rat feeding patterns. Psychopharmacology (Berl) 2012;223(1):117-29.

Feinshtein V, Erez O, Ben-Zvi Z, Erez N, Eshkoli T, Sheizaf B, Sheiner E, Huleihel M, Holcberg G. Cannabidiol changes P-gp and BCRP expression in trophoblast cell lines. PeerJ 2013;1:e153.

Feng Y, Chen F, Yin T, Xia Q, Liu Y, Huang G, Zhang J, Oyen R, Ni Y. Pharmacologic Effects of Cannabidiol on Acute Reperfused Myocardial Infarction in Rabbits: Evaluated With 3.0T Cardiac Magnetic Resonance Imaging and Histopathology. J Cardiovasc Pharmacol 2015;66(4):354-63

Fisher T, Golan H, Schiby G, PriChen S, Smoum R, Moshe I, Peshes-Yaloz N, Castiel A, Waldman D, Gallily R, Mechoulam R, Toren A. In vitro and in vivo efficacy of non-psychoactive cannabidiol in neuroblastoma. Curr Oncol 2016;23(2):S15-22.

Fouad AA, Al-Mulhim AS, Jresat I. Cannabidiol treatment ameliorates ischemia/reperfusion renal injury in rats. Life Sci 2012;91(7-8):284-92.

Giacoppo S, Galuppo M, Pollastro F, Grassi G, Bramanti P, Mazzon E. A new formulation of cannabidiol in cream shows therapeutic effects in a mouse model of experimental autoimmune encephalomyelitis. Daru. 2015;23:48.

Gobira PH, Vilela LR, Gonçalves BD, Santos RP, de Oliveira AC, Vieira LB, Aguiar DC, Crippa JA, Moreira FA. Cannabidiol, a Cannabis sativa constituent, inhibits cocaine-induced seizures in mice: Possible role of the mTOR pathway and reduction in glutamate release. Neutrotoxicology 2015;50:116-21.

Gomes FV, Del Bel EA, Guimarães FS. Cannabidiol attenuates catalepsy induced by distinct pharmacological mechanisms via 5-HT1A receptor activation in mice. Prog Neuropsychopharmacol Biol Psychiatry 2013;46:43-7.

Hamelink C, Hampson A, Wink DA, Eiden LE, Eskay RL. Comparison of cannabidiol, antioxidants, and diuretics in reversing binge ethanol-induced neurotoxicity. J Pharmacol Exp Ther 2005;314(2):780-8.

Hammell DC, Zhang LP, Ma F, Abshire SM, McIlwrath SL, Stinchcomb AL, Westlund KN. Transdermal cannabidiol reduces inflammation and pain-related behaviours in a rat model of arthritis. Eur J Pain 2016;20(6):936-48.

Hampson AJ, Grimaldi M, Axelrod J, Wink D. Cannabidiol and (-)Delta-9-tetrahydrocannabinol are neuro-protective antioxidants. Proc Natl Acad Sci USA 1998;95(14):8268-73.

Hao E, Mukhopadhyay P, Cao Z, Erdélyi K, Holovac E, Liaudet L, Lee WS, Haskó G, Mechoulam R, Pacher P. Cannabidiol protects against doxorubicin-induced cardiomyopathy by modulating mitochondrial function and biogenesis. Mol Med 2015;6;21:38-45.

Harris HM, Sufka KJ, Gul W, ElSohly MA. Effects of Delta-9-Tetra-hydrocannabinol and Cannabidiol on Cisplatin-Induced Neuropathy

in Mice. Planta Med, 23. Mai 2016 {Im Druck}

Hazekamp A, Fischedick JT. Cannabis - from cultivar to chemovar. Drug Test Anal 2012;4(7-8):660-7.

Hegde VL, Nagarkatti PS, Nagarkatti M. Role of myeloid-derived suppressor cells in amelioration of experimental autoimmune hepatitis following activation of TRPV1 receptors by cannabidiol. PLoS One 2011;6(4):e18281.

Hind WH, England TJ, O'Sullivan SE. Cannabidiol protects an in vitro model of the blood-brain barrier from oxygen-glucose deprivation via PPARÐ and 5-HT1A receptors. Br J Pharmacol 201;173(5):815-25.

Ignatowska-Jankowska B, Jankowski MM, Swiergiel AH. Cannabidiol decreases body weight gain in rats: involvement of CB2 receptors. Neurosci Lett 2011;490(1):82-4.

Jones NA, Glyn SE, Akiyama S, Hill TD, Hill AJ, Weston SE, Burnett MD, Yamasaki Y, Stephens GJ, Whalley BJ, Williams CM. Cannabidiol exerts anti-convulsant effects in animal models of temporal lobe and partial seizures. Seizure 2012;21(5):344-52.

Kaczocha M, Rebecchi MJ, Ralph BP, Teng YH, Berger WT, Galbavy W, Elmes MW, Glaser ST, Wang L, Rizzo RC, Deutsch DG, Ojima I. Inhibition of fatty acid binding proteins elevates brain anandamide levels and produces analgesia. PLoS One 2014;9(4):e94200.

Karniol IG, Shirakawa I, Kasinski N, Pfeferman A, Carlini EA. Cannabidiol interferes with the effects of delta-9-tetrahydrocannabinol in man. Eur J Pharmacol 1974;28(1):172-7.

Katsidoni V, Anagnostou I, Panagis G. Cannabidiol inhibits the reward-facilitating effect of morphine: involvement of 5-HT1A receptors in the dorsal raphe nucleus. Addict Biol 2013;18(2):286-96.

Klein C, Karanges E, Spiro A, Wong A, Spencer J, Huynh T, Gunasekaran N, Karl T, Long LE, Huang XF, Liu K, Arnold JC, McGregor IS. Cannabidiol potentiates Δ9-tetrahydrocannabinol (THC) behavioural effects and alters THC pharmacokinetics during acute and chronic treatment in adolescent rats. Psychopharmacology (Berl) 2011;218(2):443-57.

Kogan NM, Melamed E, Wasserman E, Raphael B, Breuer A, Stok KS, Sondergaard R, Escudero AV, Baraghithy S, Attar-Namdar M, Friedlander-Barenboim S, Mathavan N, Isaksson H, Mechoulam R, Müller R, Bajayo A, Gabet Y, Bab I. Cannabidiol, a Major Non-Psychotrophic Cannabis Constituent Enhances Fracture Healing and Stimulates Lysyl Hydroxylase Activity in Osteoblasts. J Bone Miner Res 2015;30(10):1905-13.

Kozela E, Juknat A, Gao F, Kaushansky N, Coppola G, Vogel Z. Pathways and gene networks mediating the regulatory effects of cannabidiol, a nonpsychoactive cannabinoid, in autoimmune T cells. J Neuroinflammation 2016;13(1):136.

Kozela E, Juknat A, Kaushansky N, Rimmerman N, Ben-Nun A, Vogel Z. Cannabinoids decrease the th17 inflammatory autoimmune phenotype. J Neuroimmune Pharmacol 2013;8(5):1265-76.

Kozela E, Lev N, Kaushansky N, Eilam R, Rimmerman N, Levy R, Ben-Nun A, Juknat A, Vogel Z. Cannabidiol inhibits pathogenic T cells, decreases spinal microglial activation and ameliorates multiple sclerosis-like disease in C57BL/6 mice. Br J Pharmacol 2011;163(7):1507-19.

Lanz C, Mattsson J, Soydaner MAU, Brenneisen R. Medicinal cannabis: in vitro validation of vaporizers for the smoke-free inhalation of cannabinoids. Poster presented at the 2013 IACM Conference on 27.-28. September 2013 in Cologne.

Laprairie RB, Bagher AM, Kelly ME, Denovan-Wright EM. Cannabidiol is a negative allosteric modulator of the cannabinoid CB1 receptor. Br J Pharmacol 2015;172(20):4790-805.

Lee WS, Erdelyi K, Matyas C, Mukhopadhyay P, Varga ZV, Liaudet L, Haskó G, Đihákova D, Mechoulam R, Pacher P. Cannabidiol limits Tcell-mediated chronic autoimmune myocarditis: implications to autoimmune disorders and organ transplantation. Mol Med, 8. Januar 2016 {Im Druck}

Leweke FM, Piomelli D, Pahlisch F, Muhl D, Gerth CW, Hoyer C, Klosterkötter J, Hellmich M, Koethe D. Cannabidiol enhances anandamide signaling and alleviates psychotic symptoms of schizophrenia. Transl Psychiatry 2012;2:e94.

Li K, Feng JY, Li YY, Yuece B, Lin XH, Yu LY, Li YN, Feng YJ, Storr M. Anti-inflammatory role of cannabidiol and O-1602 in cerulein-induced acute pancreatitis in mice. Pancreas 2013;42(1):123-9.

Ligresti A, Moriello AS, Starowicz K, Matias I, Pisanti S, De Petrocellis L, Laezza C, Portella G, Bifulco M, Di Marzo V. Antitumor activity of plant cannabinoids with emphasis on the effect of cannabidiol on human breast carcinoma. J Pharmacol Exp Ther 2006;318(3):1375-87.

Linge R, Jiménez-Sánchez L, Campa L, Pilar-Cuéllar F, Vidal R, Pazos A, Adell A, Díaz Á. Cannabidiol induces rapid-acting antidepressant-like effects and enhances cortical 5-HT/glutamate neurotransmission: role of 5-HT1A receptors. Neuropharmacology 2016;103:16-26.

Liou G, El-Remessy A, Ibrahim A, Caldwell R, Khalifa Y, Gunes A, Nussbaum J. Cannabidiol As a Putative Novel Therapy for Diabetic Retinopathy: A Postulated Mechanism of Action as an Entry Point for Biomarker-Guided Clinical Development. Curr Pharmacogenomics Person Med 2009;7(3):215-222.

Liput DJ, Hammell DC, Stinchcomb AL, Nixon K. Transdermal delivery of cannabidiol attenuates binge alcohol-induced neurodegeneration in a rodent model of an alcohol use disorder. Pharmacol Biochem Behav 2013;111:120-7.

Lu C, Liu Y, Sun B, Sun Y, Hou B, Zhang Y, Ma Z, Gu X. Intrathecal Injection of JWH-015 Attenuates Bone Cancer Pain Via Time-Dependent Modification of Pro-inflammatory Cytokines Expression and Astrocytes Activity in Spinal Cord. Inflammation.2015;38(5):1880-90.

Malfait AM, Gallily R, Sumariwalla PF, Malik AS, Andreakos E, Mechoulam R, Feldmann M. The nonpsychoactive cannabis constituent cannabidiol is an oral anti-arthritic therapeutic in murine collagen-induced arthritis. Proc Natl Acad Sci USA 2000;97(17):9561-6.

Manini AF, Yiannoulos G, Bergamaschi MM, Hernandez S, Olmedo R, Barnes AJ, Winkel G, Sinha R, Jutras-Aswad D, Huestis MA, Hurd YL. Safety and Pharmacokinetics of Oral Cannabidiol When Administered Concomitantly With Intravenous Fentanyl in Humans. J Addict Med 2015;9(3):204-10.

Marcu JP, Christian RT, Lau D, Zielinski AJ, Horowitz MP, Lee J, Pakdel A, Allison J, Limbad C, Moore DH, Yount GL, Desprez PY, McAllister SD. Cannabidiol enhances the inhibitory effects of delta9-tetrahydrocannabinol on human glioblastoma cell proliferation and survival. Mol Cancer Ther 2010;9(1):180-9.

Martin-Santos R, Crippa JA, Batalla A, Bhattacharyya S, Atakan Z, Borgwardt S, Allen P, Seal M, Langohr K, Farré M, Zuardi AW, McGuire PK. Acute effects of a single, oral dose of delta-9-tetrahydro-cannabinol (THC) and cannabidiol (CBD) administration in healthy volunteers. Curr Pharm Des 2012;18(32):4966-79.

McAllister SD, Christian RT, Horowitz MP, Garcia A, Desprez PY.

Cannabidiol as a novel inhibitor of Id-1 gene expression in aggressive breast cancer cells. Mol Cancer Ther 2007;6(11):2921-7.

McKallip RJ, Jia W, Schlomer J, Warren JW, Nagarkatti PS, Nagarkatti M. Cannabidiol-induced apoptosis in human leukemia cells: A novel role of cannabidiol in the regulation of p22phox and Nox4 expression. Mol Pharmacol 2006;70(3):897-908.

McPartland JM, Russo EB. Cannabis and cannabis extracts: greater than the sum of their parts? J Cannabis Ther 2001;1(3/4):103–132.

Mecha M, Feliú A, Iñigo PM, Mestre L, Carrillo-Salinas FJ, Guaza C. Cannabidiol provides long-lasting protection against the deleterious effects of inflammation in a viral model of multiple sclerosis: a role for A2A receptors. Neurobiol Dis 2013;59:141-50.

Mechoulam R, Hanus L. Cannabidiol: an overview of some chemical and pharmacological aspects. Part I: chemical aspects. Chem Phys Lipids 2002;121(1-2):35-43.

Mechoulam R, Parker LA, Gallily R. Cannabidiol: an overview of some pharmacological aspects. J Clin Pharmacol 2002;42(11 Suppl):11S-19S.

Moghimipour E, Ameri A, Handali S. Absorption-Enhancing Effects of Bile Salts. Molecules. 2015 Aug 10;20(8):14451-73.

Merrick J, Lane B, Sebree T, Yaksh T, O'Neill C, Banks SL. Identification of Psychoactive Degradants of Cannabidiol in Simulated Gastric and Physiological Fluid. Cannabis and Cannabinoid Research 2016;1(1):102-112.

Morgan CJ, Das RK, Joye A, Curran HV, Kamboj SK. Cannabidiol reduces cigarette consumption in tobacco smokers: preliminary findings. Addict Behav 2013;38(9):2433-6.

Morgan CJ, Freeman TP, Schafer GL, Curran HV. Cannabidiol Attenuates the appetitive Effects of Delta(9)-Tetrahydrocannabinol in Humans Smoking Their Chosen Cannabis. Neuropsychopharmacology 2010;35(9):1879-85.

Mukhopadhyay P, Rajesh M, Horváth B, Bátkai S, Park O, Tanchian G, Gao RY, Patel V, Wink DA, Liaudet L, Haskó G, Mechoulam R, Pacher P. Cannabidiol protects against hepatic ischemia/reperfusion injury by attenuating inflammatory signaling and response, oxidative/nitrative stress, and cell death. Free Radic Biol Med 2011;50(10):1368-81.

Nabissi M, Morelli MB, Amantini C, Liberati S, Santoni M, Ricci-Vitiani L, Pallini R, Santoni G. Cannabidiol stimulates Aml-1a-dependent glial differentiation and inhibits glioma stem-like cells proliferation by inducing autophagy in a TRPV2-dependent manner. Int J Cancer.2015;137(8):1855- 69.

Nazario LR, Antonioli R Junior, Capiotti KM, Hallak JE, Zuardi AW, Crippa JA, Bonan CD, da Silva RS. Coffeine protects against memory loss induced by high and non-anxiolytic dose of cannabidiol in adult zebrafish (Danio rerio). Pharmacol Biochem Behav 2015;135:210-216.

Neelakantan H(1), Tallarida RJ, Reichenbach ZW, Tuma RF, Ward SJ, Walker EA. Distinct interactions of cannabidiol and morphine in three nociceptive behavioral models in mice. Behav Pharmacol 2015;26(3):304-14.

Nicholson AN, Turner C, Stone BM, Robson PJ. Effect of Delta-9-tetrahydrocannabinol and cannabidiol on nocturnal sleep and early-morning behavior in young adults. J Clin Psycho-pharmacol 2004;24(3):305-13.

N. N. Monographie. Cannabidiol. Deutscher Arzneimittel-Codex (DAC) inkl. Neues Rezeptur-Formularium (NRF). DAC/NRF 22.10. 2015.

Oláh A, Tóth BI, Borbíró I, Sugawara K, Szöllősi AG, Czifra G, Pál B, Ambrus L, Kloepper J, Camera E, Ludovici M, Picardo M, Voets T, Zouboulis CC, Paus R, Bíró T. Cannabidiol exerts sebostatic and antiinflammatory effects on human sebocytes. J Clin Invest 2014;124(9):3713-24.

Oláh A, Markovics A, Szabó-Papp J, Szabó PT, Stott C, Zouboulis CC, Bíró T. Differential effectiveness of selected non-psychotropic phytocannabinoids on human sebocyte functions implicates their introduction in dry/seborrheic skin and acne treatment. Exp Dermato, 20. April 2016 {in Druck}

Parker LA, Rock EM, Limebeer CL. Regulation of nausea and vomiting by cannabinoids. Br J Pharmacol 2011;163(7):1411-22.

Parray HA, Yun JW. Cannabidiol promotes browning in 3T3-L1 adipocytes. Mol Cell Biochem 2016;416(1-2):131-9.

Patel RR, Barbosa C, Brustovetsky T, Brustovetsky N, Cummins TR. Aberrant epilepsy-associated mutant Nav1.6 sodium channel activity can be targeted with cannabidiol. Brain, 5. Juni 2016 {im Druck}

Peres FF, Diana MC, Suiama MA, Justi V, Almeida V, Bressan RA, Zuardi AW, Hallak JE, Crippa JA, Abilio VC. Peripubertal treatment with cannabidiol prevents the emergence of psychosis in an animal model of schizophrenia. Schizophr Res 2016;172(1-3):220-1.

Perez M, Benitez SU, Cartarozzi LP, Del Bel E, Guimarães FS, Oliveira AL. Neuroprotection and reduction of glial reaction by cannabidiol treatment after sciatic nerve transection in neonatal rats. Eur J Neurosci 2013;38(10):3424-34.

Petitet F, Jeantaud B, Reibaud M, Imperato A, Dubroeucq MC. Complex pharmacology of natural cannabinoids: evidence for partial agonist activity of delta-9-tetrahydrocannabinol and antagonist activity of cannabidiol on rat brain cannabinoid receptors. Life Sci 1998;63(1):PL1-6.

Pucci M, Rapino C, Di Francesco A, Dainese E, D'Addario C, Maccarrone M. Epigenetic control of skin differentiation genes by phytocannabinoids. Br J Pharmacol 2013;170(3):581-91.

Rahimi A, Faizi M, Talebi F, Noorbakhsh F, Kahrizi F, Naderi N. Interaction between the protective effects of cannabidiol and palmitoylethanolamide in experimental model of multiple sclerosis in C57BL/6 mice. Neuroscience 2015;290:279-87.

Rajan TS, Giacoppo S, Iori R, De Nicola GR, Grassi G, Pollastro F, Bramanti P, Mazzon E. Anti-inflammatory and antioxidant effects of a combination of cannabidiol and moringin in LPS-stimulated macrophages. Fitoterapia 2016;112:104-115.

Rajesh M, Mukhopadhyay P, Bátkai S, Patel V, Saito K, Matsumoto S, Kashiwaya Y, Horváth B, Mukhopadhyay B, Becker L, Haskó G, Liaudet L, Wink DA, Veves A, Mechoulam R, Pacher P. Cannabidiol attenuates cardiac dysfunction, oxidative stress, fibrosis, and inflammatory and cell death signaling pathways in diabetic cardiomyopathy. J Am Coll Cardiol 2010;56(25):2115-25.

Ramer R, Bublitz K, Freimuth N, Merkord J, Rohde H, Haustein M, Borchert P, Schmuhl E, Linnebacher M, Hinz B. Cannabidiol inhibits lung cancer cell invasion and metastasis via intercellular adhesion molecule-1. FASEB J 2012;26(4):1535-48.

Ramer R, Rohde A, Merkord J, Rohde H, Hinz B. Decrease of plasminogen activator inhibitor-1 may contribute to the anti-invasive action of cannabidiol on human lung cancer cells. Pharm Res 2010;27(10):2162-74.

Ren Y, Whittard J, Higuera-Matas A, Morris CV, Hurd YL. Cannabidiol, a nonpsychotropic component of cannabis, inhibits cue-induced heroin seeking and normalizes discrete mesolimbic neuronal disturbances. J Neurosci 2009;29(47):14764-9.

Renard J, Loureiro M, Rosen LG, Zunder J, de Oliveira C, Schmid S, Rushlow WJ, Laviolette SR. Cannabidiol Counteracts Amphetamine-Induced Neuronal and Behavioral Sensitization of the Mesolimbic Dopamine Pathway through a Novel mTOR/p70S6 Kinase Signaling Pathway. J Neurosci 2016;36(18):5160-9.

Ribeiro A, Ferraz-de-Paula V, Pinheiro ML, Vitoretti LB, Mariano-Souza DP, Quinteiro-Filho WM, Akamine AT, Almeida VI, Quevedo J, Dal-Pizzol F, Hallak JE, Zuardi AW, Crippa JA, Palermo-Neto J. Cannabidiol, a non-psychotropic plant-derived cannabinoid, decreases inflammation in a murine model of acute lung injury: role for the adenosine A(2A) receptor. Eur J Pharmacol 2012;678(1-3):78-85.

Rock EM, Parker LA. Synergy between cannabidiol, cannabidiolic acid, and Δ9-tetrahydrocannabinol in the regulation of emesis in the Suncus murinus (house musk shrew). Behav Neurosci 2015;129(3):368-70.

Rock EM, Bolognini D, Limebeer CL, Cascio MG, Anavi-Goffer S, Fletcher PJ, Mechoulam R, Pertwee RG, Parker LA. Cannabidiol, a non-psychotropic component of cannabis, attenuates vomiting and nausea-like behaviour via indirect agonism of 5-HT(1A) somatodendritic autoreceptors in the dorsal raphe nucleus. Br J Pharmacol 2012;165(8):2620-34.

Rock EM, Parker LA. Effect of low doses of cannabidiolic acid and ondansetron on LiCl-induced conditioned gaping (a model of nausea-induced behaviour) in rats. Br J Pharmacol 2013b;169(3):685-92.

Rock EM, Parker LA. Suppression of lithium chloride-induced conditioned gaping (a model of nausea-induced behaviour) in rats (using the taste reactivity test) with metoclopramide is enhanced by cannabidiolic acid. Pharmacol Biochem Behav 2013;111:84-9.

Ruiz-Valdepeñas L, Martínez-Orgado JA, Benito C, Millán A, Tolón RM, Romero J. Cannabidiol reduces lipopolysaccharide-induced vascular changes and inflammation in the mouse brain: an intravital microscopy study. J Neuroinflammation 2011;8(1):5.

Russo EB, Burnett A, Hall B, Parker KK. Agonistic properties of cannabidiol at 5-HT1a receptors. Neurochem Res 2005;30(8):1037-43.

Santos NA, Martins NM, Sisti FM, Fernandes LS, Ferreira RS, Queiroz RH, Santos AC. The neuroprotection of cannabidiol against MPP+-induced toxicity in PC12 cells involves trkA receptors, upregulation of axonal and synaptic proteins, neuritogenesis, and might be relevant to Parkinson's disease Toxicol In Vitro. 2015;30:231-40.

Scopinho AA, Guimarães FS, Corrêa FM, Resstel LB. Cannabidiol inhibits the hyperphagia induced by cannabinoid-1 or serotonin-1A receptor agonists. Pharmacol Biochem Behav 2011;98(2):268-72.

Scott KA, Shah S, Dalgleish AG, Liu WM. Enhancing the activity of cannabidiol and other cannabinoids in vitro through modifications to drug combinations and treatment schedules. Anticancer Res 2013;33(10):4373-80.

Shoval G, Shbiro L, Hershkovitz L, Hazut N, Zalsman G, Mechoulam R,

Weller A. Prohedonic Effect of Cannabidiol in a Rat Model of Depression. Neuropsychobiology 2016;73(2):123-9.

Silveira JW(1), Issy AC(1), Castania VA(1), Salmon CE(2), Nogueira-Barbosa MH(3), Guimarães FS(4), Defino HL(5), Del Bel E(1). Protective effects of cannabidiol on lesion-induced intervertebral disc degeneration. PLoS One 2014;9(12):e113161.

Silvestri C, Paris D, Martella A, Melck D, Guadagnino I, Cawthorne M, Motta A, Di Marzo V. Two non-psychoactive cannabinoids reduce intracellular lipid levels and inhibit hepatosteatosis. J Hepatol 2015;62(6):1382-90.

Singer E, Judkins J, Salomonis N, Matlaf L, Soteropoulos P, McAllister S, Soroceanu L. Reactive oxygen species-mediated therapeutic response and resistance in glioblastoma. Cell Death Dis 2015;6:e1601.

Snider SR, Consroe P. Treatment of Meige's syndrome with cannabidiol. Neurology 1984;34(Suppl):147.

Sonego AB, Gomes FV, Del Bel EA, Guimaraes FS. Cannabidiol attenuates haloperidol-induced catalepsy and c-Fos protein expression in the dorsolateral striatum via 5-HT1A receptors in mice. Behav Brain Res 2016;309:22-8.

Solinas M, Massi P, Cantelmo AR, Cattaneo MG, Cammarota R, Bartolini D, Cinquina V, Valenti M, Icentini LM, Noonan DM, Albini A,

Parolaro D. Cannabidiol inhibits angiogenesis by multiple mechanisms. Br J Pharmacol 2012;167(6):1218-31.

Solinas M, Massi P, Cinquina V, Valenti M, Bolognini D, Gariboldi M, Monti E, Rubino T, Parolaro D. Invasion in U87-MG and T98G Glioma Cells through a Multitarget Effect. Cannabidiol, a Non-Psychoactive Cannabinoid Compound, Inhibits Proliferation and PLoS One 2013;8(10):e76918.

Stanley CP, Hind WH, O'Sullivan SE. Is the cardiovascular system a therapeutic target for cannabidiol? Br J Clin Pharmacol 2013;75(2):313-22.

Stanley CP, Hind WH, Tufarelli C, O'Sullivan SE. Cannabidiol causes endothelium-dependent vasorelaxation of human mesenteric arteries via CB1 activation. Cardiovasc Res.2015;107(4):568- 78.

Taylor L, Gidal B, Blakey G, Tayo B, Morrison G. A Phase I, Randomized, Double-Blind, Placebo-Controlled, Single Ascending Dose, Multiple Dose, and Food Effect Trial of the Safety, Tolerability and Pharmacokinetics of Highly Purified Cannabidiol in Healthy Subjects. CNS Drugs. 2018 Nov;32(11):1053-1067.

Trevaskis NL, Shackleford DM, Charman WN, Edwards GA, Gardin A, Appel-Dingemanse S, Kretz O, Galli B, Porter CJ. Intestinal lymphatic transport enhances the post-prandial oral bioavailability of a novel cannabinoid receptor agonist via avoidance of first-pass metabolism. Pharm Res. 2009 Jun;26(6):1486-95.

Torres S, Lorente M, Rodríguez-F, ornés F, Hernández-Tiedra S, Salazar M, García-Taboada E, Barcia J, Guzmán M, Velasco G. A combined preclinical therapy of cannabinoids and temozolomide against glioma. Mol Cancer Ther 2011;10(1):90-103.

Vilela LR, Gomides LF, David BA, Antunes MM, Diniz AB, Moreira Fde A, Menezes GB. Cannabidiol rescues acute hepatic toxicity and seizure induced by cocaine. Mediators Inflamm 2015;2015:523418.

Weiss L, Zeira M, Reich S, Har-Noy M, Mechoulam R, Slavin S, Gallily R. Cannabidiol lowers incidence of diabetes in non-obese diabetic mice. Autoimmunity 2006;39(2):143-51.
Wheal AJ, Cipriano M, Fowler CJ, Randall MD, O'Sullivan SE. Cannabidiol improves vaso-relaxation in Zucker diabetic fatty rats through cyclooxygenase activation. J Pharmacol Exp Ther 2014;351(2):457-66.

Xiong W, Cui T, Cheng K, Yang F, Chen SR, Willenbring D, Guan Y, Pan HL, Ren K, Xu Y, Zhang L. Cannabinoids suppress inflammatory and neuropathic pain by targeting α3 glycine receptors. J Exp Med 2012;209(6):1121-34.

Yamaori S, Kinugasa Y, Jiang R, Takeda S, Yamamoto I, Watanabe K. Cannabidiol induces expression of human cytochrome P450 1A1 that is possibly mediated through aryl hydrocarbon receptor signaling in HepG2 cells. Life Sci 2015;136:87-93.

Yamaori S, Koeda K, Kushihara M, Hada Y, Yamamoto I, Watanabe K. Comparison in the in vitro inhibitory effects of major phytocannabinoids and polycyclic aromatic hydrocarbons contained in marijuana smoke on cytochrome P450 2C9 activity. Drug Metab Pharmacokinet 2012;27(3):294-300.

Yang L, Rozenfeld R, Wu D, Devi LA, Zhang Z, Cederbaum A. Cannabidiol protects liver from binge alcohol-induced steatosis by mechanisms including inhibition of oxidative stress and increase in autophagy. ree Radic Biol Med 2014;68:260-7.

Zendulka O, DovrtĐlová G, Nosková K, Turjap M, Šulcová A, Hanuš L, JuÐica J. Cannabinoids and Cytochrome P450 Interactions. Curr Drug Metab 2016;17(3):206-26.
Zuardi AW, Cosme RA, Graeff FG, Guimarães FS. Effects of ipsapirone and cannabidiol on human experimental anxiety. J Psychopharmacol 1993;7(1 Suppl):82-8.

Zuardi AW, Crippa JA, Hallak JE, Pinto JP, Chagas MH, Rodrigues GG, Dursun SM, Tumas V. Cannabidiol for the treatment f psychosis in Parkinson's disease. J Psychopharmacol 2009;23(8):979-83.

Zuardi AW, Morais SL, Guimarães FS, Mechoulam R. Antipsychotic effect of cannabidiol. Journal of Clinical Psychiatry 1995;56:485-486.

Zuardi AW, Shirakawa I, Finkelfarb E, Karniol IG. Action of cannabidiol on the anxiety and other effects produced by delta-9-THC in normal subjects. Psychopharmacol (Berlin) 1982;76(3):245–250.

Kathrin Gebhardt:

C. Clarke, Robert 2000. Haschisch, AT-Verlag.

Berger, Markus 2014. Unkraut – Heilkraut, Neue Erde Verlag.

Wenzel, Melanie 2013. Meine besten Heilpflanzenrezepte, Gräfe und Unzer Verlag.

Fischer, Hartmud P. A. 2012. Das DMSO–Handbuch, Daniel-Peter Verlag.

Gebhardt, Kathrin. Berauschend gut Backen mit Hanf, Nachtschatten Verlag.

Internetadressen:
www.projectcbd.org

IACM
www.cannabis-med.org/german/faq/08-tincture.htm

Hanfjournal:
http://hanfjournal.de/2014/06/03/temperaturen-und-zeiten-fuer-die-aktivierung-von-thc

DMSO:
https://de.wikipedia.org/w/index.php?title=Dimethylsulfoxid&oldid=143315285

de.wikipedia.org/w/index.php?

http://www.veganguerilla.de

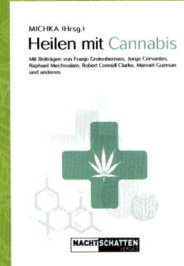
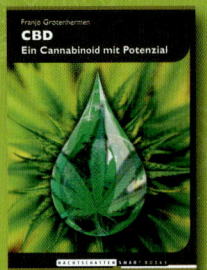
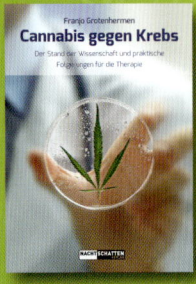
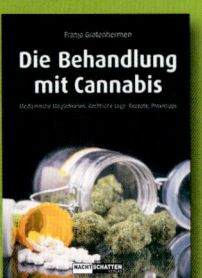
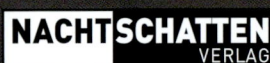

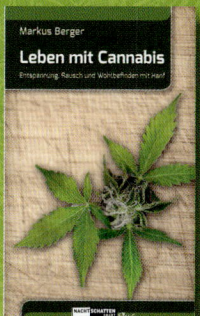
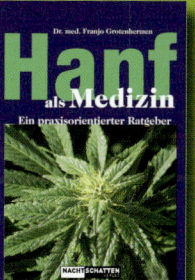
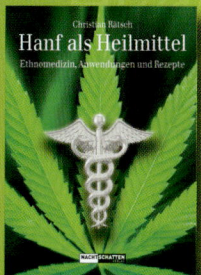
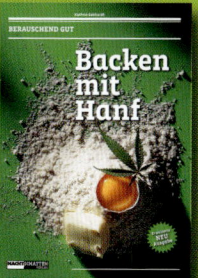
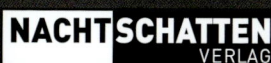

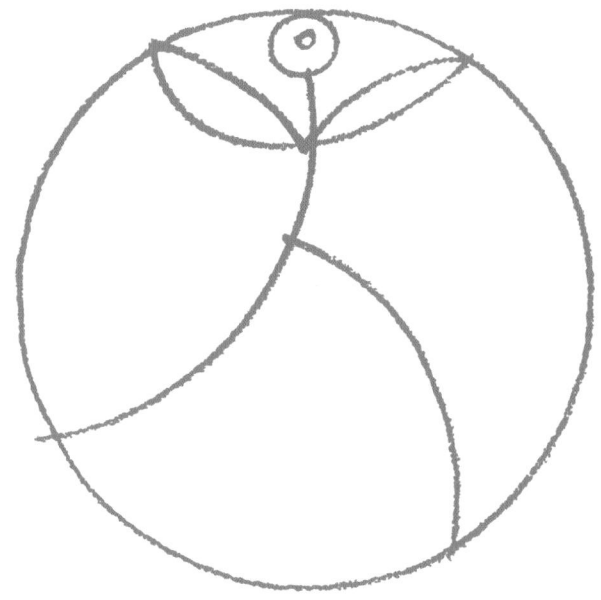

BAHNHOF APOTHEKE DROGERIE

Dorfstrasse 2, 3550 Langnau, 034 402 12 55, www.panakeia.ch

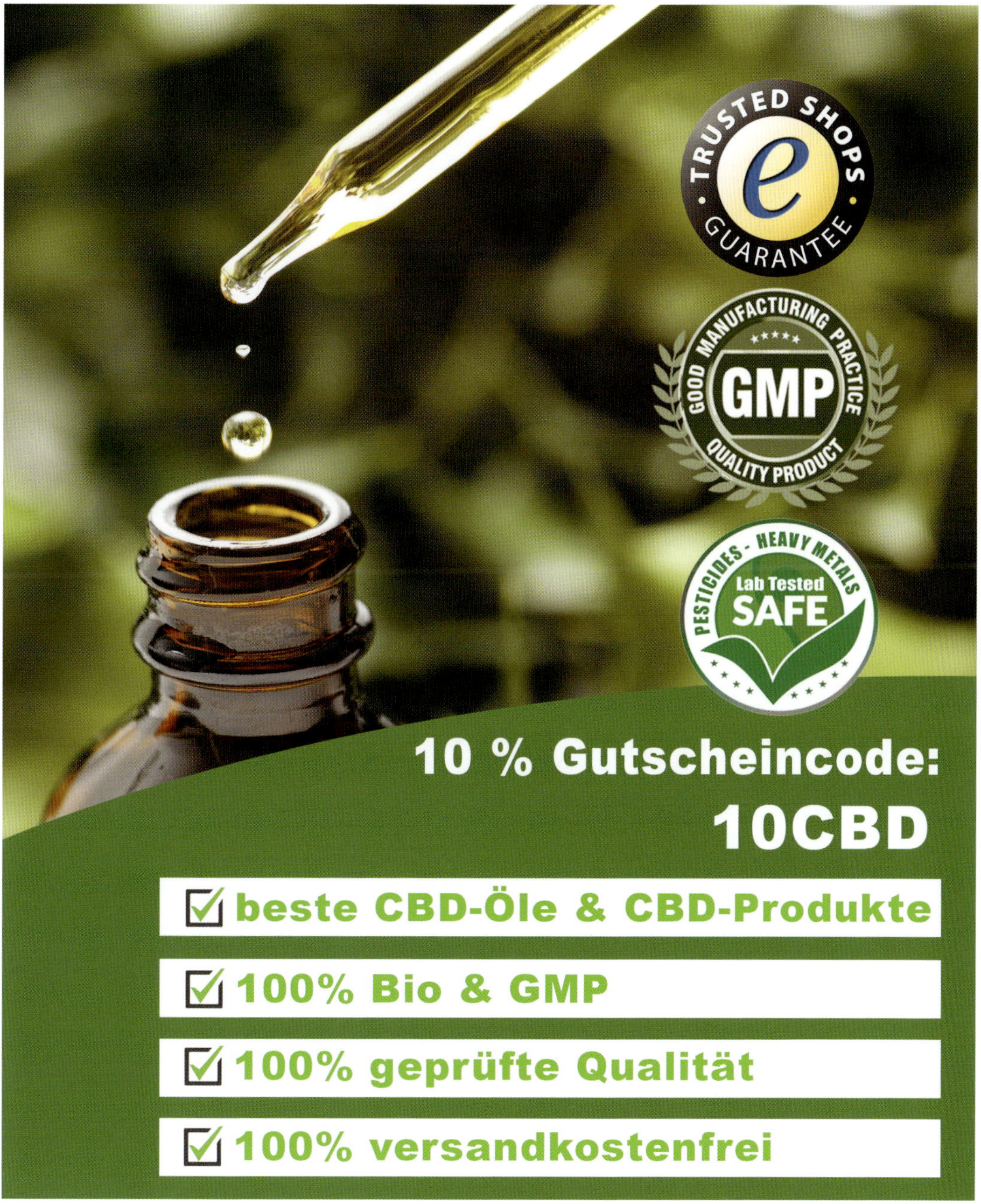

TRUSTED SHOPS
e
GUARANTEE

GOOD MANUFACTURING PRACTICE
GMP
QUALITY PRODUCT

PESTICIDES - HEAVY METALS
Lab Tested
SAFE

10 % Gutscheincode:
10CBD

☑ **beste CBD-Öle & CBD-Produkte**

☑ **100% Bio & GMP**

☑ **100% geprüfte Qualität**

☑ **100% versandkostenfrei**

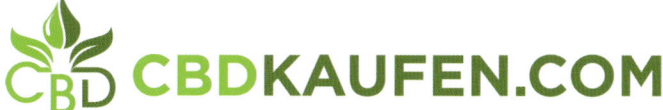

CBD **CBDKAUFEN.COM**

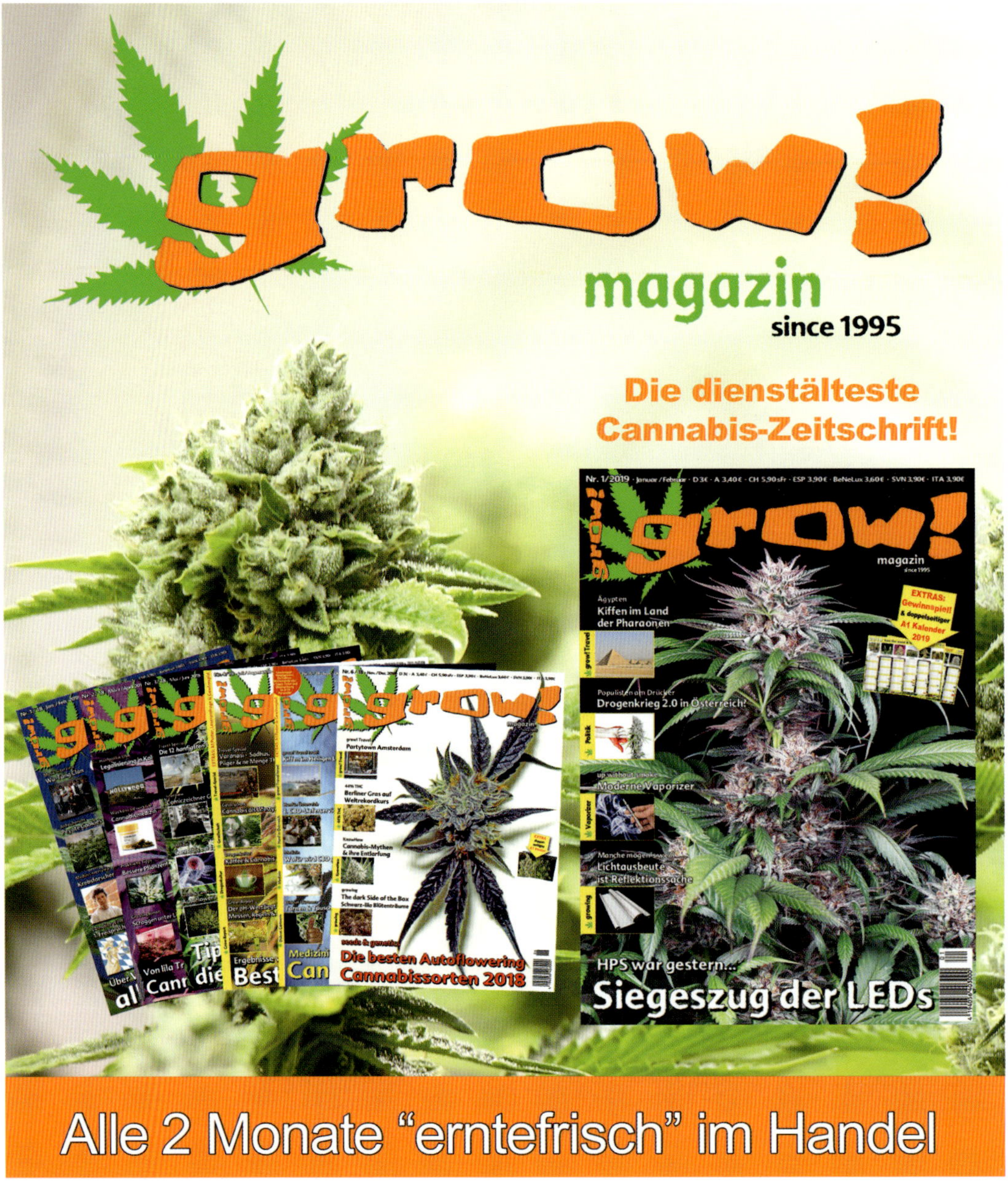

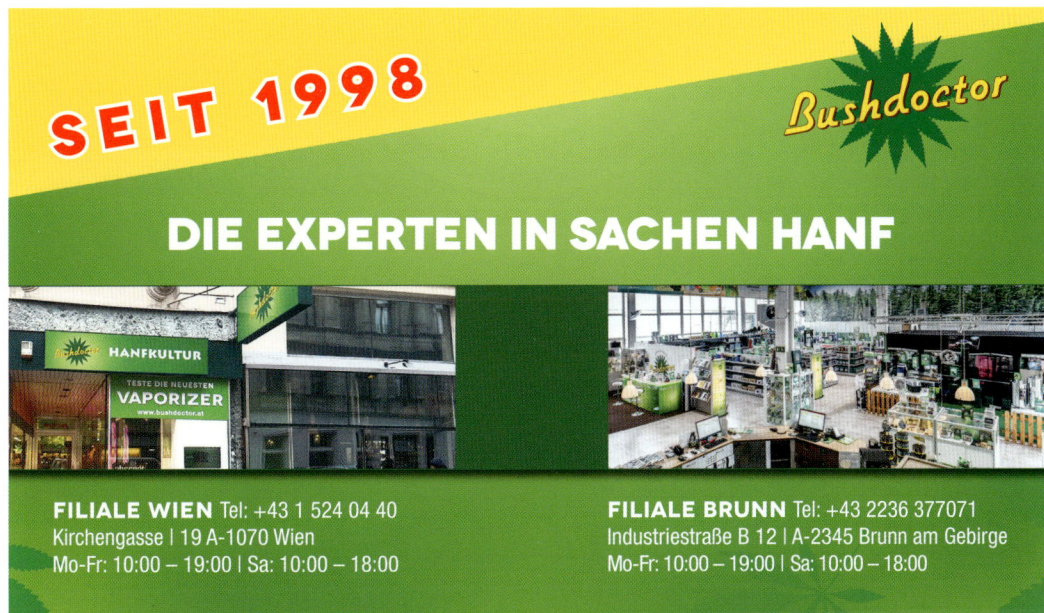

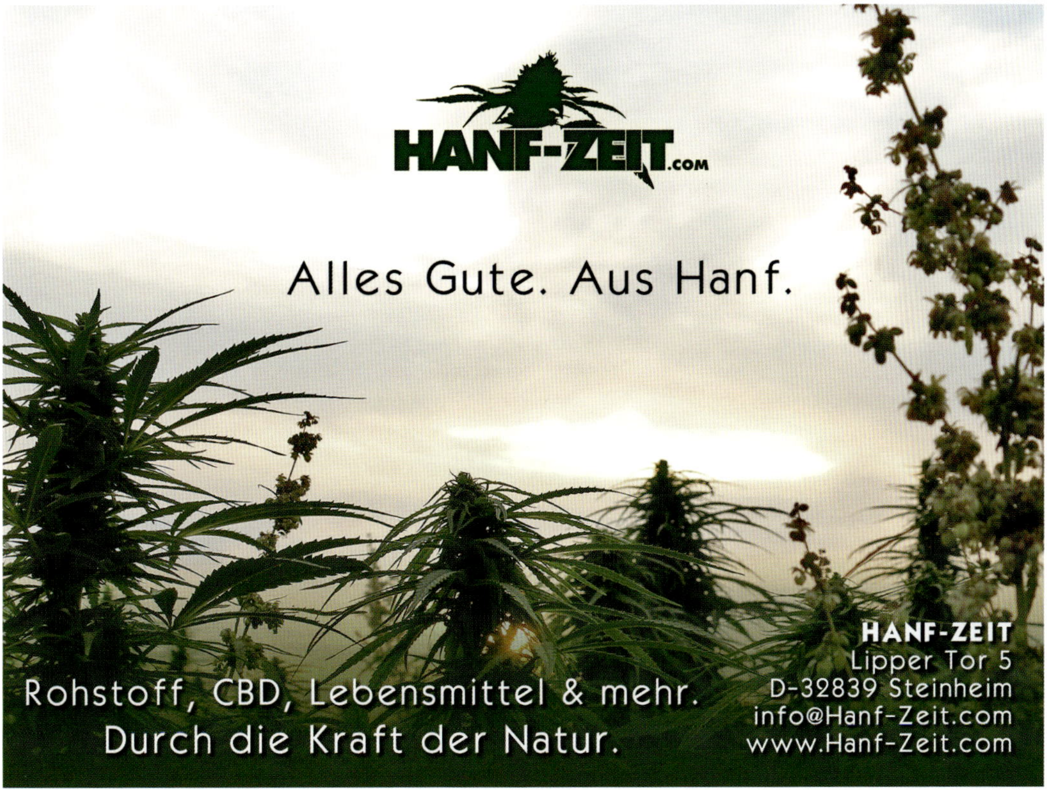

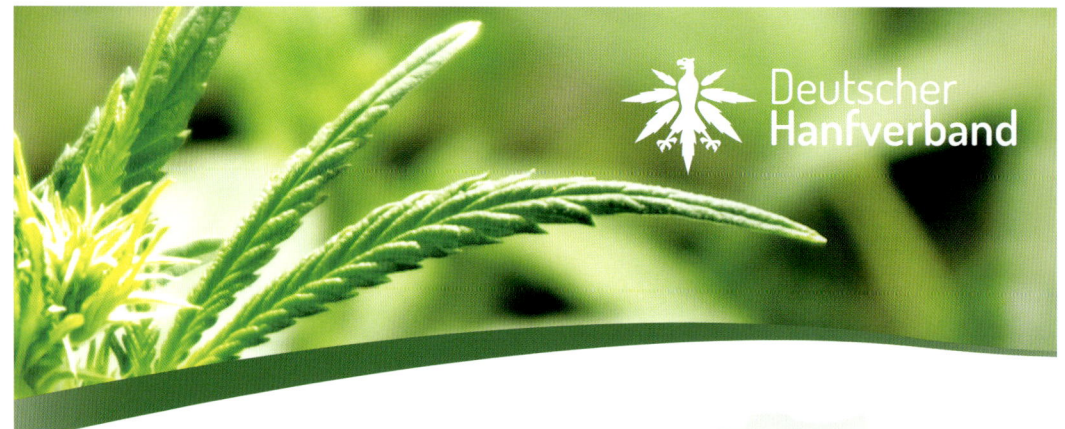

Lobby für Hanf

Der Deutsche Hanfverband ist im Kontakt mit Abgeordneten aller im Bundestag vertretenen Parteien.

Auf öffentlichen Veranstaltungen, parlamentarischen Anhörungen und mit Hintergrundgesprächen werben wir direkt an den Schaltstellen der Macht für die Legalisierung von Cannabis.

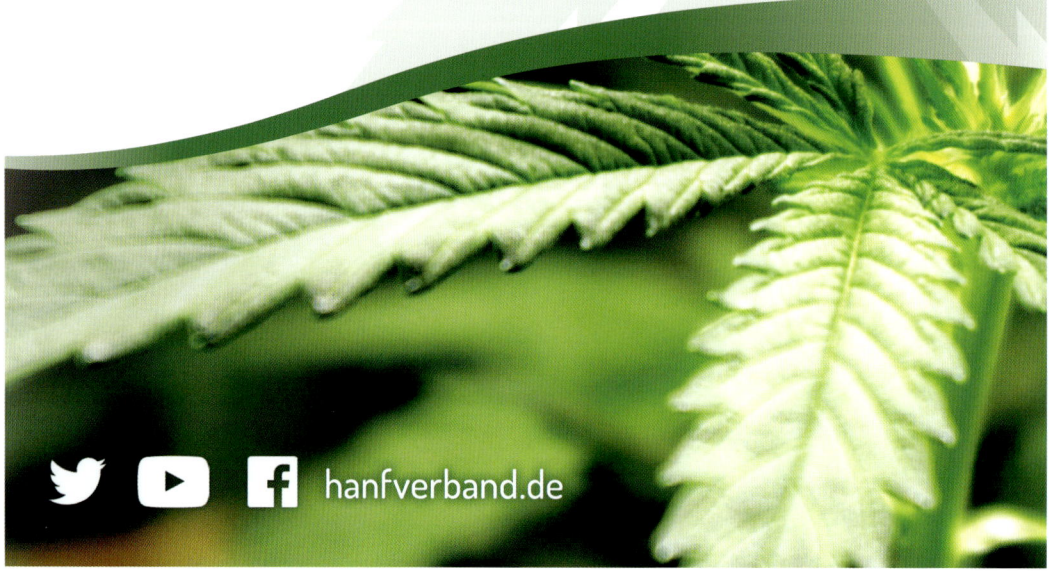

hanfverband.de

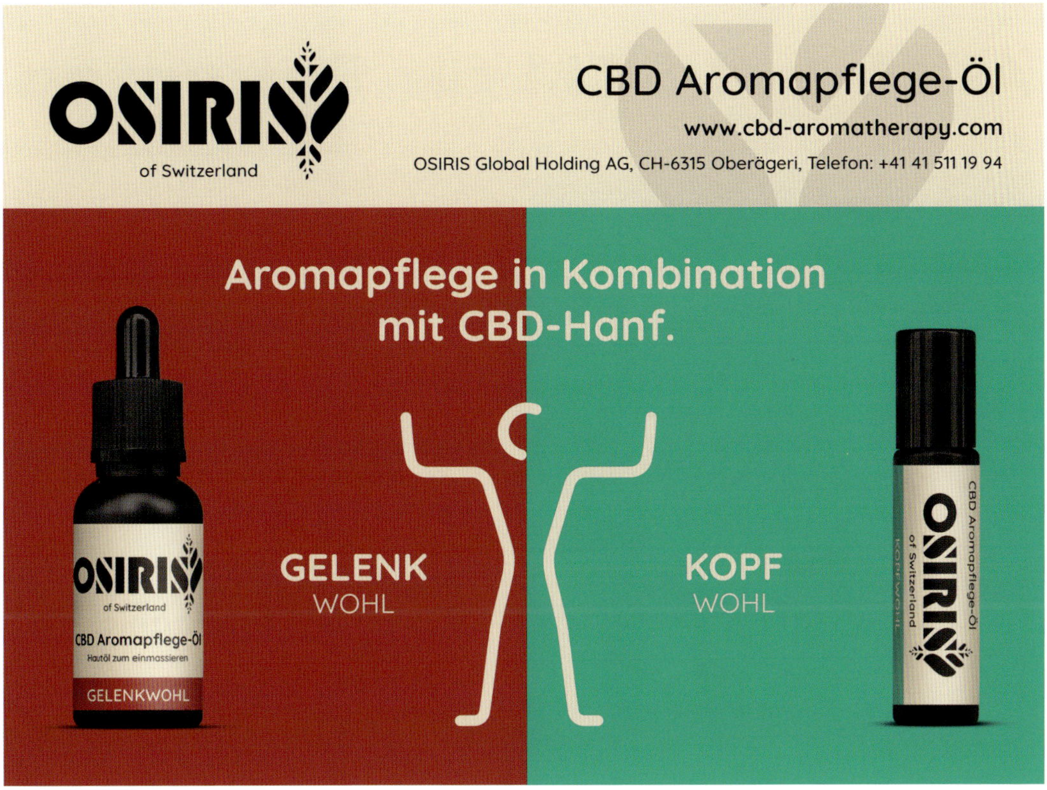

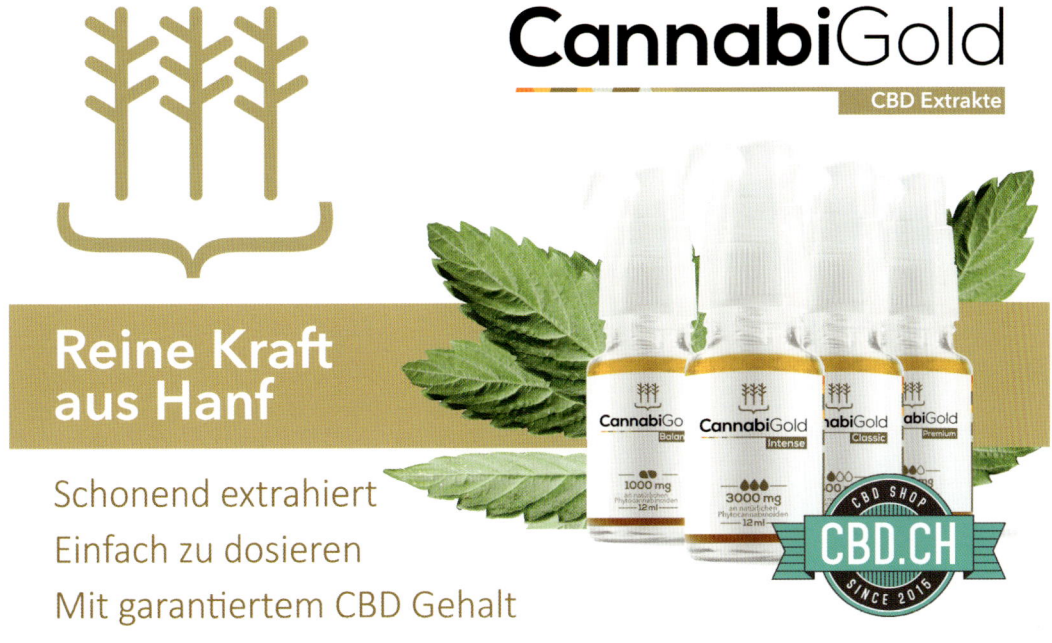

ACM und SCM für Patienten

In der Arbeitsgemeinschaft Cannabis als Medizin - ACM haben sich Ärzte, Apotheker, Patienten, Juristen und andere Interessierte aus Deutschland und der Schweiz organisiert.

Mitglieder erhalten kompetente Hilfestellung bei der Beantragung einer Ausnahmeerlaubnis nach §3 – BtMG zum Erwerb von Cannabisblüten aus der Apotheke.

Dokumente zum Download auf unserer Website

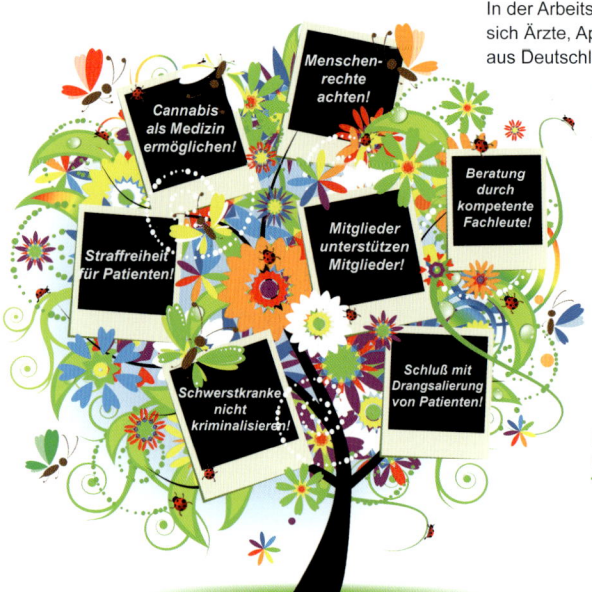

✓ Anleitung für einen Antrag
auf Ausnahmeerlaubnis

✓ Schritte zur legalen Verwendung
von Cannabisprodukten

✓ Antragsformulare "Ausnahmeerlaubnis nach §3 - BtMG"

Informationen zur ACM und SCM
unter www.cannabis-med.org

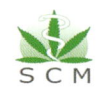

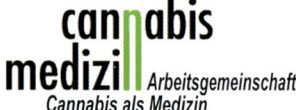

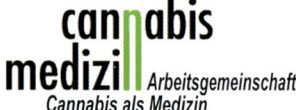

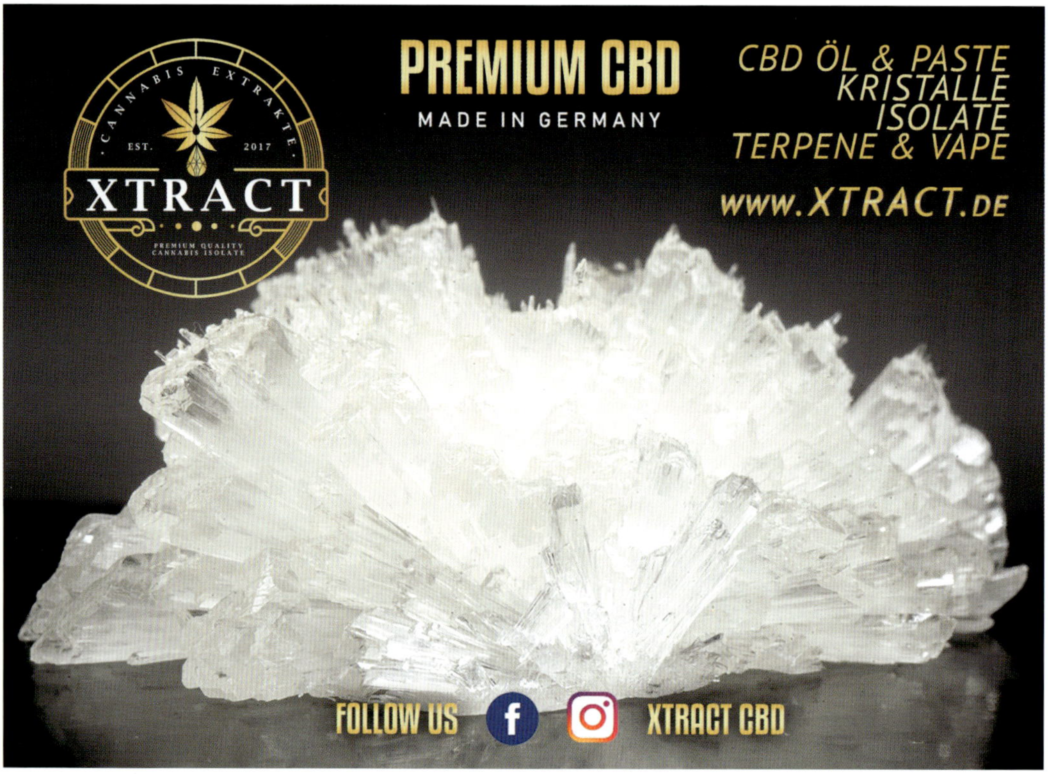

tom hemp's

First CBD Shop

CBD Öle - CBD Extrakte - CBD Pollinate - CBD e-liquids - CBD Kosmetik

WWW.TOMHEMPS.COM

@tomhemps_cbd

Wrangelstraße 57, 10997 Berlin, Germany - info@tomhemps.com - wholesale@tomhemps.com

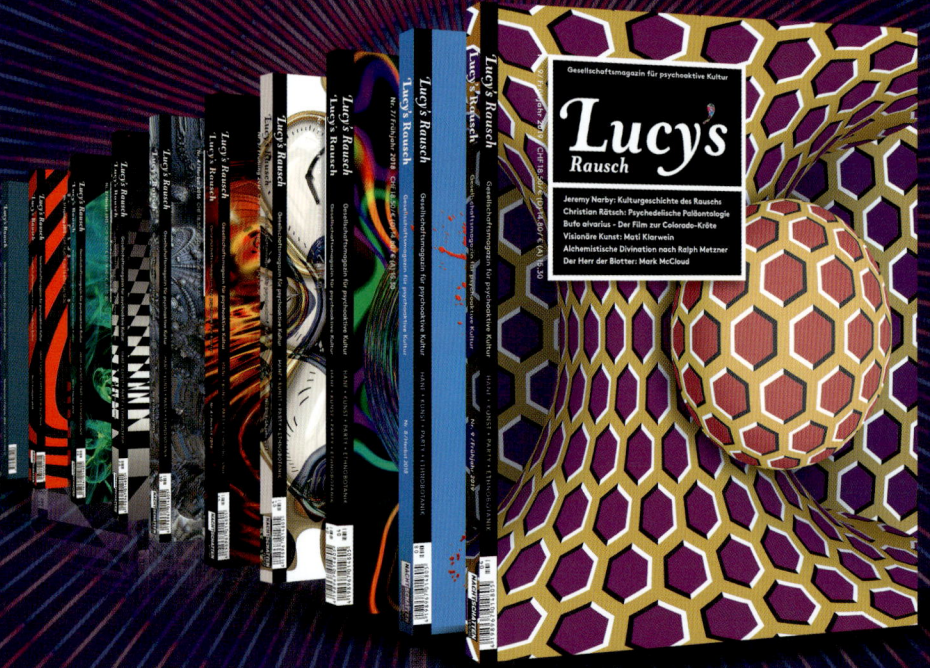
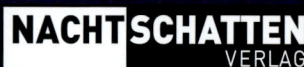

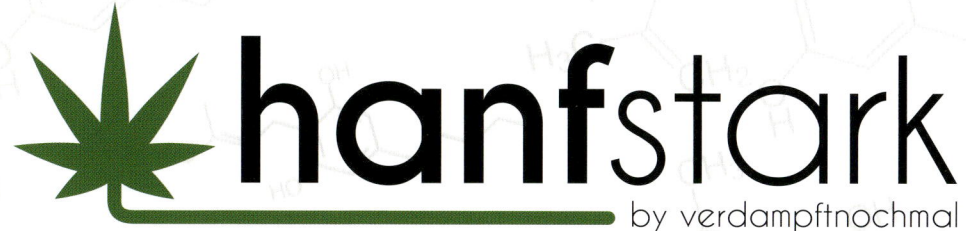

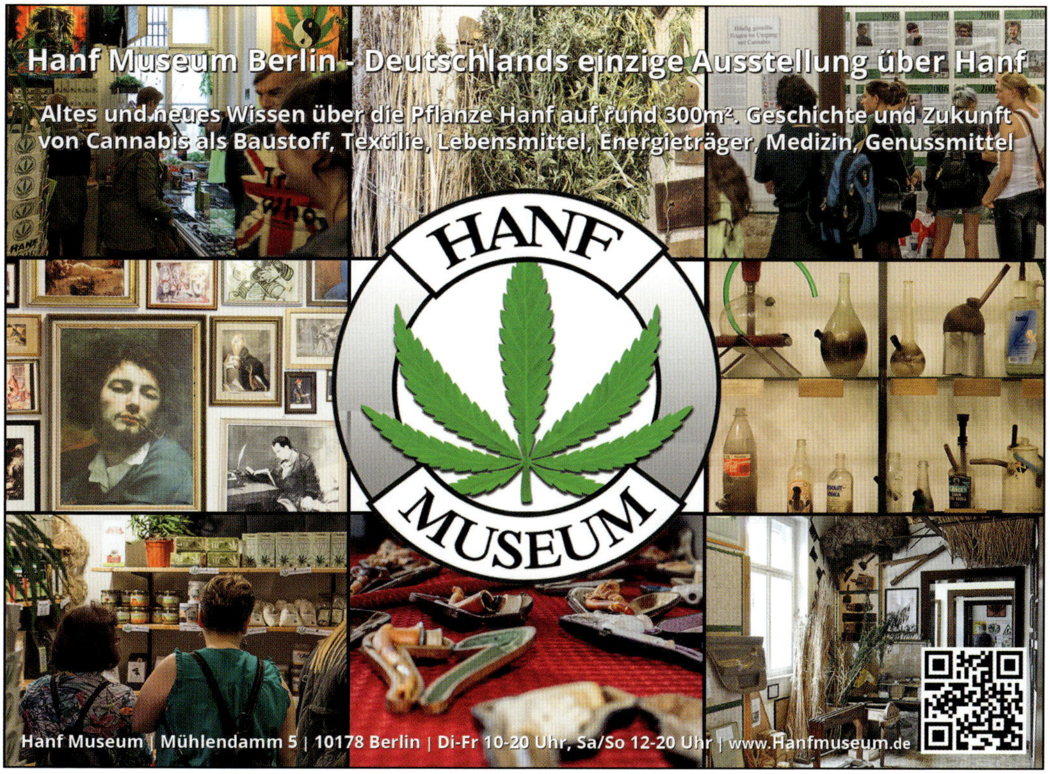

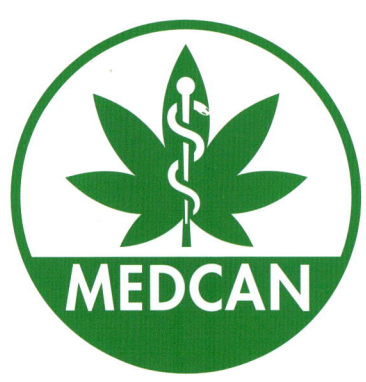
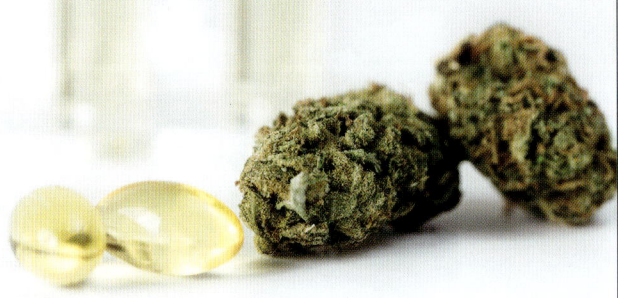